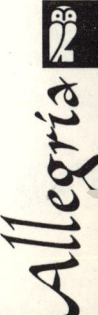

Allegría

Die Autorin

Doreen Virtue arbeitet als Therapeutin und mediale Lebensberaterin in Kalifornien. Seit einigen Jahren setzt sie dabei auch ihre Verbindung zum Reich der Engel ein. Sie ist in den USA u.a. durch viele Fernsehauftritte bekannt und gibt regelmäßig Workshops, auch in Europa, in denen sie die von ihr entwickelte Engel-Therapie unterrichtet. Ihre zahlreichen Lebenshilfe-Bücher sind bereits in 14 Sprachen erschienen. Weitere Informationen zu ihrer Arbeit finden Sie unter: www.angeltherapy.com

Von Doreen Virtue sind in unserem Hause erschienen:

Medizin der Engel (Allegria) – *Erzengel und wie man sie ruft* (Allegria) – *Botschaft der Engel* (Allegria) – *Chakra Clearing* (Allegria) – *Engel-Notruf* (Allegria) – *Feen-Notruf* (Allegria) – *Der Tempel der Engel* (Allegria)

Die Zahlen der Engel – *Die Heilkraft der Engel* – *Die Heilkraft der Feen* – *Engel-Gespräche* – *Neue Engel-Gespräche* – *Engel der Erde* – *Dein Leben im Licht* – *Das Heilgeheimnis der Engel* – *Zeit-Therapie* – *Kristall-Therapie* – *Engel-Hilfe für jeden Tag* – *Die neuen Engel der Erde* – *Der Hunger nach Liebe*

Medizin der Engel (CD) – *Die Engel von Atlantis* (CD) – *Die Engel der Liebe* (CD) – *Heilkraft der Engel* (CD) – *Himmlische Helfer* (CD) – *Heilgeheimnis der Engel* (CD) – *Das Engel-Orakel für jeden Tag* (Kartendeck) – *Das Heil-Orakel der Feen* (Kartendeck) – *Das Erzengel-Orakel* (Kartendeck) – *Das Heil-Orakel der Engel* (Kartendeck) – *Das Orakel der himmlischen Helfer* (Kartendeck) – *Das Einhorn-Orakel* (Kartendeck) – *Magisches Orakel der Feen* (Kartendeck)

Doreen Virtue

Der Hunger nach Liebe

Wie Sie Ihre Ess-Störungen
liebevoll überwinden

Aus dem Amerikanischen
von Anja Fietz

Ullstein

Besuchen Sie uns im Internet:
www.ullstein-taschenbuch.de

Allegria im Ullstein Taschenbuch
Herausgegeben von Michael Görden

Aus dem Amerikanischen übersetzt von Anja Fietz
Titel der Originalausgabe
CONSTANT CRAVING
Erschienen bei Hay House, Inc., Carlsbad, USA

Umwelthinweis:
Dieses Buch wurde auf chlor- und säurefreiem Papier gedruckt.

Deutsche Erstausgabe im Ullstein Taschenbuch
1. Auflage April 2008
2. Auflage 2008
© der deutschsprachigen Ausgabe 2008 by Ullstein Buchverlage GmbH,
Berlin
© der Originalausgabe 1995 by Doreen Virtue, Ph.D.
Umschlaggestaltung: FranklDesign, München
Titelabbildung: www.marija-schwarz.de
Gesetzt aus der Adobe Garamond
Satz: KompetenzCenter, Mönchengladbach
Druck und Bindearbeiten: GGP Media GmbH, Pößneck
Printed in Germany
ISBN 978-3-548-74326-4

In liebevoller Erinnerung an
meine Großmutter Pearl E. Reynolds

Hinweis: In diesem Buch habe ich viele nummerierte Fußnoten angebracht, sobald ich die Ideen eines anderen Wissenschaftlers aufgreife. Sie beziehen sich auf die nummerierten Verweise in der Anlage des Buches. Die Fußnoten enthalten keine zusätzliche Information; sie sind als Quellenangabe zu verstehen, wenn Sie mehr über ein bestimmtes Thema nachlesen wollen. Wenn Sie sich entschließen, die Fußnoten während des Lesens außer Acht zu lassen, wird Ihnen dennoch keine Bedeutung oder Botschaft aus diesem Buch entgehen.

Inhalt

Vorwort

»Der Hunger nach Liebe« verbindet viele Jahre wissenschaftlicher, psychologischer und metaphysischer Forschung über Esssüchte. Ich habe dieses Buch geschrieben, um Ihnen, liebe Leserin und lieber Leser, zu ermöglichen, Ihr gefühlsbedingtes übermäßiges Essverhalten zu verstehen und zu kontrollieren. Dieses Buch ist für jeden gedacht, der abnehmen und dieses Gewicht durch den natürlichen Prozess des verminderten Appetits halten möchte.

Meine Ausbildung über Gewichtsfragen und Appetit stammt von Erfahrungen, die ich am eigenen Leib gemacht habe: Vor über 15 Jahren nahm ich 50 Pfund ab, und ich lernte dabei, dass man das neue Gewicht nur halten kann, indem man seinen Seelenfrieden aufrechterhält. Während der letzten elf Jahre habe ich außerdem mit hunderten von Männern und Frauen quer aus dem ganzen Land gearbeitet und ihnen geholfen, auf ganz natürliche Weise ihre Esssüchte zu vermindern.

Mein Interesse am Studium des Appetits wurde zuerst aufgrund meiner eigenen Kämpfe gegen das Verlangen nach Eis und Brot geweckt. Als Tochter einer Mutter, die praktizierende Christliche Wissenschaftlerin war, und eines Vaters, der Bücher über das Nichtakzeptieren von Beschränkungen schrieb und veröffentlichte, war ich in dem Glauben erzogen worden, dass wir von Geburt an vollkommen sind, nach der Vorstellung und dem Ebenbild des Schöpfers, und dass körperliche und geistige Probleme psychische Ursachen haben. Ich wuchs mit dem Verständnis auf, dass falsche Glaubenssätze, lieblose Gedanken und auf Angst begründete Erwartungen Krankheiten, Unfälle und Leiden hervorrufen.

Als dann mein eigener Appetit mit Anfang 20 außer Kontrolle geriet, suchte ich natürlich nach den Ursachen im emotionalen

Bereich. Zu jener Zeit gab es keine Bücher über Essstörungen oder Hilfsgruppen. Ich musste selbst nach den Antworten für mich suchen, um die Hintergründe für meine zwanghafte Völlerei mit Eis und Brot aufzudecken. Man sagt, dass der Lehrer erscheint, wenn der Schüler für ihn bereit ist. Nun gut, mein Lehrer erschien, während der Zeit, als ich als Beraterin für Drogen- und Alkoholmissbrauch an einem Krankenhaus arbeitete. Wie Sie in Kapitel 1 lesen werden, fand ich heraus, dass das Persönlichkeitsmuster eines jeden meiner Klienten mit der von ihm oder ihr gewählten Droge übereinstimmte. Die Heroinabhängigen unterschieden sich sehr von denen, die von Marihuana abhängig waren, und Alkoholiker hatten eine Persönlichkeit, die völlig anders als die von Kokainsüchtigen war. Nach und nach legte ich ein Verzeichnis über die Persönlichkeit und die entsprechend gewählte Droge an.

Ich dachte, dass ich andere Menschen erforschte, aber wie wenig ahnte ich, dass ich es selbst war, die ich erforschte! Diese Erkenntnis durchzuckte mich, als ich mit einigen Heroinabhängigen arbeitete. Ich war niemals zuvor mit dieser Droge in Berührung gekommen, hatte sie nie gesehen und keine Ahnung, wie sich ein Verlangen nach Heroin anfühlte. Um sich in die Beschreibungen über die Heroinsucht durch den Abhängigen hineinzuversetzen, musste ich nur an meine eigene Gier nach Schokoladenkuchen und Eis denken. Die Süchtigen würden beschreiben, wie willenlos sie sich von der Spritze angezogen fühlten, und ich würde das Bild von Heroin im Geiste gegen das von Schokoladenkuchen austauschen. Durch diese Methode war ich in der Lage, einen besseren Zugang zu den Süchten meiner Klienten zu erlangen. Ich muss gestehen, dass ich anfangs diese Heroinabhängigen zu einem gewissen Grad verurteilte. Ja, was für eine Scheinheilige ich doch war! Auf der einen Seite gab es sie, die freiwillig Rat und Behandlung erhielten, während ich jeden Abend aus dem Krankenhaustrakt direkt zum nächstgelegenen Baskin-Robbins-Eisladen wirbelte! In dem Moment, als ich mich ehrlich mit der Tatsache konfrontierte – *deine Patienten erhalten Hilfe gegen ihre Süchte und du steckst immer noch in deiner Esssucht fest –*, gab es kein Zurück mehr. Ich hatte nur die eine Wahl, gesund zu werden.

Die darauf folgenden Jahre brachten mir so viel Heilung, Wissen und verwirklichte Träume. Ich erlangte die Erkenntnis darüber, weshalb ich immer so hungrig war: Ich fürchtete mich vor meinem Bauchgefühl. Mein Bauch sagte mir, dass ich Veränderungen in meinem Eheleben und Beruf vornehmen sollte, und ich hatte Angst, darauf zu vertrauen. Ich dachte, dass ich scheitern würde. Daher stopfte ich meinen Bauch mit Essen voll, um seine Stimme zum Schweigen zu bringen. Als ich endlich auf meinen Bauch hörte, anstatt ihn mit Essen zu erdrücken, änderte sich mein Leben komplett. Ich verwandelte mich von einer dicken, unglücklichen Frau mit wenig Geld und Liebesglück in ihrem Leben in eine sportlich-schlanke Psychotherapeutin mit einem großen Freundeskreis, viel Liebe und finanziellem Erfolg. Ich lernte, dass unser Bauchgefühl uns niemals im Stich lässt; *wir* sind es, die es unterlassen, seiner Weisheit Gehör zu schenken und auf seine Führung zu vertrauen.

Danach widmete ich mich den Studien über Essstörungen und den psychischen Problemen, die Esssüchte hervorrufen. Ich fand heraus – wie es schon der Fall bei meinen drogenabhängigen Klienten gewesen war –, dass jede Esssucht in Beziehung zu einem bestimmten Persönlichkeitsmuster und emotionalem Problem steht. Ich begann, meine Schlussfolgerungen über Esssüchte den Teilnehmern von Workshops und meinen Klienten vorzustellen, mit bemerkenswerten Resultaten. Anstatt Stunden, Tage oder Monate damit zuzubringen, ein emotionales Problem aufzudecken, stellte ich fest, dass mir die Deutung der jeweiligen Esssucht ermöglichte, die Abwehrmechanismen meiner Klienten zu umgehen und direkt zum eigentlichen Kern der Sache vorzustoßen. Das Ergebnis meiner Forschungsarbeit liegt nun in Ihren Händen. Hier finden Sie die Information, die Sie brauchen, um sich klar darüber zu werden, warum Sie ein übermäßiges Verlangen nach bestimmten Nahrungsmitteln haben.

Ich habe außerdem eine Menge Vorschläge und Anregungen hineingepackt, wie man Fressanfälle verhindert, weniger aus Frust isst und einen ausgewogenen Appetit erlangt.

Der Entwicklungsweg von übermäßigem zu normalem Essverhalten ist nicht leicht, aber er ist ein Muss. Für mich ist es die Wahl zwischen der Gefangenschaft in einer »Fett-Zelle« und der Freiheit eines sorglosen Geistes in einem leichten Körper. Ich hoffe, dass Sie – genau wie ich – die Wahl treffen werden, aus Ihrer Fettzelle auszubrechen!

Doreen Virtue, Ph.D.
Newport Beach, California

Danksagung

Es war ein großes Vergnügen für mich, dieses Buch für Hay House zu schreiben. Die Menschen, die für dieses besondere Unternehmen arbeiten, sind die unglaublichsten Männer und Frauen, mit denen ich jemals zu tun gehabt habe!

Ich liebe das Verbindliche in der Zusammenarbeit mit einem Fachverlag. Hay House bietet eine spirituelle und metaphysische Einsicht, die unübertroffen von irgendeinem anderen Verlag ist, den ich kenne.

Louise Hay, die Verlagsgründerin, ist die am meisten inspirierende Person, die ich jemals getroffen habe. Sie hat ihre Wahrheit gelebt und wurde in spiritueller und finanzieller Hinsicht erfolgreich, indem sie auf ihr Herz gehört hat.

Mein Dank gilt Jill Kramer für ihre Sensitivität, ihr Mitgefühl und ihr hervorragendes Geschick beim Editieren. Reid Tracy für seine Verknüpfung von geschäftlichen und Marketing-Interessen mit intuitiver Führung, Kristina Queen für ihre aufrichtige Öffentlichkeitsarbeit; Jeannie Liberati für ihren Mut, den Kontinent zu bereisen, und für ihr Vertrauen in unsere Bücher und allen anderen bei Hay House: Christy, Carol, Gary, Krysta, Ron, Robert, Polly, Eddie, Joe, Pam, Kellee, Eric und Kimberly.

»Danke euch allen« scheint mir ein zu schwacher Ausdruck zu sein, um meine Dankbarkeit zu beschreiben, die ich für meine Lehrer empfinde, d. h. Bill und Joan Hannan, Mary Baker, Eddy, Catherine Ponder, Forest Holly, Marianne Williamson, Betty Eadie, Wayne Dyer, Norman Vincent Peale, Gary Emery, Brian Tracy, Sheldon Kopp und Viktor Frankl. Eure Arbeit hat mein Leben auf wundersame Weise verändert.

Danke an meine wunderbare Familie: Michael Tienhaara,

Grant Schenk und Chuck Schenk. Ein großes Dankeschön an meine Freunde, die mich unterstützt haben, d.h. Melinda White, Reatha White, Silvia Aslan, Anita Mahan, Linda Izzo, Chris Weseloh und Roger Farel. Mein Dank gilt außerdem Dana Newton, John Gray, Bonnie Krueger und Martha Carlson, die ebenfalls eine unschätzbare Hilfe für meine Arbeit waren.

Und ein Dankesstrauß geht an Lindsay Hall und Leigh Cohn, die so viel Gutes im Bereich Essstörungen geleistet haben. Ich möchte außerdem die Liebe, Unterstützung und Lehren anerkennen, die mir in der Huntington Beach Church of Religious Science zuteil wurden.

Tiefe Dankbarkeit empfinde ich gegenüber meinen Klienten, Workshop-Teilnehmern und den vielen Frauen, die mir nach der Lektüre meines ersten Buches beim Hay House Verlag *Losing Your Pounds of Pain: Breaking the Link Between Abuse, Stress and Overeating* geschrieben haben. Ihre Offenheit, mit der Sie Ihre Enttäuschungen und Hoffnungen ausdrückten, hat mich zutiefst berührt. Danke vielmals für die Antwort auf die tatsächliche Heilbotschaft dieses Buches!

TEIL EINS

Traue deinem Bauchgefühl

Kapitel eins

Einleitung: Fett ist ein seelisches Problem

Jeder Teil von dir ist perfekt, ganz und vollkommen, und dein Appetit bildet davon keine Ausnahme. Deine Essensgelüste und übermäßiger Appetit bedeuten nicht, dass etwas falsch an dir ist oder du irgendwie schwach bist. Sie zeigen eher, dass dein Appetit *genau* wie beabsichtigt funktioniert. Dein gesamter Körper, dein Appetit inbegriffen, spiegelt den Grad des Seelenfriedens in deinem Leben wider. Dein Appetit ist wie die Schaltfläche eines Flugzeugs entworfen, um dich zu warnen, wenn der seelische und emotionale Sprit zur Neige gehen. Hunger ist eine blinkende rote Lampe und zeigt an: »Ich brauche mehr Seelenfrieden.«

Tiere legen sich eine extra Speckschicht als Vorsorge für den Winterschlaf zu. Menschen, die Übergewicht mit sich herumtragen, befinden sich in spirituellem Winterschlaf, d.h. schlafend, was ihr wahres Potenzial betrifft. Das Gewicht dient als eine Schutzhecke gegen bemerkte Gefahren und Mangel und das in einer Welt, die tatsächlich völlige Sicherheit und Fülle bietet. Es ist an der Zeit, aus dem tiefen Winterschlaf des Übergewichts und Überessens aufzuwachen. Wenn du aus der dunklen Winterschlafhöhle ins Tageslicht trittst, erfährst du deinen wahren Zustand ewigen Frühlings, voller Kreativität, Erfolg und Energie!

Damals hast du vielleicht versucht, deinen Appetit durch äußere Mittel wie Diäten, Pulver oder Tabletten zu stillen. Wie du entdeckt hast, hielt die Wirkung dieser Methode nicht lange an. Was stattdessen nottut, ist, deinen Appetit zu heilen, und zwar durch eine innerliche Herangehensweise. Eben diese Herangehensweise wird dir über diese Buchseiten geboten.

Es ist kein Zufall, dass du nach einer bestimmten Nahrung in einem bestimmten Moment ein Verlangen verspürst. Wir sind süchtig nach Essensarten, von denen wir uns erhoffen, dass sie unsere Gedanken beruhigen. Süchte treten aus zweierlei Gründen auf: aus dem Wunsch heraus, sich emotional besser zu fühlen oder unser Energieniveau zu steigern. Wir wollen uns schwungvoller oder ruhiger fühlen. Sicherer und zufrieden. Weniger wütend. Oder weniger ängstlich. Alle Lebewesen haben den Antrieb, ihre Grundbedürfnisse nach Nahrung, Wasser, Ruhe, Schutz und Seelenfrieden zu erfüllen. Wenn irgendeines dieser Bedürfnisse zu kurz kommt, gibt dein Körper Zeichen, damit du diese Situation in Ordnung bringst. Der Prozess, eine angenehme, gesunde Balance zwischen deinem Körper und deinem Geist aufrechtzuerhalten, wird Homöostase genannt. Der Trieb der Selbstregulation sagt dir, dass du eine Jacke anziehen sollst, wenn du frierst, trinkst, wenn du durstig bist, und schläfst, wenn du müde bist. Sobald du deinen Seelenfrieden einbüßt, leitet dich dein Bauchgefühl dazu an, Schritte zu unternehmen, damit die störende Situation bereinigt wird. Wenn du nicht in die Tat kommst, erfährst du ein negatives Gefühl wie Niedergeschlagenheit. Immer noch ist dein Körper bestrebt, die Homöostase aufrechtzuerhalten, daher versucht er, sich dir über einen anderen Zugang zu nähern. Dein Appetit weiß, welche Nahrung dir die gewünschte Emotion oder das Energieniveau verschaffen wird, welche dich in einen vorübergehenden Zustand des inneren Friedens versetzen.

Jedes Nahrungsmittel, nach dem du dich sehnst, vermag die Stimmung oder Energie zu verändern, was dich vorübergehend zur Homöostase zurückbringt. Wie du später lesen wirst, ist die Intelligenz deines Körpers bemerkenswert.

Das Bauchgefühl

Unser Bauch ist das Zentrum unserer Emotionen. Wir empfinden Furcht, Aufregung, Wut und Liebe in unserer Körpermitte.

Sicherlich hattest du bereits die eine oder andere der folgenden Erfahrungen:

➢ du hattest vor Aufregung Schmetterlinge im Bauch
➢ du warst frisch verliebt, und das hat dir regelrecht den Appetit verschlagen
➢ deine Intuition hat sich in Form eines »Bauchgefühls« geäußert
➢ du hast einen Kloß im Magen gehabt, als du besorgt oder ängstlich warst
➢ dir war übel oder du hattest Bauchschmerzen vor Nervosität
➢ du hast Hunger verspürt, weil du einsam, gelangweilt oder gestresst warst
➢ dir war schlecht vor Angst
➢ du konntest eine unerfreuliche Situation nicht »schlucken« oder »verdauen«
➢ jemand hat versucht, dir einen Haufen Lügen »aufzutischen«
➢ du hast nach Aufmerksamkeit oder Liebe gehungert
➢ du hattest jemanden »satt«

Unsere Intuition, unser Bauchgefühl, lenkt und führt uns. Unser Bauch ist die Verbindung zwischen der Intelligenz des Universums und unserer menschlichen Erfahrung. Diese innere Stimme umfasst eine millionenjährige Weisheit als Erbe von unseren Höhlen bewohnenden Vorfahren. Es sagt uns, ob ein Mensch ehrenhaft handelt oder nicht, welchen Berufsweg man einschlagen und welches Haus man kaufen sollte, wer der oder die Richtige zum Heiraten ist und so weiter. Wenn wir auf unser Bauchgefühl hören, werden wir immer mit Seelenfrieden belohnt. Wenn die Anweisungen von unserem Bauch einschüchternd wirken (»Ich habe zu viel Angst, um meinen Traumberuf anzustreben, weil ich mich davor fürchte zu versagen!«), dämpfen wir die Lautstärke unserer inneren Stimme, indem wir Substanzen in unseren Bauch schütten, wie Essen und Alkohol.

Ich war 22 Jahre alt, als ich dieses Phänomen das erste Mal bemerkte. Ich war eine junge Mutter in einer gefühlsmäßig und materiell verarmten Ehe. Mein Ehemann und ich stritten darüber, wie wir die Miete zahlen und unsere Söhne durchfüttern sollten. Wir kämpften die ganze Zeit miteinander aufgrund der Anspannung und unserer Angst. Jeden Tag brachte der Briefträger einen nicht enden wollenden Strom überfälliger Mahnungen.

Mein Ehemann war die menschliche Verkörperung der Angst, und eine seiner unterdrückten Ängste war, dass ich ihn für einen anderen Mann verlassen würde. Um diese Furcht zu bekämpfen, fütterte er mich mit der stetigen Kost beleidigender Worte. Er redete mir ein, dass ich fett, hässlich, dumm und wertlos sei und dass kein anderer Mann mich wollen würde, besonders weil ich zwei Kinder hatte. Er verbreitete diese Lügen so oft, dass ich sie irgendwann für bare Münze nahm. Seine Lügen lähmten und ließen mich die Überzeugung annehmen, dass ich es nicht besser verdient hätte.

Dennoch hörte ich nicht auf, die innere Vision von dem Leben wahrzunehmen, das mir bestimmt war. Ich sah Bilder meiner Selbst als eine leichte, freie Seele. In meinem Tagtraum stellte ich mir vor, eine Psychotherapeutin und Autorin zu sein, die in einem Haus am Wasser lebt, mit einem gesunden, sportlich-schlanken Körper. Ich weiß heute, dass es Gott war, der zu mir über mein Bauchgefühl sprach.

Wann immer ich mir erlaubte, mich diesem Traum hinzugeben, fühlte ich mich zutiefst eingeschüchtert! Ich ließ meinen Mann an dem Traum teilhaben und musste seinen Spott über mich ergehen lassen. Wie konnte gerade ich, eine ungebildete Hausfrau mit Familienpflichten, ohne Geld und einen völligen Mangel an Selbstvertrauen auch nur im Entferntesten an die Verwirklichung eines derartigen Luftschlosses glauben? Dieses innere Wunschbild machte mir Angst, weil ich mir nicht zugestand, Gutes zu verdienen. Andere Leute schon, aber ich doch nicht. In dieser Weise rief mein Bauchgefühl Angst in mir hervor. Der direkteste Weg, damit umzugehen, wäre, dem Bauchinstinkt zu vertrauen und seiner Führung zu folgen. Aber zunächst wählte ich die wenig nützliche Alternative, mein Bauchgefühl durch übermäßiges Essen verstummen zu lassen.

Ich stopfte meinen Bauch mit Essen voll, wurde dicker und benutzte dieses Dicksein als zusätzliche Bestätigung, dass ich es nicht wert war, meine Ziele zu erreichen.

Gerade noch rechtzeitig war ich genügend gedemütigt durch meine Fehlschläge und den Lebensschmerz, um mir einzugestehen: »Ich weiß wohl nicht, was ich tue!« Als ich endlich losließ und Gott die Führung übergab, begann ich meinem Bauchgefühl zu trauen. Ich hörte auf diese innere Quelle der Weisheit und gestattete mir, daran zu glauben. Ich vertraute darauf, dass Gott mir keine Aufgabe gegeben hätte, ohne mich mit genügend Talent, Kreativität und Mut ausgestattet zu haben.

Das war die beste Entscheidung, die ich je getroffen hatte. Ich kam zu dem Verständnis, dass jedes Mal wenn mein Leben aus der Bahn geriet, es deshalb geschah, weil ich nicht auf meine innere Stimme gehört hatte. Das ist immer dann, wenn ich meinen Seelenfrieden einbüße und deshalb ein heftiges Verlangen nach Essen habe. Dann überesse ich mich, und ein Teufelskreis entsteht.

Aber als ich anfing, auf meine innere Stimme zu hören, erhielt ich die Weisung, meine Träume zu erfüllen. Ich besuchte Vorlesungen am College, verfasste Manuskripte und hielt an einem deutlichen und konkreten Bild meiner Träume fest. Mein Bauchgefühl führte mich durch Rückschläge und Herausforderungen. Durch harte Arbeit und Gebete wurde ich zu dem Menschen, den ich mir so oft vorgestellt hatte: eine Psychotherapeutin und Bestseller-Autorin, die regelmäßig im hiesigen Fernsehen auftritt.

Heute habe ich einen gesunden, attraktiven Körper und lebe im Haus meiner Träume. Meine Beziehung mit meinem Verlobten Michael ist wie eine Bilderbuchromanze, und mein Verhältnis zu meinen Kindern, Angehörigen, Freunden und Geschäftspartnern ist absolut liebevoll. Für alle meine Bedürfnisse und Wünsche ist gesorgt, denn ich weiß nun, dass ich Gutes verdiene. Auch du verdienst Gutes. Wir alle tun es.

Wir können nicht falsch liegen, wenn wir unserem Bauch folgen. Wir erfüllen unseren göttlichen Zweck, was schließlich anderen Menschen hilft, besonders unseren Familienangehörigen. Wir haben keinen Grund fürs Überessen, wenn unsere Seele im Gleichgewicht ist. Dann bringt dein Bauch Wunder in deinem Leben hervor!

Zeit, heil zu werden

Wenn du dich mit dem Gewicht und Diäten herumgeschlagen hast, weißt du bereits besser als jeder andere, wie man abnimmt! Iss weniger Fett und bewege dich mehr – das ist keine Geheimwissenschaft. Dennoch ist der Grund, warum Amerikaner so dick wie nie zuvor sind, ihr übermäßiger Appetit. Wenn wir nicht ständig Hunger hätten, gäbe es keine Gewichtsprobleme. Die Materie in diesem Buch wird dir helfen, die Macht deiner Esssüchte zu verringern. Indem du herausfindest, warum du nach einer bestimmten Nahrung süchtig bist, wird diese Sucht sich auflösen oder verschwinden. Du wirst die Wahl deines Essens besser steuern können. Anstatt dass dir die Keksdose befiehlt zu essen, hast du die Freiheit, einen Keks, zwei oder auch gar keinen zu nehmen.

Du bist im Begriff, meine wenig bekannte Methode der Deutung von Esssüchten zu erlernen. Wenn du erst weißt, wie deine Esssüchte zu deuten sind, wird dich der Drang, dich zu überessen, nie wieder überkommen.

Albtraum Esssüchte

Die Deutung von Esssüchten ist so ähnlich wie die Deutung von schlechten Träumen. Schließlich haben Albträume und Esssüchte viel gemeinsam. Uns plagen schlechte Träume, wann immer wir vermeiden, uns unangenehmen Gedanken oder Gefühlen zu stellen. Esssüchte weisen ebenfalls auf ungelöste Emotionen hin.

Die zwei Methoden, wie man mit Albträumen und Esssüchten umgeht, sind identisch. Bei der ersten Methode befasst du dich direkt mit der Ursache für deine Verärgerung über die Arbeit, deine Finanzen, Freunde, Liebe, Familie, Gesundheit oder was auch immer. Manchmal ist jedoch der Grund für den Unmut nicht offensichtlich. Oft sind wir nicht bereit, der Wahrheit über unsere widerstreitenden Gefühle und Glaubenssätze ins Gesicht zu sehen. Diese Ängste halten uns davon ab, Änderungen vorzunehmen, die den Seelenfrieden herstellen.

In diesen Fällen ist der praktischste Weg, den schlechten Traum oder die Esssucht zu *deuten*. Durch die Deutung hältst du dir einen Spiegel vor, sodass du augenblicklich erkennen kannst, was der wahre Grund für dein Unbehagen oder Leid ist. Sobald du die Ursache enthüllst, nimmst du die entsprechende Handlung vor und *lässt* so die Vergangenheit *los*. Mit der Traumdeutung hat man sich seit der Zeit von Sigmund Freud befasst, und viele Therapeuten wie auch ich integrieren regelmäßig diesen Therapieansatz in ihre Behandlung. Es hilft dem Therapeuten und Klienten, Widerstände zu umgehen und leicht die tief sitzenden Glaubenssätze zu verstehen, die das ungesunde Verhalten bewirken.

Jahre zuvor, als ich damit begann, Esssüchte zu deuten, fand ich heraus, dass diese Deutungen viel zuverlässiger waren als diejenigen, die sich auf Träume bezogen, weil es weniger unterschiedliche Möglichkeiten gibt. Bei Traumdeutungen muss der Therapeut beurteilen, was die diversen Symbole für den Träumer bedeuten. Wasser, Farben, Gebäude, Autos und Menschen sind übliche Traumsymbole, die vollkommen unterschiedliche Bedeutungen und Bedeutsamkeit für den jeweiligen Menschen bereithalten. Bei Esssüchten jedoch sind die Bedeutungen hinter jedem Nahrungsmittel wesentlich mehr im Einklang. Zum Beispiel bleibt die Deutung, was die Sucht nach Erdnussbutter mit knackigen Erdnussstückchen aussagt, unveränderlich. Diese Art von Verlangen deutet auf einen Menschen hin, der angespannt, wütend oder frustriert ist und der etwas Spaß und Unterhaltung bräuchte.

Jedes Nahrungsmittel steht in Bezug zu einer gewissen Gemütsverfassung. Immer wenn dein Appetit unkontrolliert wird, hängt es damit zusammen, dass du das Bedürfnis hast, aktiver, entspannter oder in einer besseren Stimmung zu sein. Intuitiv beziehen sich deine Süchte genau auf das Essen, das den gewünschten Effekt erzeugt. Andere neben mir haben Studien über den Zusammenhang zwischen der Stimmung und Esssüchten betrieben. Ihre Studien stützen meine Schlussfolgerungen, dass man genauestens ein emotionales Problem feststellen kann, einfach durch die Kenntnis des Nahrungsmittels, auf das die Sucht abzielt.

Zum Beispiel bat Bernard Lyman, Ph.D., ein Universitätsprofessor aus British Columbia, 200 Testpersonen, sich vorzustellen, wie sie 22 verschiedene Emotionen erlebten, u. a. Wut, Langeweile, Niedergeschlagenheit, Einsamkeit und Freude. Während die Studienteilnehmer sich vorstellten, wie sie jede Emotion erlebten, fragte Dr. Lyman sie, welches Nahrungsmittel sie gern essen würden.

Die Resultate waren statistisch bedeutsam – mit anderen Worten: bedeutsamer als man durch Zufall erwarten würde. Bestimmte Essensvorlieben deckten sich durchweg mit jeder einzelnen Emotion. Die Tabelle auf der nächsten Seite veranschaulicht einige von Dr. Lymans Ergebnissen. Ich finde es interessant, dass »Angst« so ein starkes Verlangen nach einem Imbiss weckt – sowohl die gesunde als auch ungesunde Variante – und dass »Liebe« und »Fröhlichkeit« eine starke Vorliebe für Dessert erzeugt (wahrscheinlich Schokolade, obwohl die Studie diese Unterscheidung nicht vorgenommen hat). Auf der Grundlage dieser Untersuchung schlussfolgerte Dr. Lyman, dass »verschiedene Vorlieben klar mit verschiedenen Emotionen einhergehen.«[1]

Anteil von 200 Studenten, die von Esssüchten als Reaktion auf ausgelöste Emotionen berichteten:

	ängstlich	glücklich	liebend	selbst-zufrieden	ernst
Salat	2	5	12	11	6
Suppe	6	1	0	2	6
Eier	3	1	2	3	1
Fisch	0	4	4	15	3
Fleisch	11	29	28	26	23
Geflügel	0	3	1	6	5
Auflauf	2	6	2	8	3
Fast Food	6	12	6	4	2
Gemüse	3	23	16	11	18
Käse	1	6	4	6	0
Obst	6	11	10	7	7
Sandwich	8	4	2	3	3
Dessert	3	15	10	1	3
Milch	5	2	1	0	2
Saft	2	1	0	1	0
Gesunder Imbiss	20	13	9	7	8
Ungesunder Imbiss	22	9	7	1	3
Alkoholfreie Getränke	11	6	3	6	8
Alkohol	0	6	14	3	0
Nichts	19	3	18	7	17
Irgendetwas	4	8	12	14	5
Nicht sicher	2	3	6	3	9

Heile deinen Appetit, unterdrücke ihn nicht

Ich glaube, dass du Gefallen daran finden wirst, etwas über die Deutung von Esssüchten zu erfahren. Wenn ich Vorträge halte und in Talkshows mit diesem Thema auftrete, wollen die Publikumsmitglieder immer ihre Esssüchte interpretiert haben. Ich habe mich entschlossen, dieses Buch zu schreiben, damit du lernen kannst, deine eigenen Deutungen vorzunehmen und auch die Esssüchte deiner Freunde und deiner Familie zu interpretieren.

Du wirst dich über die Weisheit deines Appetits wundern und wie genau deine Intuition es bei der Sucht nach dem entsprechenden Nahrungsmittel nimmt, das sich exakt auf die von dir gewünschte Emotion oder den Energiezustand bezieht!

Erlaube mir folgende Frage: Wenn es deinen Appetit, deine Essgewohnheiten oder dein Gewicht betrifft, hast du dann den Eindruck, dass deine Esssüchte dich beherrschen? Fühlst du dich manchmal so, als ob du keine andere Wahl hast außer das zu essen, wonach dich gelüstet? Gibt es Zeiten, in denen alles, woran du denken kannst, Essen ist? Ob du nun ein Verlangen nach Schokolade, Cheeseburgern, Brot oder Eis hast, ist das nicht der Gipfel der Enttäuschung, um nun gegen die Esssüchte anzukämpfen?!

Dein Magen befiehlt: »Ich will das hier essen – JETZT!«

Worauf dein Verstand kontert: »Nein, du darfst das nicht essen, es macht dick. Du sollst abnehmen. Schlag es dir aus dem Kopf.«

Doch dein Magen antwortet: »Aber ich will es!« Je mehr dein Verstand nein sagt, desto mehr wächst dein Verlangen danach.

Wir alle wissen, tief drinnen, dass unser Hunger selten physische Ursachen hat. Unser Hunger ist gewöhnlich ein Verlangen, uns *genau jetzt* besser zu fühlen. Wie ein eingesperrtes Tier, das im Käfig hin und her läuft, umkreist dein Appetit all deine Gedanken, Pläne und Energie. Du stellst dir Einzelheiten von dem ersehnten Essen vor, wie es schmeckt, wo es erhältlich ist, wie man es zubereitet. Du malst dir auch aus, wie du die Kalorien und Fettgramme wieder »wettmachen« kannst, indem du das Frühstück auslässt oder dich etwas bewegst.

Es ist ein Suchtkreislauf, bei dem das Streben nach Essen einen großen Teil deines Lebens ausmacht. Plötzlich hast du dich nicht mehr unter Kontrolle. Das Essen hat sie. Aber wenn du wie ich bist, willst du nicht den Rest deines Lebens mit dir kämpfen. Die gute Nachricht ist, dass du es nicht brauchst. Gewicht und Ess-

probleme müssen keinen dauerhaften Kampf zwischen Willenskraft und Appetit darstellen, wenn du:

*den Blickwinkel verlagerst, dein vermindertes Gewicht zu halten,
und ihn stattdessen auf den Erhalt deines Seelenfriedens ausrichtest.*

Solange du den Seelenfrieden aufrechterhältst, wird dein Appetit
nie wieder außer Kontrolle geraten! Aber manchmal ist es verwir-
rend, genau zu wissen, was dich von dem Aufruhr erlöst und dir
Frieden gibt. Dabei kann die Deutung von Esssüchten dir helfen – indem du erfährst, welcher Bereich in deinem Leben Aufmerksamkeit braucht.

Jedes Nahrungsmittel, nach dem du ein Verlangen hast, bezieht sich auf ein bestimmtes Gefühl oder Problem, das deine
Aufmerksamkeit fordert. Wenn du niedergeschlagen bist, wirst
du wahrscheinlich ein Milchprodukt wie Käse oder Eis essen wollen. Wenn du ängstlich bist, wirst du Lust auf etwas Knuspriges,
Knackiges wie Chips oder Nüsse haben. Tatsächlich gibt es eine
biologische und psychische Ursache für überhaupt jedes Nahrungsmittel, nach dem du dich sehnst. Sobald du die zugrunde
liegende Emotion enthüllt hast, wirst du Erleichterung empfinden, die davon herrührt, ehrlich zu dir selbst zu sein. An diesem
Punkt wird deine Sucht kleiner werden.

Jede Nahrung enthält Mineralstoffe, Aminosäuren, Strukturen,
Gerüche und andere Eigenschaften, die auf die Stimmung und
Energie einen Einfluss haben. Einige sind anregend, andere beruhigend und wiederum andere aktivieren das Glückszentrum in
unserem Gehirn. Tatsächlich sind viele Stimmung verändernde
oder psychoaktive Bestandteile der Nahrung identisch mit denen,
die man in Medikamenten gegen Depression, Angst und Asthma
findet!

Die Stimmung, die du intuitiv zu erfahren wünschst, legt fest,
nach welchem Nahrungsmittel du verlangst. Wenn du dich zum
Beispiel niedergeschlagen oder lustlos fühlst, wirst du dich nach

Essen sehnen, das deine Stimmung aufhellt. Wenn du dich angespannt oder gereizt fühlst, wird dir nach etwas zumute sein, was deine Nerven beruhigt. Langeweile? Dein Verlangen wird dich zu Nahrung hinlenken, die Substanzen in deinem Gehirn freisetzt, die Vergnügen oder Aufregung hervorrufen. Um diese Ergebnisse zu untermauern, habe ich in dieses Buch Material einbezogen, das auf intensiver Forschung von drei verschiedenen Quellen basiert:

1. *Wissenschaftliche Studien* von Universitäten rund um die Welt über die psychoaktiven (Stimmung verändernden) Bestandteile von verschiedensten Nahrungsmitteln. Darüber hinaus habe ich die jüngsten Studienergebnisse über Appetit von Tieren, Kleinkindern und Erwachsenen zusammengetragen; Nahrungsmittelpräferenzen und die Auswirkung von Bewegung auf die Gehirnbotenstoffe und den Appetit.

2. Theorien der *altchinesischen Medizin (ACM)* über »Energien« von Nahrungsmitteln. Die Glaubenssätze der Chinesen über die anregenden und beruhigenden Wirkungen von Nahrung deckt sich vollkommen mit der modernen wissenschaftlichen Forschung! Die Nahrungsmittel, die schon vor Jahrhunderten als »heiß« deklariert wurden (die medizinische Beschreibung in China für ein Stimulans, nicht für den Geschmack), sind eben jene, die heute Vasokonstriktoren (gefäßverengende Mittel) oder Stimulanzien genannt werden.

3. *Einzelgespräche*, die in klinischen Sitzungen und in meinen Workshops geführt wurden. Durch das Studium von tausenden von Frauen und Männern war ich in der Lage, ihre Esssüchte zu ihren emotionalen Problemen und der von ihnen bevorzugten Stimmung in Beziehung zu setzen. Ich führte außerdem genau Bericht über meine eigenen Esssüchte und entsprechende Stimmungen.

Erstaunlicherweise ließen alle drei von diesen Informationsquellen – moderne wissenschaftliche Forschung, altchinesische medizinische Ansichten und die von mir geführten Gespräche – ähnliche Schlüsse zu, welches Essen mit welcher Emotion übereinstimmt.

Esssüchte sind der Schlüssel

Jeder bekommt natürlich Hunger. Aber jenseits von einem normalen Appetit und weit entfernt von Essgelagen zu Thanksgiving sind die unbändigen Esssüchte, die unablässig, quälend und anstrengend sind. Darüber hinaus machen diese Esssüchte gut gemeinte Ernährungs- und Diätpläne kaputt.

Und so definiere ich Esssucht: ein zwanghaftes Verlangen nach einer bestimmten Art Nahrung. Das ist anders, als einfach nur Hunger auf irgendetwas aus dem Kühlschrank oder Küchenschrank zu haben. Es unterscheidet sich auch vom Überfuttern meinetwegen mit Erdnüssen oder Popcorn, einfach weil sie gerade vorrätig sind. Esssüchte sind bestimmte Gedanken und das Verlangen nach einer gewissen Art oder Gruppe von Nahrung wie Schokolade, Kartoffelchips oder mexikanisches Essen. Gelegentlich kommt ein »gesundes« Verlangen nach Früchten, Gemüse oder Vollkornprodukten auf, aber die meisten Süchte betreffen stark fetthaltige und hochverarbeitete Lebensmittel.

Während es angenehm ist, einen normalen und gesunden Appetit zu haben und in Maßen zu essen, sind zwanghafte Esssüchte lästig. Die Süchte behindern unsere freie Wahl, etwas zu essen oder darauf zu verzichten. Süchte kontrollieren uns, und niemand wird gern kontrolliert.

Dies ist meine feste Überzeugung: *Unbändige Esssüchte sind der eigentlich Schuldige hinter jedem fettleibigen Körper, jeder abgebrochenen Diät und jeder diätbedingten Erkrankung.* Wenn wir den Esssüchten Einhalt gebieten, werden auch die ungesunden Essgewohnheiten aufhören. Letzten Endes wird Fettleibigkeit nicht durch ein mangelndes Wissen über Ernährung verursacht, sondern durch einen maßlosen Appetit. Wenn wir nicht die meiste Zeit hungrig wären, hätten wir keinen Grund dazu, uns zu überessen, oder?

Zu einer früheren Zeit in unserer Kultur hätten wir die öffentliche Unwissenheit für die ungesunden Essgewohnheiten dieses Landes verantwortlich gemacht. Aber heutzutage haben die meisten Leute von Empfehlungen für eine ausgewogene, fettarme Ernährung in Verbindung mit regelmäßiger Bewegung gehört. Praktisch jedes Schulkind lernt etwas über die Grundlagen der Ernährung und jeder hat schon über die Medien – Zeitschriften, Zeitungen, Radio oder Fernsehen – die Ernährungsratschläge gehört, mehr Obst und Gemüse zu essen und sich bei gesättigtem Fett zurückzuhalten. Wir sind umgeben von dieser Information!

Zwei Studien zeigten das Ausmaß über das Ernährungswissen des Durchschnittsmenschen. Im Jahre 1958 fragten die Forscher 300 britische Frauen über die Ernährungsstruktur von Lebensmitteln. Zwanzig Jahre später stellten andere Forscher einer vergleichbaren Gruppe von 300 Frauen dieselben Fragen. Sieh, was für einen Unterschied 20 Jahre ausmachen können!

Prozentsatz an Bewusstsein über Nahrungsbestandteile unter einer Testgruppe von 300 Frauen

	1958	1978
Vitamine	44 %	98 %
Protein	27 %	97 %
Kalorien	14 %	96 %
Kohlenhydrate	3 %	86 %
Fett	3 %	94 %

Quelle: Jenkins British Nutrition Foundation[2]

Wenn dieselbe Studie heute durchgeführt würde, läge das Bewusstsein über die Ernährungsbestandteile sogar noch näher bei 100 %. Dennoch sind die Amerikaner schwergewichtiger als jemals zuvor – 34 % sind ernsthaft übergewichtig, verglichen mit 25 % im Jahre 1988 gemäß der Statistik des National Center for Health. Wie kann das angehen in einer Zeit, in der fast jeder einen Gesundheitsratgeber oder eine Zeitschrift gelesen oder mit einem Arzt gesprochen hat, der die Bedeutung von fettarmer Ernährung und regelmäßiger Bewegung kennt? Ich glaube, dass emotionales Überessen eigentlich schuld daran ist, dass der Gürtel der Amerikaner weiter geschnallt werden muss.

Fehlende Informationen über Ernährung sind eindeutig nicht das Problem. Eine Studie fand sogar heraus, dass Fettleibige und Personen, die eine Diät durchführen, sich deutlich besser in Ernährungsfragen auskannten als Normalgewichtige und Personen, die keine Diät hielten.[3] Die Ernährungsberaterin Jane Thomas hat den Zusammenhang zwischen Ernährungswissen und der Wahl von Essen studiert und gefolgert, dass »… es den klaren Anschein hat, dass Essgewohnheiten sich nicht ändern, nur weil Leute im Besitz von genauem Faktenwissen sind.«[4]

Obwohl der Fettverbrauch im amerikanischen Durchschnittshaushalt gesunken ist, ist die Gesamtanzahl der Kalorien, die wir zu uns nehmen, gestiegen. Da Stress und Unsicherheit in unserem Leben zunehmen, suchen wir ganz natürlich nach einer Quelle von Behaglichkeit und Trost. Für viele Menschen stellt Essen diese Quelle dar.

Nur eine Art von Wissen führt uns zu gesünderem Essen: ein Verständnis davon, *warum* wir uns nach einem bestimmten Nahrungsmittel sehnen. Sobald du anerkennst, dass deine Sucht nach Erdnussbutterkeksen oder einem anderen Genussmittel tatsächlich bedeutet, dass du dich nach Behaglichkeit und Spaß sehnst, wird dein Appetit nicht so überwältigend und absolut kontrollierend wirken.

Ich habe viele Jahre lang mit Esssüchtigen gearbeitet, und jedes Mal war ich beeindruckt von ihrem differenzierten Wissen über Ernährung. Jeder meiner Klienten (zumeist Frauen) konnte den wahrscheinlichen Gehalt an Kalorien, Fett und Kohlenhydraten von praktisch jedem genannten Nahrungsmittel auswendig aufsagen. Sie besaßen dutzende von Diätbüchern und hatten viele Zeitschriftenartikel übers Abnehmen gelesen. Jede von ihnen wusste, *wie* man Gewicht verliert – wie bereits gesagt, ist ein mangelndes Ernährungswissen nicht das Problem. Das eigentliche Problem war ihr Appetit, der völlig außer Kontrolle geraten war. Wie bei einem durchgehenden Pferd, dessen Reiter sich hilflos und verzweifelt an der Mähne festklammert, hatten diese Klienten einen Appetit, der komplett die Führung übernommen hatte.

Es hatte keine Bedeutung, wie viele Diätbücher oder Zeitschriftenartikel, wie viele Mitgliedschaften sie in Fitnessstudios oder wie viele Jeans mit Größe 7 sie als »Motivation« gekauft hatten, das Gewicht meiner Klienten wurde immer bestimmt von dem Ausmaß ihrer Esssüchte.

Dies sind einige der Kommentare, die ich am meisten zu hören bekommen habe:

»Wie kann ich den Drang loswerden, Schokolade zu essen?«

»Hilfe! Ich kann es nicht lassen, Pommes frites und Cheeseburger zu essen! Ich weiß, dass sie dick machen, aber das Verlangen danach überkommt mich einfach. Was soll ich nur tun?«

»Warum muss ich mich die ganze Zeit nach Eis sehnen?«

»Alles, was ich anscheinend will, ist, einen Snack knusprige oder salzige Sachen essen – und zwar Tag und Nacht.«

Ist es nicht zum Verrücktwerden, dass du diesen einen Bestandteil deines Lebens – Essen – so gar nicht unter Kontrolle hast?

Ich möchte betonen, dass ich kein Verfechter von Diäten bin. Ich wäre die Erste, die auf der Straße feiern würde, wenn unsere Gesellschaft sich von einigen ihrer starren Normen übers Gewicht loslösen würde. Wenn jemand sich dazu entschieden hat, übergewichtig zu sein, und wirklich meint, glücklich zu sein, schön. Solange sie sich großartig mit der Menge an Essen fühlen, das sie zu sich nehmen, und ihrem Energieniveau, gibt es kein Problem. Aber wenn diese Leute ganz ehrlich sind, werden sie wahrscheinlich eingestehen, dass die Esssüchte sie doch ein bisschen stören. Okay, sie stören sie sehr! Schließlich gefällt es keinem, von etwas kontrolliert zu werden.

Als ich 50 zusätzliche Pfunde an Fett mit mir herumtrug, versuchte ich verzweifelt, daran zu glauben, dass ich glücklich sei. Ich saß vor dem Fernseher, das Eis direkt aus der Packung essend und dachte, ich sei im Himmel. Aber in Wirklichkeit schaufelte ich mein Bauchgefühl mit Eis zu, das mir riet: »Du führst nicht das Leben, das du führen solltest!« Ich wollte nicht darauf sehen, wie verhunzt mein Leben geworden war.

Wie ich vorher erwähnt habe, war ich eine dicke, unglückliche Hausfrau, die sich unter Wert verkaufte. Tief in mir hatte ich den Traum, Erfolg im Beruf zu haben und im Haus meiner Träume zu leben. Aber dieser Traum erschreckte mich zu Tode! Ich hatte solche Angst vor einem Misserfolg, dass ich versuchte, mein Bewusstsein über diese Ziele zu ersticken. Solange mein Bauch gefüllt blieb, konnte ich vorgeben, dass mein Leben einfach ausgezeichnet war. Anstatt meinem Bauch zu vertrauen, schüttete ich Essen hinein.

Tja, diese Methode bewirkte nur, dass mein Leben schlechter und mein Körper dicker wurde. Ich steckte tief in Schulden, in immerwährenden Streitigkeiten mit meinem Ehemann und war mir unsicher über meine Klugheit, meinen Selbstwert und meine Attraktivität. So schlecht mein Leben auch war, fürchtete ich dennoch, dass irgendwelche Veränderungen, die ich vornahm, es noch mehr verschlechtern würden. Je mehr ich mein Bauchgefühl ignorierte, desto ausgeprägter wurden meine Esssüchte. Wie ironisch doch alles wirkt, wenn man zurückblickt. Die Antworten lagen immer da – die mein trostloses Leben und ebenso meine Gewichtsprobleme heilen würden.

Als ich genug vom Lebensschmerz gedemütigt war, hörte ich auf, alles und jeden zu kontrollieren. Vor Verzweiflung begann ich, auf die innere Stimme in meinem Bauch zu hören, die half, mich auf den richtigen Weg zurückzubringen.

Es ist ein täglicher Balanceakt, dieses Hören auf den Bauch. Jedes Mal, wenn ich seine Weisungen befolge, bin ich eingetaucht in Seelenfrieden, und es gibt keine Esssüchte. Wenn ich meine innere Stimme ignoriere und Dinge zu kontrollieren versuche, büße ich meinen Seelenfrieden ein, und die Esssüchte treten wieder auf. Ich wende die Analyse der Esssüchte bei mir selbst an als eine direkte Verbindung zur Stimme meines Bauchs.

Wenn wir nicht den Zwang zum Überessen hätten, gäbe es keine Gewichtsprobleme. Würden unsere Esssüchte auf einem normalen Niveau bleiben, wären wir nicht versucht, die ganze Tüte Kartoffelchips, Eispackung oder Dose mit Nüssen zu leeren. Dieser Punkt ist zu wiederholen: *Wir überessen uns nur deshalb, weil ein eindringliches Gefühl uns zum Essen nötigt, in der Hoffnung, dass wir uns durch das Nahrungsmittel besser, glücklicher und dynamischer fühlen werden.*

Wenn du es also leid bist, dass deine Esssüchte dich herumschikanieren, großartig! Lass uns etwas dagegen tun. Lies weiter, und du wirst herausfinden, warum deine Emotionen und dein Energieniveau dich zu Essgelagen treiben. Du wirst auch Alternativen zum Überessen aufgezeigt bekommen, die dir die emotionale Erleichterung geben, die du suchst.

Anstatt zu versuchen, deinen Appetit zu unterdrücken, kannst du ihn heilen!

Deine Süchte haben etwas zu bedeuten

Ich begann meine Laufbahn als Psychotherapeutin, als eine Beraterin für Alkohol- und Drogenmissbrauch an einem CareUnit Krankenhaus im südlichen Kalifornien. Es war durchaus eine Lehrzeit. Ich verbrachte eine Menge Zeit damit, mich mit den Patienten zu unterhalten, und bemerkte, dass die von jedem Drogensüchtigen gewählte Droge vorbestimmt durch seine Persönlichkeit und emotionalen Probleme zu sein schien – das bedeutet, dass Kokainabhängige ganz anders als diejenigen waren, die bis zum Exzess Marihuana rauchten.

Selbst die Patienten, die süchtig nach mehreren Drogen waren, hatten eine besondere Persönlichkeit. Die Kokainabhängigen schwankten zwischen dem Lebenswandel eines Workaholics und nach mir die Sintflut. Sie waren zur Aktivität getrieben, zugleich von ihrer Persönlichkeit und der Droge ihrer Wahl. Dann schliefen sie (tagelang!) oder drückten sich vor ihren Pflichten.

Im Gegensatz dazu hatten die Marihuana-Abhängigen enorme Angst davor, »hyperaktiv« zu sein, und benutzten Hasch, um sich zu bremsen. Die Droge bewirkte Stimmungsschwankungen, aber wenn sie »herunterkamen«, zeigten die Marihuanasüchtigen einige der griesgrämigsten Launen, die ich jemals erlebt habe. Jedoch wenn sie sich einen Joint anzünden, hellt sich auch ihre Stimmung entsprechend auf.

Je mehr Fälle ich bearbeitete, desto mehr faszinierten mich die deutlichen Unterschiede der Persönlichkeitsmuster zwischen den verschiedenen Drogennehmern. Nach ein paar Jahren der Arbeit mit Abhängigen und Alkoholikern hatte ich die Gelegenheit, mein eigenes Essstörungsprogramm zu starten und zu leiten. Es ließ mich auffahren, als ich entdeckte, dass diese Klienten auch bemerkenswerte Unterschiede in ihrer Persönlichkeit aufwiesen, die abhängig von der Nahrung waren, die sie am meisten zu sich nahmen.

Menschen, die Heißhunger auf Schokolade hatten, waren anders als diejenigen, die nicht genug von Cheeseburgern bekommen konnten. Und die Klienten, die bei Milchprodukten zulangten, unterschieden sich sehr von denen, die süchtig nach Brot waren.

Es dauerte nicht lange, bis ich erkennen konnte, welche emotionalen Probleme eine Person hatte, einfach indem ich hörte, nach welcher Nahrung sie ein Verlangen hatten. Im Jahre 1990 begann ich, in landesweiten und regionalen Talkshows aufzutreten und Vorträge über das Thema Esssüchte zu halten. Jedes Mal wenn einer mir von seiner Esssucht berichtete, war ich in der Lage, genau die zugrunde liegende Ursache zu bestimmen. Ich deutete sogar exakt die Essüchte von Phil Donahue, Geraldo Rivera und Sally Jessy Raphael in Live-Sendungen im landesweiten Fernsehen (damit hatte ich wirklich meinen Hals riskiert, in dem festen Glauben, dass meine Theorien stimmten).

Ich begann den Appetit und die Esssüchte zu untersuchen und war erstaunt zu entdecken, wie viele psychoaktive Nahrungsbestandteile identisch mit denen von verschreibungspflichtigen Medikamenten und Inhaltsstoffen von verbotenen Drogen waren! Zum Beispiel ist *Phenylethylamin* in Schokolade der Hauptinhaltsstoff in illegalen »Designer-Drogen« wie *Ecstasy*, vormals bekannt als MDMA. Tyramin und Pyrazin, Inhaltsstoffe von Nüssen, Kaffee, sauren Gurken, Sour Cream, gereiftem Käse u. a., sind die Grundlage für Antidepressiva und Asthma/Bronchial-Dilatoren.

Kein Wunder, dass es so viele Zusammenhänge zwischen Esssüchten und meinen Erfahrungen mit Abhängigen gab! Esssüchte waren ein Spiegelbild der auf Rezept verordneten und illegalen Drogensüchte, die ich Jahre zuvor am Krankenhaus miterlebt hatte. Der einzige Unterschied bestand darin, dass bei einem übermäßigen Genuss von Essen die moralischen, sozialen und legalen Auswirkungen des Drogenmissbrauchs fehlten. Ich schlussfolgerte außerdem, dass es Drogenabhängige leichter haben, von ihrer Sucht loszukommen, als Esssüchtige. Letztendlich kann man ohne Drogen leben, aber nicht ohne Essen. Tag für Tag sind wir vor die Entscheidung und Wahl gestellt, was wir essen sollen und was nicht.

Der natürliche Zugang zum Abnehmen

Wir tun uns überhaupt keinen Gefallen damit, wenn wir versuchen, unseren Appetit mit Kräutern, »Dieters Tee« oder Pillen zu unterdrücken. Unsere Esssüchte sind eine Quelle des Gefühlsausdrucks! Anstatt sich zu bemühen, den Appetit zu unterdrücken, können wir ihn heilen, indem wir auf seine Weisheit hören.

Das ist der natürliche Zugang zum Abnehmen. Wir wurden dazu bestimmt, einen leichten Geist und Körper zu haben, und nicht um durch Sorge, Niedergeschlagenheit, Enttäuschung oder Schuld heruntergezogen zu werden! Sobald wir unsere Esssüchte deuten und ihre wahre Bedeutung verstehen, normalisiert sich der Appetit von ganz allein. Wenn der Appetit abnimmt, isst du normalerweise weniger. Als Folge daraus verlierst du an Gewicht.

Sollte dies einfach klingen, liegt es daran, dass es genau so ist! Das ist das Schöne an diesem Zugang zum Essen und Gewichtsverlust. Anstatt mit dir zu hadern, anstatt gegen deine natürlichen Triebe anzukämpfen, wirst du »entlassen«. Deine alten Methoden, um den Drang zum Überessen zu bekämpfen, haben nicht funktioniert, oder? Die Diäten, die du durchgeführt hast, haben vorübergehend Abhilfe bei deinem Übergewicht geschaffen, aber dein Appetit kehrte erneut zurück und zwang dich, zu viel zu essen. Dann hattest du die verlorenen Pfunde wieder drauf.

Da der altmodische, unnatürliche Zugang zum Abnehmen nicht bei dir funktioniert hat, warum versuchst du es nicht mit meiner Methode? Nachdem du dieses natürliche Verfahren angewendet hast, wirst du nie wieder eine herkömmliche Diät machen wollen.

Kapitel zwei

Die FATS-Gefühle hinter dem Fettsein

Die Esssüchte einiger Personen sind immer gleich; zum Beispiel haben sie stets ein Verlangen nach Eis. Andere Leute machen »Essenskicks« durch, indem sie eine Woche lang Erdnussbutter vertilgen, Blauschimmelkäse-Dressing in der nächsten und Schokoladentafeln in der darauf folgenden. Die Situation ist weder ein Unfall noch Zufall. Wenn dein emotionales Problem unbehandelt bleibt, wird deine Esssucht konstant bleiben. Die einzige Parallele zwischen der konstanten und wechselnden Esssucht besteht darin, dass es ein grundlegendes emotionales Problem gibt, das hinausschreit, um deine Aufmerksamkeit zu erringen.

Mit »emotionalem Problem« meine ich nicht unbedingt eine tiefe psychologische Störung, die einer Therapie bedarf. Esssüchte stammen oft einfach vom unerfüllten Bedürfnis nach Spaß, Aufregung oder Liebe – Probleme, die die meisten als »normal« und im Rahmen unserer Selbstheilungskraft betrachten.

Studien bestätigen, was viele von uns aus eigener Erfahrung wissen: Übergewicht und chronisch Diät haltende Leute benutzen Essen, um ihre quälenden Emotionen ruhig zu stellen. Ein Beispiel:

➢ Eine Studie hat bestätigt, dass übergewichtige Leute berichten (mehr als dünne oder normalgewichtige), immer dann zu essen, wenn sie ängstlich oder niedergeschlagen sind. Je mehr Übergewicht der Befragte hatte, desto wahrscheinlicher war es, dass er oder sie sich emotional überaß.[1]

➢ Eine andere Studie suchte nach einer psychiatrischen Diagnose in der Vergangenheit und Gegenwart bei 54 fettleibigen Leuten, die sich für ein Programm zur Gewichtsreduzierung angemeldet hatten. Unter diesen 54 Probanden lag der Anteil an Depression und anderen Gemütskrankheiten fünfmal höher, als man in der ganzen Bevölkerung feststellt.[2]

➤ In einer ähnlichen Studie verglichen die Forscher Antworten hinsichtlich Angst bei fettleibigen und normalgewichtigen Menschen. Die fettleibigen Probanden wandten sich regelmäßig dem Essen zu, um der Angst entgegenzuwirken. Im Gegensatz dazu mieden die Normalgewichtigen Essen, wenn sie unter Zwang standen.[3]

➤ Menschen, die sich zwanghaft überessen, sagen, dass ihr Leben anstrengender als das anderer Leute ist. Eine Studie bestätigt zum Teil diesen Vorwurf. Forscher erfassten die Anzahl von aufreibenden Lebensereignissen von erwachsenen zwanghaften Überessern und verglichen diese Anzahl mit einer Testgruppe von Erwachsenen, die sich nicht überaßen. Die Überesser hatten 250 Mal mehr anstrengende Situationen in ihrem Leben durchgemacht als normalgewichtige Teenager.[4]

➤ In einer Studie über College-Studentinnen fanden die Forscher heraus, dass fettleibige Studentinnen in der Woche ihres Abschlussexamens mehr aßen, während normalgewichtige Studentinnen weniger zu sich nahmen.[5]

Die Zusammenfassung der Studien ist nicht dazu gedacht, mit erhobenem Finger auf die Übergewichtigen zu zeigen. Stattdessen ist es eine Bestätigung für jeden, der mit Esssüchten kämpft, sobald sie oder er sich einsam, aufgebracht oder gelangweilt fühlt. Wenn diese Situation auf dich zutrifft, sei dir bewusst, dass du auf keinen Fall allein bist und es einen Weg heraus *gibt*, wie du entdecken wirst, wenn du weiterliest.

Emotionale Probleme in Verbindung mit Esssüchten fallen gewöhnlich unter eine von diesen Kategorien:

➤ Stress, Anspannung, Angst, Furcht oder Ungeduld
➤ Depression oder Traurigkeit

> sich müde fühlen, ein niedriges Energieniveau haben
> unerfülltes Bedürfnis nach Spaß, Spiel, Aufregung oder Entspannung
> zu viel Arbeit und nicht genug Spiel
> eine Sehnsucht nach Liebe, Zuneigung, Anerkennung, Romantik oder sexueller Befriedigung
> Wut, Ärger, Bitterkeit oder Enttäuschung
> innere Leere, Unsicherheit oder der Wunsch nach Trost

In meinem Buch *Losing Your Pounds of Pain* habe ich ausführlich die vier Emotionen besprochen, die hinter einem emotionalen Überessen stecken: **F**urcht, **A**nspannung, **W**ut und **S**cham, **FATS**.

Der Anfangsbuchstabe F besagt, dass Furcht die Hauptemotion der Gefühle hinter dem Fettsein ist. Anspannung, Wut und Scham sind allesamt Abwandlungen der Furcht. Wir fühlen uns angespannt, weil wir Furcht davor haben zu vertrauen oder wir von unserem göttlichen Pfad abgekommen sind; wir fühlen Wut, weil wir befürchten, Liebe zu verlieren in Form von etwas oder jemandem, der uns wertvoll ist; wir empfinden Scham, weil wir fürchten, minderwertig zu sein.

Diese FATS-Gefühle sind die vorrangigen Auslöser für emotionales Überessen. Das überwältigende Verlangen nach Essen stammt von einem dieser vier FATS-Gefühle.

Als Psychotherapeutin fühle ich, dass es wichtig ist, ehrlich zu uns über unsere Gefühle zu sein. Wir müssen der Emotion begegnen und dann Maßnahmen ergreifen. Ich war nie dafür, jemandes Leben übertrieben zu analysieren oder sich als Opfer anzusehen. Dennoch ist die Ursache für so viel unnötigen emotionalen Schmerz der Widerwille, sich diesen unangenehmen Gefühlen zu stellen. Niemand gibt gern zu: »Oh ja, ich fühle mich unsicher.« Aber die Alternative, es nicht zuzugeben, ist um so vieles schlimmer!

Wenn wir unsere starken Emotionen verleugnen, werden sie

nur noch stärker. Während sie an Stärke zunehmen, suchen sie auch nach einem Ventil. Unterdrückte Gefühle manifestieren sich auf viele unangenehme Arten, d.h. über Esssüchte, körperliche Schmerzen oder Krankheiten, Depression, Angst, Phobien und Schlafstörungen.

Unterm Strich erscheint Folgendes: So unangenehm es ist, seinen Negativemotionen zu begegnen, die Alternative ist es umso mehr. Jeder ist manchmal wütend, aufgebracht oder eifersüchtig – darüber besteht kein Zweifel. Zuweilen machen es die Lebensumstände oder unsere persönliche Wahl schwer, zentriert im Frieden zu bleiben. Tatsächlich ist das einzig wahre Problem, ob wir wählen, uns mit diesen Gefühlen jetzt oder später zu befassen.

Die vier Hauptemotionen hinter emotionalem Überessen

FURCHT:	Unsicherheit; wie auf Eiern gehen; generalisierte Angst; Angst vorm Verlassenwerden; Existenzangst; Kontrollproblem; Sexangst; Sorge; Ängstlichkeit; Depression; Angst vor Nähe
ANSPANNUNG:	Stress; Enttäuschung; alter Zorn hat sich in Bitterkeit verwandelt; Ungeduld; Überarbeitung ohne einen gefühlsmäßigen Ausgleich wie Spaß
WUT:	auf eine andere Person; wegen einer Ungerechtigkeit; auf sich selbst; sich betrogen, abgezockt oder missbraucht fühlen
SCHAM:	Selbstvorwürfe; schwaches Selbstwertgefühl; Selbsthass; mangelndes Vertrauen in sein eigenes Können und Gutsein; die Annahme, dass andere Leute einen nicht mögen; sich geringer als andere schätzen; das Gefühl haben, nichts Gutes zu verdienen

Wenn wir unsere starken Emotionen zurückhalten, ist es so ähnlich wie einen Korken auf eine Flasche mit einer Mischung aus Essig und Soda setzen zu wollen. Die missachteten Emotionen entweichen nicht; sie steigern sich. Je mehr wir uns bemühen, ein Gefühl zu ignorieren, desto stärker wird es! Dabei ist es so viel leichter, den Misstönen zu begegnen, wenn die Emotion sich noch in einem »reparablen« Stadium befindet.

Und deshalb habe ich wirklich eine Vorliebe für die Deutung von Esssüchten. Du fängst damit an, das Nahrungsmittel zu ermitteln, auf das du versessen bist, und arbeitest dich rückwärts voran, wie ein Detektiv. Sobald du das bestimmte Nahrungsmittel identifiziert hast, sagen wir Rocky Road Eis, starrt dir die zugrunde liegende Emotion mitten ins Gesicht: Du fühlst dich frustriert oder wütend und meinst, dass du etwas verpasst, und das deprimiert dich. Die Wahrheit über die eigentliche Emotion trifft uns direkt zwischen die Augen. Wir erkennen sofort: »Ja, das ist das emotionale Problem, mit dem ich zu kämpfen habe.« Das Erkennen kann dich dazu anregen, weiter nachzuforschen und den heilsamen zweiten Schritt vorzunehmen, indem du dich fragst: »Was macht mich so enttäuscht oder wütend?«, »Was glaube ich zu verpassen?« und »Warum lasse ich meine Wut an mir selbst aus?«

Gewöhnlich tauchen sofort die Antworten auf.

Unser Verleugnungsmechanismus ist unglaublich effektiv, uns davor zu bewahren, uns ehrlich zu betrachten. Verleugnung stammt von der Angst, etwas einzugestehen: »Ja, das stört mich.« Dennoch können die Konsequenzen aus solch einem Eingeständnis sogar Furcht erregender sein, nämlich: »Jetzt muss ich Verantwortung übernehmen und Änderungen vornehmen, um die Situation zu bereinigen.« Veränderung macht Angst, weil wir fürchten, dass sich unsere Lage noch verschlechtert anstatt besser zu werden.

Trägheit und Ängste halten uns davon ab, die zugrunde liegenden Emotionen unter die Lupe zu nehmen, die die Esssüchte hervorrufen. Da diese Verleugnung uns daran hindert, die scheinbar nahe liegenden Probleme zu sehen, müssen wir manchmal regelrecht darauf gestoßen werden. Es ist relativ leicht, die Probleme bei anderen Leuten zu erkennen; viel schwieriger ist es, uns selbst gegenüber ehrlich zu sein. Indem du lernst, deine Esssüchte zu deuten, wirst du leichter diese Probleme entdecken.

Das ehrliche Eingeständnis dir gegenüber: »Ja, das ist die Emotion hinter meiner Esssucht«, bringt eine so enorme Erleichterung! Es fühlt sich einfach gut an, mit sich ins Reine zu kommen, nicht wahr? Diese emotionale Erleichterung reduziert dann oder beseitigt sogar den Drang, sich zu überessen.

Körperlich bedingte Süchte

Manchmal haben wir ein Verlangen nach einem Lebensmittel, weil unser Körper nach Nährstoffen schreit, wie Vitamin B, C oder Eiweiß. Unser Körper ist erschöpft, insofern ist die Sucht ein Beispiel für die großartige Fähigkeit unseres Körpers, sicherzustellen, dass seine Bedürfnisse erfüllt werden. Dies sind körperlich bedingte Süchte.

Bei genauerem Hinsehen haben selbst diese Süchte ihre Wurzeln im Emotionalen. Anspannung, das zweite FATS-Gefühl, ist die körperliche Erscheinungsform von Stress in unserem Leben. Stress führt dazu, einen Lebensstil zu wählen, der im Gegenzug zu einem Nährstoffmangel führt. Drei meiner Klienten entdeckten, wie sehr ein stressreicher Lebensstil ihrem Körper Energie und Nährstoffe raubt und Esssüchte auslöst:

➢ Diannas hektischer Terminkalender überzeugte sie davon, dass sie »keine Zeit für Bewegung« habe. Ohne regelmäßige körperliche Aktivität fühlte sich Dianna stets lustlos und müde. Anstatt das Problem mit einem flotten Spaziergang oder durch Fahrrad fahren anzugehen, griff Dianna zu Lebensmitteln, um »mehr Pep« zu haben

➤ Marcias Hochleistungsjob trug dazu bei, dass sie sich insgesamt angespannt fühlte und unfähig war abzuschalten. Marcia hatte ein unbändiges Verlangen und futterte tütenweise Kartoffelchips und Brezeln, um ihre Angst und Anspannung zu zermürben. Ungesunde Fertigkost entzieht unserem Körper Vitamin B, da leere Kalorien Nährstoffe benötigen, um verdaut werden zu können. Wenn Nährstoffe zur Verdauung herhalten müssen und dann nicht ersetzt werden, ergibt sich ein Nährstoffmangel. Marcia hatte einen permanenten Vitaminmangel und war deshalb andauernd hungrig!

➤ Brenda griff zur Flasche, um ihre Nerven zu beruhigen. Wie du in Kapitel acht und sechzehn lesen wirst, trägt übermäßiger Alkoholkonsum dazu bei, das Niveau des biochemischen Stoffs *Serotonin* im Gehirn zu senken. Wenn der Serotoninspiegel niedrig ist, resultiert das gewöhnlich in einem Verlangen nach Kohlenhydraten – was eben das war, wogegen Brenda zu kämpfen hatte. Ihr Appetit auf Brot und Nudeln war hemmungslos, und sie war höchst unzufrieden mit ihrem Gewicht.

Ja, Dianna, Marcia und Brenda litten alle unter körperlich bedingten Esssüchten. Aber die Ursache ihres Nährstoffmangels war Anspannung, eines der FATS-Gefühle.

Anspannung erhöht auch die Menge an Gehirnbotenstoffen, die zum Überessen führen. Dr. Sarah Leibowitz von der Rockefeller University hat entdeckt, dass das Hormon *Cortisol* die Produktion des Gehirnbotenstoffs namens *Neuropeptid Y (NPY)* anregt. Dieser Gehirnbotenstoff ist ein Hauptfaktor für das An- und Ausstellen unseres Verlangens nach Kohlenhydraten. Und das ist die Verknüpfung zur Anspannung: Wir produzieren mehr Cortisol, wenn wir unter Spannung stehen! Schlimmer noch, berichtet Leibowitz außerdem, dass Neuropeptid Y bewirkt, dass der Körper am neuen Körperfett festhält, das wir hervorbringen (anscheinend ist dies eine alte biologische Rückkoppelung an die Steinzeit). Mit anderen Worten: Anspannung verursacht nicht nur eine Sucht nach Kohlenhydraten, sondern macht es zudem schwer, das erworbene Gewicht wieder loszuwerden.

Was für eine Sucht liegt bei dir vor?

Wenn du auf einem meiner Workshops gewesen wärest oder im Publikum, als ich in Fernseh- oder Radio-Talkshows aufgetreten bin, hätte ich deine Esssucht für dich deuten können. Du hättest mir nur zu erzählen brauchen, nach welchem Nahrungsmittel du dich sehnst – sagen wir, Cheeseburger mit extra Käse, Dressing und Gurken –, und ich hätte dir auf den Kopf zugesagt, was es bedeutet. Ich hätte dich gefragt, ob du das Hamburger Brötchen lieber weich oder geröstet magst und ob bei dir extra Salz und Pfeffer auf dem Bratklops sein muss. Von deinen Antworten würde ich ableiten können, was deine Sucht zu bedeuten hat. Die Informationen in diesem Buch ermöglichen dir hingegen, deine eigenen Schlussfolgerungen aus deiner Esssucht zu ziehen. Ich zeige dir die Bedeutung hinter jeder Art Nahrungsmittel auf, damit du deinen eigenen Appetit analysieren – und mäßigen – kannst. Jedes Kapitel erläutert eine andere Nahrungsgruppe und es gibt eine Aufstellung über die Esssüchte im letzten Kapitel des Buches, das auf die häufigsten Esssüchte verweist.

Aber zunächst möchte ich fortfahren, die Mechanismen des Appetits zu erforschen. Lass uns die Unterschiede zwischen emotionalem und körperlichem Hunger untersuchen und einige der Lebenssituationen, die am meisten emotionales Überessen erzeugen.

Kapitel drei

Emotionaler Hunger: Merkmale, Auslöser und Erfolge

»Hilf mir! Ich habe die ganze Zeit Hunger und kann nicht aufhören zu essen!«

Die Frau in meinem Sprechzimmer weinte vor Enttäuschung über ihren unkontrollierbaren Appetit. Ruth war eine 37-jährige professionelle Krankenschwester mit einem unfangreichen Wissen über Ernährung und Biologie. Sie konnte nicht verstehen, warum ihre Essgewohnheiten trotz all ihrer physiologischen Erfahrung und Ausbildung so erbärmlich waren. Wie Ruth kurz und bündig einwarf: »Es kommt mir so vor, als ob mein Körper und Appetit mich sabotieren. Ich verspreche mir immer wieder, gesünder zu essen und abzunehmen, aber mein Mund und Magen scheinen ihre eigenen Vorstellungen zu haben!« Ruth beschrieb, wie ihr Appetit und ihre Essweise hin und her schwankten. Sie hatte von einer neuen Diät gelesen und wollte sich strikt daran halten. Mit jeder neuen Diät nahm Ruth fünf oder zehn Pfund ab. Aber dann regte sie etwas auf, wie ein widerspenstiger Patient im Krankenhaus, wo sie angestellt war, oder weil ihre Vorgesetzte ihr befahl, eine doppelte Schicht zu arbeiten, oder über ein Problem in ihrer Ehe. In solchen Momenten war Ruths Vorsatz abzunehmen dahin und wurde durch plötzlichen und heftigen Heißhunger auf Kekse, Kuchen und Eis ersetzt.

Ruth frönte ihren Essanfällen heimlich, an verborgenen Plätzen. Damit niemand sie sehen würde und sie kritisieren oder verhindern konnte, wie sie die fettreichen Süßigkeiten in sich hineinstopfte. Ruth schlemmte in ihrem Auto, im Badezimmer, sogar in der Waschküche. An diesem Punkt suchte sie mich auf, damit ich ihr half. Ruths Selbstwertgefühl war durch ihre Scham und Enttäuschung praktisch völlig zerfleddert.

»Ich weiß, dass ich schlau bin«, erzählte mir Ruth, »und ich bin eine gute Krankenschwester. Jeden Tag trage ich dazu bei, Menschenleben zu retten.« Dann röteten sich ihre Wangen, Ruth hämmerte mit ihrer rechten Faust auf die Sessellehne und biss die Zähne aufeinander. »Aber warum – wenn ich so verdammt schlau bin – warum kann ich nicht einfach mit dem Überessen aufhören?!«

Für alle anderen da sein

Ruth hatte Recht. Sie war gut in ihrem Job. Wie viele zwanghafte Überesser war Ruth hervorragend bei der Hilfe anderer, aber grauenhaft, wenn es darauf ankam, sich selbst zu helfen. Ich habe mit vielen professionellen Helfern wie Ruth gearbeitet, die bezahlte Pfleger, Ärzte, Lehrer, Therapeuten waren oder einfach andere Menschen betreuten. Professionelle Helfer werden von ihren Berufen angezogen, weil sie bereits von Jugend an gelernt hatten, die Bedürfnisse anderer zu erfüllen.

In Ruths Fall war sie die älteste von drei Kindern. Ihre Mutter war chronisch krank, und ihr Vater verbrachte seine meiste Zeit auf der Arbeit oder in seinem Büro zu Hause. Ruths »Arbeit« war die einer Oberpflegerin für die Familie. Sie verabreichte ihrer Mutter Medizin und Schwammbäder. Sie half ihren kleinen Schwestern bei den Hausaufgaben. Ruth kaufte sogar ein und kochte Essen für die Familie und übertrug einen Teil der Hausarbeit auf ihre Geschwister. Im Alter von zwölf Jahren hatte Ruth die Rolle einer »Mom« übernommen.

Auf der Highschool spielte Ruth ihre überverantwortliche Rolle weiter, war unübertroffen in ihren Leistungen und erhielt überall die Bestnote A. Danach ging sie schnurstracks aufs College für Krankenpflege, teilweise aus einem Pflichtgefühl heraus und dann, weil sie von ihrer Familie wegwollte. Das war die Zeit, als Ruth das erste Mal begann zuzunehmen.

»Ich hatte nie zuvor woanders als zu Hause gelebt«, erinnert sie sich. »Ich war so unendlich einsam, und der Leistungsdruck in der Schule war mir fast immer zu viel. Das ganze Auswendiglernen, Anatomie und überhaupt. Es war schrecklich!« Ruths Erinnerungen ans College sind ein verschwommenes Bild von Abschlussprüfungen, Cheeseburgern und Pizza. Während der Zeit, in der sie ihren Hochschulabschluss machte, hatte die junge Frau 35 Pfund zugelegt.

Außer Kontrolle, ohne Verbindung

Ich hatte einen Verdacht. Um ihn zu überprüfen, bat ich Ruth, zu beschreiben, wie sich ihre Schuhe an ihren Füßen anfühlten. Wie sich ihr Hosenbund anfühlte. Wie die Träger ihres BHs. Als sie sich auf die Wahrnehmung ihres Körpers konzentrierte, war Ruth überrascht, festzustellen, dass sich die BH-Träger in ihre Schultern und den Rücken gruben und die Bügel in ihre Haut einschnitten. Sie zeigte Erstaunen, als sie bemerkte, dass ihr Hosenbund zu fest saß und ihre Schuhe allzu klein und eng erschienen.

Aber ich war nicht überrascht, weil ich so etwas schon so oft erlebt hatte.

Ruth war quasi ausgeschaltet und ahnte nichts von ihrem eigenen Körperempfinden. Sie richtete ihre ganze Aufmerksamkeit auf andere Leute. Deshalb war Ruth eine hervorragende Krankenschwester, Mutter und Pflegerin. Sie setzte 100 Prozent ihrer Energie ein, um die Bedürfnisse anderer Leute vorauszuahnen und zu erfüllen! Und da ihre gesamte Energie nach außen gerichtet war, war Ruth taub, stumm und blind gegenüber ihren eigenen Bedürfnissen.

Sie bemerkte nicht ihre drückenden Schuhe und BH-Träger, genauso wenig wie ihren Appetit. Ruth hatte die Verbindung zu ihren wahren Körperempfindungen wie Hunger und Sattsein verloren. Sie konnte essen und essen und essen und essen, bis sie so voll gestopft wie ein Thanksgiving-Truthahn war. Aber sie konnte kein Sattsein »fühlen«, da ihr Bewusstsein nur nach außen gerichtet war.

Ähnlich waren Ruths Anzeichen für Hunger verzerrt. Sie verwechselte emotionalen Hunger, merklich durch Stress und Wut, mit körperlichem Hunger.

Für viele Klienten wie Ruth hat die Therapie zum Inhalt, wieder in Verbindung mit ihrem eigenen Körper zu kommen. Ich bat Ruth, ihre Augen zu schließen, ein paar tiefe Atemzüge zu nehmen und mir zu beschreiben, wie sich ihre Füße auf dem Boden anfühlten, ihre Beine gegen den Sessel, ihr Gesäß auf dem Sessel und ihre Hände und Finger auf dem Velourspolster des Sessels. Ich forderte sie auf, mir zu beschreiben, wie sich ihre Arme anfühlten, ihr Kiefer und ihr Nacken.

Ich bat Ruth, sich diesmal auf sich selbst zu konzentrieren, als ein Mittel, um sich wieder mit dem Empfinden ihres Körpers vertraut zu machen, und als ein Weg zu lernen, wie man zwischen emotionalem und physischem Hunger unterscheidet.

Sobald jemand den Unterschied kennen lernt, verliert der emotionale Hunger viel von seiner Macht. Der Appetit normalisiert sich, überlässt dem Menschen mehr Kontrolle und vermindert die Wahrscheinlichkeit der Essanfälle.

Die acht Merkmale des emotionalen Hungers

Emotionaler und körperlicher Hunger können sich identisch anfühlen, es sei denn, du hast gelernt, seine unterschiedlichen Eigenschaften zu erkennen. Nächstes Mal, wenn du einen Bärenhunger verspürst, achte auf diese Hinweise, dass dein Appetit eher auf Emotionen beruhen könnte als auf echtem körperlichem Hunger. Das Bewusstsein darüber könnte eine emotionale Phase des Überessens verhindern.

Emotionaler Hunger:	Physischer Hunger:
1. *Kommt plötzlich.* In der einen Minute denkst du überhaupt nicht an Hunger, und in der nächsten glaubst du zu verhungern. Dein Hunger geht in kürzester Zeit von 0 auf 100.	*Kommt allmählich.* Dein Magen knurrt. Eine Stunde später grummelt er. Körperlicher Hunger gibt dir stets fortschreitend Hinweise, dass es an der Zeit ist zu essen.
2. *Ist auf eine spezifische Nahrung gerichtet.* Deine Süchte beziehen sich auf eine ganz bestimmte Art von Genussmittel wie Schokolade, Nudeln oder Cheeseburger. Bei emotionalem Hunger hast du das Gefühl, genau die bestimmte Nahrung essen zu müssen. Etwas anderes geht nicht!	*Ist auf verschiedene Nahrungsmittel gerichtet.* Bei körperlichem Hunger kannst du Essensvorlieben haben, aber sie sind flexibel. Du bist offen für andere Wahlmöglichkeiten.
3. *Entsteht »im Kopf«.* Eine emotional begründete Sucht entsteht in Mund und Gehirn. Dein Mund will die Pizza oder den Schokoladendonut probieren. Und in deinem Kopf schwirren Gedanken über das von dir ersehnte Essen.	*Entsteht im Magen.* Körperlicher Hunger ist erkennbar an Sinnesempfindungen im Magen. Die fühlst darin etwas Nagendes, ein Rumoren oder sogar Schmerz bei körperlichem Hunger.
4. *Ist drängend.* Emotionaler Hunger drängt dich zum Essen – JETZT! Da ist ein Verlangen, sofort den emotionalen Schmerz mit Essen zu lindern.	*hat Geduld.* Der körperliche Hunger würde vorziehen, dass du bald etwas isst, aber er befiehlt dir nicht, es jetzt und sofort zu tun.
5. *Ist gepaart mit einem Gefühlsdurcheinander.* Dein Chef hat dich angeschrien. Dein Kind hat Ärger in der Schule. Dein Ehepartner hat schlechte Laune. Emotionaler Hunger tritt in Verbindung mit einer Situation auf, die dich aus der Fassung bringt.	*Entsteht aus einem körperlichen Bedürfnis heraus.* Körperlicher Hunger tritt auf, weil deine letzte Mahlzeit vier oder fünf Stunden zurückliegt. Du kannst Benommenheit oder ein niedriges Energieniveau erfahren, wenn du das Essen zu lange hinausschiebst.
6. *Führt zu automatischem oder gedankenlosem Essen.* Emotionales Essen kann sich so anfühlen, als ob die Hand eines anderen dir Eis aus der Packung in deinen Mund schaufelt (»automatisches	*Führt zu einer überlegten Wahl und einem Bewusstsein des Essens.* Bei körperlichem Hunger bist du dir bewusst über das, was auf deiner Gabel aufgespießt ist, du im Mund hast und in

Emotionaler Hunger:	Physischer Hunger:

Essen«). Du merkst vielleicht noch nicht einmal, dass du gerade eine ganze Tüte Kekse vertilgt hast (»gedankenloses Essen«).

deinem Magen landet. Du entscheidest bewusst, ob du nur das halbe oder doch das ganze Sandwich verspeist.

7. *Hört nicht auf, sogar wenn der Bauch voll ist.* Emotionales Überessen stammt von dem Wunsch, schmerzvolle Gefühle zuzudecken. Du stopfst dich voll, um problembelastete Gefühle abzutöten, und du wirst eine zweite und dritte Portion nehmen, auch wenn dein überfüllter Magen schon weh tut.

Hört auf, sobald er gestillt ist. Körperlicher Hunger stammt von einem Wunsch, den Körper zu stärken und zu nähren. Sobald dieser Zweck erfüllt ist, stoppst du mit dem Essen.

8. *Erzeugt Schuldgefühle, wenn es um Essen geht.* Das Paradoxe beim emotionalen Überessen ist, dass du isst, um dich besser zu fühlen, und dich schließlich wegen der verspeisten Kekse, Kuchen oder Cheeseburger ausschimpfst. Du versprichst, es wieder gut zu machen (»Ich werde Sport treiben, Diät halten, Mahlzeiten auslassen und so weiter – morgen!«)

Basiert auf dem Essen als Notwendigkeit. Wenn der Zweck des Essens auf körperlichem Hunger beruht, gibt es keine Schuld oder Scham. Du erkennst, dass Essen, genau wie das Atmen der Luft, ein notwendiger Bestandteil des Lebens ist.

Reiße dich los von emotionalem Überessen

Es erfordert Übung und Geduld, immer wieder zu durchschauen, ob dein Hunger emotional oder körperlich ist. Wenn du emotionalen Hunger erfahren hast, weißt du, wie überwältigend der Drang nach Essen sein kann. Selbst wenn du dir geschworen hast: »Ich werde mich nicht überessen«, wirft emotionaler Hunger alles über den Haufen. Sogar die absolut überzeugten Gesundheitsfanatiker sehen sich vom Kühlschrank angezogen und ihn verzweifelt nach etwas durchwühlen, was ihr überwältigendes Verlangen stillen könnte.

Lass uns den eisernen Griff lösen, mit dem der emotionale Hunger deinen Appetit und deine Essgewohnheiten umklammert hält! Lass uns deine Freiheit und Kontrolle wieder zurückerobern, damit du sagen kannst: »Nein, ich weigere mich, zu viel zu essen!« Um genau das zu tun, nimm die folgenden fünf Schritte vor, wenn du dich das nächste Mal hungrig fühlst:

Fünf Schritte, damit der emotionale Hunger nachlässt

Wenn du dich das nächste Mal mit einem extremen Hungergefühl erlebst, können dir diese Schritte eine Hilfe sein:

1. *Zwinge dich zu einer 15-minütigen Abkühlphase.* Sage zu dir selbst, dass du 15 Minuten nicht essen kannst. Danach, wenn dir immer noch nach Essen zumute ist, hast du die Freiheit, es zu tun. Aber während der 15 Minuten wirst du die anderen vier Schritte absolvieren, und dein Appetit wird voraussichtlich an dem Punkt ankommen, wo du dich nicht mehr überessen willst.

2. *Halte dich von Essen fern.* Verlasse das Haus, wenn es sein muss, aber bleibe auf jeden Fall die nächsten 15 Minuten von der Küche weg. Emotionales Überessen führt oft zu »automatischem« und »gedankenlosem« Essen, wobei du nicht merkst, wie viel du überhaupt zu dir nimmst. Ein Essanfall kann einfach dadurch vermieden werden, dass du dich von jeglicher Nahrung fernhältst. Manchmal musste ich regelrecht das Essen vernichten, nach dem mich verlangte. Es genügte nicht, die Kekspackung wegzuwerfen, da ich sie einfach wieder aus dem Mülleimer gekramt hätte. Dadurch würde ich nur noch mehr Ekel für mich empfinden. In solchen Momenten ist es besser, das Essen in den Müllzerkleinerer zu geben (das ist billiger, als eine Psychotherapie oder gewichtsbedingte Krank-

heiten zu behandeln!), oder schütte es direkt aus der Packung in den Abfalleimer, damit das Essen ungenießbar wird.

3. *Wenn du »Mundhunger« hast, putze dir die Zähne und trinke ein großes Glas Wasser (aber bleibe immer noch 15 Minuten lang von der Küche weg!).* Indem du deinen Mund reinigst, kannst du den Geschmack von Schokolade, Cheeseburgern oder Keksen loswerden oder wonach auch immer du ein Verlangen hast. Und es hilft, deinen emotionalen Appetit zu senken. Wasser hilft wiederum, wenn du Durst mit Hunger verwechselst (was überraschend häufig der Fall ist).

4. Stelle dir die Frage: »Empfinde ich Furcht oder ihre Erscheinungsformen Anspannung, Wut oder Scham?« Du brauchst keine tiefe Innenschau über diese Frage zu halten. Normalerweise kommen dir die Antworten sofort in den Sinn wie bei einem dieser »Magic 8 Balls«, deren Antworten in einem Fenster auftauchen. Du stellst die Frage und wirst ziemlich schnell in deinem Kopf die Erwiderung hören: »Ja, du machst dir Sorgen über deine Finanzen.«, »Ja, du bist beleidigt wegen der Worte deiner Mutter.« oder »Ja, du bist eifersüchtig darauf, wie er diese andere Frau angesehen hat.«
Schon das ehrliche Eingestehen seiner Gefühle reicht aus, um emotionalem Hunger die damit verbundene Dringlichkeit zu nehmen. Emotionaler Hunger reflektiert ein zwingendes Bedürfnis, das Bewusstsein über eine schmerzvolle Wahrheit, einen Gedanken oder ein Gefühl zu verschleiern oder zu maskieren. Es ist, als ob du die Finger in die Ohren steckst, wenn du etwas nicht hören willst! Aber wenn du dir selbst gegenüber deine wahren Gefühle bereits zugegeben hast, wirst du nicht mehr das Bedürfnis haben, zum Kühlschrank zu rennen, um sie zu kaschieren.

5. *Ersetze die FATS-Gefühle durch Selbstliebe.* Die metaphysische Dozentin und Autorin Marianne Williamson erinnert uns daran, dass wir Furcht heilen, indem wir Liebe darüber fließen lassen. Wenn du dich mit Liebe anfüllst, gibt es keinen Raum,

in dem negative Gefühle bestehen könnten. Erinnerst du dich an die Zeiten in deinem Leben, als du überglücklich in den romantischen Gefühlen der Verliebtheit geschwelgt hast? Erinnerst du dich, wie du währenddessen kein Verlangen nach Überessen hattest? Lass uns jetzt zu diesem Gefühl zurückkehren mit diesen beiden kraftvollen Schritten:

Suche nach einem Schmetterlingsgefühl in deinem Bauch. Konzentriere dich auf dein Bauchgefühl und suche nach einem Anzeichen für eine angenehme, leise Wahrnehmung. Dieses Flattern ist dem Glücksgefühl sehr ähnlich, das dich überfällt, wenn sich gleich etwas Wunderbares ereignen wird – dieselbe Empfindung, die du hast, wenn dein Name gerade als Gewinner eines Wettbewerbs aufgerufen wurde oder wie du dich als Kind am Morgen eines Festtags gefühlt hast, kurz bevor du ein Geschenk auspacken durftest.

Das ist die Wahrnehmung von Liebe und Spaß, die immer bei uns ist. Schenke diesen Gefühlen Beachtung und bitte sie, sich in dir auszuweiten. Stelle dir vor, wie du mitgerissen wirst, über allen Problemen schwebend, und auf deinen Schmetterlingsgefühlen zu einem Moment hinübergleitest, in dem alles, was du fühlst, Liebe, Frieden und ein Empfinden spielerischer Vorfreude ist. Wenn du erst diesen Schritt probiert hast, weißt du genau, was ich meine.

Bleibe in der Liebe in diesem Moment. Nachfolgend nenne ich dir eine Affirmation, die dein Inneres mit Frieden erfüllen wird, wenn du sie wieder und wieder aufsagst. Es sind deine neuen VATS-Gefühle:

»Ich Vergebe, Akzeptiere und Traue mir Selbst (VATS).«

Die fünf oben aufgeführten Schritte sind einfach und mächtig. Du wirst die Unmittelbarkeit zu würdigen wissen, mit der sie deinen immerwährenden Hunger heilen. Bei mir breiten sich die

Schmetterlingsgefühle zu dem Empfinden tiefer Liebe aus, etwas Köstlicheres als jede Schokolade, die ich jemals gegessen habe. Mit diesem Gefühl erfahre ich einen Frieden, der beinahe mit Zauberhand bannt, welche Probleme auch immer um mich sind. Wenn ich gelassen bin, bin ich viel produktiver und kreativer, und die Leute sind liebevoll und hilfsbereit zu mir. Was für eine wunderbare Alternative zur Furcht oder ihren Abwandlungen Anspannung, Wut oder Scham!

Ich empfehle dir, die nachfolgende Kurzaufstellung über die fünf Schritte zu fotokopieren und sie in deiner Brief- oder Handtasche bei dir zu tragen.

Die fünf Schritte, um fett machende Gefühle zu mindern

1. Triff die Entscheidung, in den nächsten 15 Minuten nichts zu essen.
2. Halte dich von Nahrung fern oder vernichte sie.
3. Putze dir die Zähne oder trinke Wasser, um den »Mundhunger« loszuwerden.
4. Frage dich: »Empfinde ich Furcht oder seine Abwandlungen Anspannung, Wut oder Scham?
5. Ersetze die FATS-Gefühle durch Selbstliebe, indem du
   a) nach einem Schmetterlingsgefühl in deinem Bauch suchst und es ausweitest; und
   b) wieder und wieder affirmierst: »Ich Vergebe, Akzeptiere und Traue mir Selbst.«

© Doreen Virtue, Ph. D.
Nahrungsgruppen/Esssüchte

Unser Körper, unser Verstand und unsere Gefühle sind eine wunderbare, vielschichtige Schöpfung, und der Appetit bildet keine

Ausnahme. Wie du in den nächsten drei Kapiteln lesen wirst, gibt es erstaunliche Gründe, warum wir emotionalen Hunger erleben. Esssüchte sind kein Produkt des Zufalls oder etwa ein Missgeschick. Wenn du, wie bereits erwähnt, eine plötzliche Sehnsucht nach einem bestimmten Nahrungsmittel verspürst, gibt es einen bestimmten Grund für dieses Verlangen.

Nachfolgend nenne ich die zehn hauptsächlichen Nahrungsgruppen, die am meisten bei emotionalem Hunger eine Rolle spielen. Bei einigen Menschen bleibt die Esssucht während ihres ganzen Lebens unverändert; zum Beispiel sind sie immer versessen auf Süßigkeiten. Andere Menschen durchlaufen verschiedene Phasen. Einen Monat lang sind sie verrückt nach Cheeseburgern, und den nächsten Monat brauchen sie den Kick durch Chinaessen. Viele Frauen haben während ihrer Menstruation eine Schwäche für Kohlenhydrate wie Brot, gesalzene Kartoffelchips, Nüsse, Alkohol und Schokolade. Manche sehnen sich mehr im Winter danach. In den einzelnen Kapiteln dieses Buchs wird jede Nahrungsgruppe und Essrichtung behandelt.

Die zehn Nahrungsgruppen, die am häufigsten ersehnt werden

1. *Schokolade*: Brownies, Kuchen, Bonbons, Frühstückscerealien, Käsekuchen, Kekse, Donuts, Zuckerguss, Jogurt-Eis, Karamellen, Eis, Milchmixgetränke, Pudding, Sirup, Trüffel
2. *Milchprodukte*: Blauschimmelkäse-Dressing, Butter, Buttermilch-Dressing, Käse, Käsekrem, Hüttenkäse, Soße, Eis, Mayonnaise, Milch, Pudding, Sauerrahm, helle Soßen
3. *Nüsse und Knabberartikel*: alle Arten von Chips, Cracker, knusprige Fritten, Bratnudeln, Nüsse, frittierte Zwiebelringe, Croutons, Gebäckstangen, Eiswaffeln, Erdnussbutter (natur oder kernig), Popcorn, Brezeln

4. *Getränke*: Alkohol (Bier, Spirituosen, Wein); Kaffee, Cola (Diät oder normal)

5. *Fettreiches Essen*: Burger, weiche Pommes frites

6. *Scharfes oder stark gewürztes Essen*: ausländische Gerichte: indisches oder indonesisches Essen, italienische Küche, mexikanische Gerichte, thailändische Küche. In Essig Eingelegtes: Dillgurken, süße und saure Gurken; eingelegter Hering; Eier im Glas. Räucherfisch und -fleisch; Gewürze und Zutaten: Zimt, Curry, Dill, Knoblauch, Minze, Senf, Zwiebel, Pfeffer, Pfefferminze, Salz, Zucker, Essig

7. *Brot und Gebäck aus Stärke*: Bagels, Kekse, Brot, Getreide, Crêpes, Müsli, Pfannkuchen, Nudeln, Kartoffeln – Backkartoffeln oder Kartoffelmus, Reis, Brötchen, weiche Gebäckstangen, Waffeln

8. *Kekse, Kuchen und Torten*: auch Donuts und Gebäck

9. *Bonbons*: alle Arten von Bonbons ohne Schokolade, inklusive Butterscotch, Karamellen, Kaffeedragees, Fruchtbonbons, Gummidrops, Hartbonbons, Geleebohnen, Lakritze, Mintbonbons, Nougat, scharfe Red-Hots-Zimtbonbons, Sahnebonbons, Vanille

10. *Obst, Gemüse und Salat*: frisches Obst und Gemüse, Marmeladen und Gelees, Saft, Obstkuchen, Fruchtmus, Salate (inklusive Obstsalat), Bohnensalat, Salat aus Gemüse, Soßen (wie zum Beispiel Apfelsoße)

Kapitel vier

Welcher emotionale Esstyp bist du?

Bis zu diesem Punkt hast du dir wahrscheinlich überlegt, ob deine Esssüchte und dein Überessen überhaupt aus unangenehmen Gefühlen resultieren. Lass uns deinen Essstil ein bisschen näher betrachten.

Nicht alle emotionalen Esser sind gleich. Es gibt fünf verschiedene Typen des emotionalen Essens; vielleicht beschreibt einer oder mehrere davon *dich*. Darüber hinaus können einige Personen eine Mischung von zwei, drei oder vier Typen sein. Viele Leute berichten mir, dass sie bei sich Merkmale von sogar allen fünf Essweisen erkennen! 31 verschiedene Mischformen des emotionalen Überessens sind möglich.

Was hat das für dich zu bedeuten? Wie ich bereits erwähnt habe, ist es wichtig, das Hilfsprogramm auf dich zuzuschneiden, um deinem speziellen Lebensstil, deiner Persönlichkeit und deinen Wünschen gerecht zu werden. Sonst funktioniert es nicht! Der Essens- oder Abnehmplan, der für deine Mutter, Schwester, beste Freundin oder Kollegin richtig ist, muss nicht für dich geeignet sein. Sie können aus ganz anderen Gründen essen, als du es tust. Dein persönlicher Essstil ist einer der wichtigsten Betrachtungsfaktoren, wenn du ein erfolgreiches Ernährungsprogramm anwenden willst, das du ein Leben lang aufrechterhältst.

Du hast bestimmt schon gehört oder gelesen, dass Kontinuität der wichtigste Aspekt für eine gesunde Lebensweise ist – eine regelmäßige, ausgewogene Ernährung, mehrere Male die Woche Sport und so weiter. Aber solange dein Ernährungsprogramm nicht mit deiner Persönlichkeit harmoniert, wird es sich so unbequem anfühlen wie schlecht sitzende Kleider oder Schuhe, und du wirst vermutlich ein Programm abbrechen, das sich schlecht für dich anfühlt.

Hier ist ein Test, den ich vor vielen Jahren ausgearbeitet habe, um Menschen wie dir, die sich besser verstehen möchten, zu helfen. Dieser Test wurde von mir schon viele Male in Fernseh- und Radiosendungen in den ganzen USA veranstaltet, und die Zuschauer berichteten allesamt, große Einsichten dadurch gewonnen zu haben. Bei der Beantwortung der Fragen solltest du versuchen, dich nicht zu beurteilen oder deine Antworten schönzufärben, weil du deiner Vorstellung von einer idealen Ernährungsweise entsprechen willst. Ich bin mir sicher, dass du sehr genau weißt, was eine gesunde Ernährungsweise ausmacht – wie ich in Kapitel eins angesprochen habe, sind Leute, die mit ihrem Gewicht zu kämpfen haben, gewöhnlich wahre Ernährungsexperten durch angelesenes Wissen.

Du wirst am meisten davon profitieren, wenn du jede Frage einfach geradeheraus beantwortest, mit der ersten Antwort, die dir in den Sinn kommt.

TEST: Welche Essweise trifft auf dich zu?
Wahr oder falsch:
1. Ich neige dazu, mich mit einem oder zwei bestimmten Nahrungsmitteln zu überessen.
2. Sobald ich nur einen Bissen von einem gewissen Dessert, Milchprodukt, Gebäck oder salzigem Junkfood zu mir genommen habe, gerät mein Appetit außer Kontrolle.
3. Manchmal sorge ich mich – oft ohne Grund –, dass ich nicht genug zu essen bekommen könnte.
4. Ich bin nach bestimmten Geschmacksrichtungen oder Nahrungssorten süchtig, und mitunter ist der einzige Weg, um die Süchte zum Verschwinden zu bringen, genau das zu essen, wonach mich gelüstet.
5. Ich habe besonders weite Strecken zurückgelegt (z. B. mehrere Meilen Weges auf mich genommen; übertrieben viel

Geld ausgegeben etc.), um die Speise zu bekommen, nach der mich verlangte.

6. Ich überesse mich nur, wenn ich starke Gefühle durchmache, beispielsweise Wut oder Niedergeschlagenheit.

7. Direkt nach der Arbeit steht mir der Sinn geradewegs nach essen.

8. Sobald ich mich langweile, neige ich dazu etwas zu essen.

9. Manchmal habe ich mit einem Schlag das Gefühl, unsagbar hungrig zu sein.

10. Ich fühle mich unbehaglich dabei, offen meine Gefühle zu zeigen oder darüber zu sprechen.

11. Ich wäre so gern jemand mit mehr Selbstsicherheit und Stärke.

12. Wenn ich dann genug abgenommen habe und es anfängt, dass ich Komplimente und bewundernde Blicke ernte, neige ich dazu, mir das Gewicht wieder anzufuttern.

13. Größtenteils möchte ich abnehmen, um meinem Ehepartner, Vater oder Mutter, Liebhaber oder einem anderen Menschen zu gefallen.

14. Ich bin beinahe an dem Punkt, wo ich die Hoffnung aufgegeben habe, dass ich jemals mein Übergewicht verlieren werde; vielleicht bin ich dazu bestimmt, übergewichtig zu sein.

15. Aufgrund meines Gewichts fühle ich mich nicht wohl in meiner Haut, und wenn ich zunehme, komme ich mir wie ein Versager vor.

16. Offensichtlich habe ich nie genug Zeit, um richtig zu essen oder mich zu bewegen.

17. Ich bin immer so dermaßen beschäftigt, dass ich mich frage, ob ich irgendwann vor Erschöpfung zusammenbreche.

18. Ich habe den Eindruck, dass ich heutzutage härter arbeite und trotzdem weniger zustande bringe.

19. Die einzige Art, den Hauptteil meiner Zeit totzuschlagen, geht übers Essen.

20. Essen ist ein guter Muntermacher, wenn ich mich ausgelaugt fühle aber glaube, dass ich weitermachen muss.

21. Mein Gewicht schwankt je nach der Jahreszeit; im Sommer habe ich ein anderes Gewicht als im Winter.
22. Essen ist eines der wenigen Vergnügen, die ich noch im Leben habe.
23. Wenn ich mich einsam fühle, knabbere ich an dem, was mir gerade in die Finger kommt.
24. Wenn ich normalerweise eine Diät mache, ist es mir irgendwann egal, ob ich nun abnehme oder nicht. Das ist der Wendepunkt, an dem ich mich wieder überesse.
25. Ich hole mir oft eine zweite oder dritte Portion von Diätkost, fettarmen oder kalorienarmen Speisen.

Auswertung:
Zähle die Antworten auf die obigen Fragen zusammen, die du mit »wahr« angegeben hast, und lies dir die jeweilige Bedeutung durch.

Beachte: Es gibt keine richtigen oder verkehrten Antworten bei diesem Test. Er wurde entwickelt, damit du deine Essgewohnheiten besser verstehen kannst. Dich zu verstehen ist immer ein wichtiger Schritt, um die gewünschte Änderung deines Verhaltens zu bewirken. Viele Menschen sind der Meinung, dass sie mehr als nur einen emotionalen Esstyp darstellen; einige Menschen weisen alle fünf davon auf. Nach der Auswertung deines Tests, entnimm bitte anhand der jeweiligen Information, welche Essweise auf dich zutrifft.

Wenn du auf …
➢ Frage 1 bis 5 dreimal oder mehr mit »wahr« geantwortet hast, bist du ein »Binge-Esser«.
➢ Frage 6 bis 10 dreimal oder mehr mit »wahr« geantwortet hast, bist du ein »Frust-Esser«.
➢ Frage 11 bis 15 dreimal oder mehr mit »wahr« geantwortet hast, bist du ein »Selbstachtungs-Esser«.
➢ Frage 16 bis 20 dreimal oder mehr mit »wahr« geantwortet hast, bist du ein »Stress-Esser«.

➤ Frage 21 bis 25 dreimal oder mehr mit »wahr« geantwortet hast, bist du ein »Schneeballeffekt-Esser«.

Die fünf emotionalen Esstypen

Hast du dich bei mehr als einem der Esstypen wiedergefunden? Bei vielen Menschen ist das der Fall. Letztendlich sind wir multidimensionale Geschöpfe, die man nicht in nur eine Schublade stecken kann. Wir sind eine komplexe Verbindung aus unseren vergangenen Erfahrungen, der gegenwärtigen Situation, Vererbung, Gefühlen, Gedanken, Glaubenssätzen und Verhalten. Wir entwickeln und verändern uns, gewöhnlich getrieben von dem Wunsch, uns zu verbessern, werden aber manchmal durch Hürden aufgehalten. Alle diese Faktoren beeinflussen unsere Essgewohnheiten, und was du heute für die Wahrheit hältst, kann ein Jahr darauf schon komplett anders sein.

Obwohl es 31 verschiedene Varianten der oben beschriebenen Kategorien gibt (kombiniert aus diversen Mischungen der fünf Haupttypen), sind sie immer noch zu einfach, um voll und ganz die Problematik des emotionalen Überessens zu erfassen. Dennoch sind diese 31 Essstile mehr als in den meisten Diätbüchern, die ich gelesen habe.

In einem normalen Diätbuch erhalten wir vorgefertigte Antworten und Patentrezepte. Ich war gewöhnlich perplex über den Rat des Diätarztes wie: »Wenn Sie aufgeregt sind, bleiben Sie weg von der Küche.« Ohne weitere Bemerkungen oder Vorschläge wird emotionales Überessen in diesen Büchern abgehandelt!

Als mein Buch *The Yo-Yo Syndrome Diet: Why Your Weight Goes Up and Down, and How to Keep It Down for Good* im Jahre 1989 erstmals veröffentlicht wurde, sah man es als revolutionär an! Dreiviertel des Inhalts war dem Thema emotionales Überessen gewidmet, während herkömmliche Diäthinweise nur einen Bruchteil des Buches ausmachten. Heute wird es als grundlegende Wahrheit akzeptiert, dass Emotionen eine Rolle bei Überessen und ungesunder Ernährungsweise spielen.

Mit dieser Information im Hinterkopf sind dies die fünf Haupttypen der emotionalen Esser:

1. *Der Binge-Esser* – das ist wirklich ein Schwarzweiß-Typ – entweder bist du ein Binge-Esser, oder du bist es nicht. Diejenigen, die Binge-Esser sind, werden sich sofort in der Beschreibung wiedererkennen. Allen anderen wird die Beschreibung fremd vorkommen.

Bestimmte Nahrungsmittel lösen ein Überessen beim Binge-Esser aus. Diese Speisen werden oft als »Binge-Nahrung« bezeichnet und bestehen gewöhnlich aus raffiniertem weißem Mehl oder Zucker. Dazu gehören Süßigkeiten, Nudeln und Brot. Mit vielen Theorien hat man versucht, dieses Phänomen zu erklären. Einige Experten sind der Meinung, dass die Angst der Binge-Esser durch Schwankungen ihres Blutzuckerspiegels entsteht, was durch den Genuss hochgradig glukosehaltiger Nahrung ausgelöst wird. Die Angst führt wiederum zum Binge-Essen, um diesen Zustand zu mildern.

Viele Binge-Esser finden, dass der einzige Weg, um ihren Appetit unter Kontrolle zu halten, darin besteht, gänzlich auf Binge-Nahrung zu verzichten. Das ist außerdem ein nützlicher Therapieansatz, weil die Binge-Nahrung oft die eigentlichen emotionalen Probleme des Patienten unter Verschluss hält. Wenn die Binge-Nahrung aus ihrer Reichweite entfernt wurde, können die Emotionen hervortreten und aufgelöst werden. Binge-Esser profitieren von der Deutung ihres Verlangens nach Binge-Nahrung, indem sie die Methoden aus diesem Buch anwenden.

2. *Der Frust-Esser* – Das ist jemand, der sich als Reaktion auf starke Emotionen überisst. Oft ist der Frust-Esser ein hochgradig sensibler Mensch, der sehr mitfühlend und einfühlsam gegenüber anderen Leuten ist. Frust-Esser sind sensibel hinsichtlich der Ge-

fühle ihrer Mitmenschen und wissen intuitiv, wenn etwas dem anderen Kummer macht. Häufig ist der Frust-Esser in einem helfenden Beruf tätig, z. B. im Lehrwesen, in der Beratung oder im medizinischen Bereich. Frust-Esser sind so eingehüllt von den Emotionen, die sie von anderen Leuten aufgenommen haben, dass ihre eigenen Gefühle verdrängt oder vernachlässigt werden. Sie können sich außerdem durch die Aussicht überfordert fühlen, auch noch ihre eigenen starken Emotionen auf ihren bereits vollen Teller gehäuft zu kriegen. Daher essen sie, um ihre emotionale Aufnahmefähigkeit zu bewältigen.

Obwohl Frust-Esser höchst fähige Pfleger für andere sind, vernachlässigen sie sich selbst manchmal komplett. Zuweilen regt diese Erkenntnis die Frust-Esser auf, da sie merken, dass sie die ganze Arbeit alleine machen und sich niemand um ihre Bedürfnisse kümmert. In solchen Momenten fühlt sich der Frust-Esser unbeachtet und grollt darüber. Und so töten sie ihren Frust auf die beste Weise, die ihnen bekannt ist: durch Essen.

Die Frust-Esser haben einen Nutzen von den Methoden, die in Kapitel sieben über Extrovertierte skizziert werden. Da Frust-Esser nach außen orientiert sind – weil sie sich mehr auf andere konzentrieren als auf sich –, können sie sich mit ihren eigenen Gefühlen verbinden und sich vermehrt nach innen ausrichten, indem sie ihre Esssüchte deuten, sobald sie auftreten.

3. *Der Selbstachtungs-Esser* – Das ist jemand, der Essen als Freund, Gefährten oder zur Unterhaltung einsetzt. Der Selbstachtungs-Esser hat Schwierigkeiten bei zwischenmenschlichen Beziehungen. Häufig haben Selbstachtungs-Esser eine bessere Verbindung zu Essen, Büchern, Tieren und Kinofilmen als zu anderen Personen. Sie fühlen sich missverstanden und wurden von Menschen zurückgewiesen oder verlassen. Viele Selbstachtungs-Esser haben emotionalen, körperlichen und sexuellen Missbrauch hinter sich, und sie haben seit frühester Kindheit gelernt, anderen zu misstrauen.

Ihr Kampf mit Essen und Gewicht rührt hauptsächlich von drei Problemen her:

> Sie können den Gedanken nicht ertragen, ihren nächsten Freund, das Essen, zu verlieren. Allein der Gedanke, das Überessen mit Eis, Keksen oder Cheeseburgern aufzugeben, lässt sie frösteln und sich verwundbar fühlen. Wenn sie nicht mehr Essen als Annehmlichkeit, Gesellschaft und Trost benutzen können, an wen oder was sollen sie sich sonst wenden?

> Sie haben wenig Vertrauen in ihre Fähigkeit, einen gesunden Lebensstil zu führen. Selbstachtungs-Esser sind normalerweise äußerst kundig und gut informiert über die Bedeutung von gesundem Essen und Bewegung. Ihr Bücherschrank ist wahrscheinlich gut bestückt mit Gesundheitsbüchern. Dennoch glauben sie nicht daran, genug Ausdauer oder Geduld zu haben, um regelmäßig Sport zu treiben. Daher versuchen sie es noch nicht einmal.

> Sie züchtigen sich, indem sie Essgelage abhalten. Selbstachtungs-Esser kämpfen mit dem vierten FATS-Gefühl: der Scham. Sie zweifeln an ihrem Selbstwert, und tief drinnen fragen sie sich, ob etwas mit ihnen nicht stimmt. In solchen Momenten bestrafen sie sich, indem sie so lange essen, bis sie Magenschmerzen kriegen. Selbstachtungs-Esser glauben nicht, dass sie den Vorzug verdienen, einen durchtrainierten und gesunden Körper zu haben.

Selbstachtungs-Esser haben mehr von einer passenden Psychotherapie als von einer besonderen Essweise. Das soll nicht besagen, dass etwas falsch mit den Selbstachtungs-Essern ist; sie profitieren einfach mehr von dieser Art Behandlung.

Eine Therapie wird höchstwahrscheinlich die erste Erfahrung für sie darstellen, sich gegenüber einem anderen Menschen, d. h. einem ausgebildeten Therapeuten, emotional verletzbar zu zeigen. Aber wenn Selbstachtungs-Esser merken, dass der Therapeut sie nicht ablehnt für das, was sie sind, werden sie in der Lage sein, sich auch mit anderen Leuten zu verbinden. Dann können sie auch Freundschaften zu Menschen aufbauen und aufhören, auf Essen zur Gesellschaft und Annehmlichkeit angewiesen zu sein.

Selbstachtungs-Esser haben ebenfalls einen Nutzen durch die Deutung von Esssüchten als ein Weg, sich selbst gegenüber ehrlicher zu werden. Wenn sie sich der Wahrheit hinter der Bedeutung ihrer Esssüchte stellen, ist dies ein erster Schritt zur Minderung der Einsamkeit, die sie überfällt. Selbstehrlichkeit steigert immer die eigene Selbstachtung, und die Deutung von Esssüchten ist ein wirksamer Weg, Teile von sich zu akzeptieren, die zu betrachten wir uns vielleicht nicht getraut haben.

4. *Der Stress-Esser* – Diese Person überisst sich als Reaktion auf das zweite FATS-Gefühl: die Anspannung. Ich habe herausgefunden, dass zwei Lebensbereiche das Stress-Essen auslösen: Unzufriedenheit mit seinem Arbeitsleben und Unbefriedigtheit im Liebesleben. Beide Lebensbereiche sind schwer zu verändern, und es braucht Zeit und Mühe, um sie in Ordnung zu bringen. Da wir nicht einfach mit einem Fingerschnippen die Liebe oder das Arbeitsleben »ausbessern« können, überessen wir uns, um die Anspannung zu mildern.

Stress-Esser haben gewöhnlich eine große Auswahl von Esssüchten, alle intuitiv gewählt, um die Anspannung und Enttäuschung zu lindern. Sie haben ein Verlangen nach Alkohol, um ihre stets angespannten Nerven zu bändigen, nach Kaffee und Cola, um sich mit Begeisterung und Energie aufzupumpen, nach Schokolade, um die Enttäuschung über ihr Liebesleben zu lindern, nach Brot und Milchprodukten, um sich zu beruhigen, und nach knusprigem Knabberzeug, um ihre Wut im Zaum zu halten.

Die Deutung von Esssüchten ist ein Weg, um sich den eigentlichen Ursachen für die Enttäuschung zu nähern, sodass sie direkt behandelt werden können. Ich ermutige Stress-Esser auch dazu, ihrem Leben vier wesentliche Bestandteile hinzuzufügen, die bei Anspannung deutlich besser helfen als Essen und Trinken:

a. *Sport.* Bitte glaube nicht, dass ich dich auffordere, dir noch eine weitere Verpflichtung auf deinen ohnehin vollen Aufgabenteller zu laden. Ich sehe ein, dass Sport Mühe bedeutet. Dennoch ist Bewegung einer der leichtesten Wege, um sich besser zu fühlen, Stress abzubauen, mehr Energie zu bekommen, Wut unter Kontrolle zu halten und den Appetit zu reduzieren. Das beste Motivationsmittel bei Sport ist, eine Denkweise anzunehmen, die sich darauf konzentriert, dass »kein Weg an Sport vorbeigeht«. Gib Bewegung denselben Stellenwert wie deinem täglichen Duschen, und sieh ein, dass es etwas ist, das du einfach tun musst. Ohne Wenn und Aber!

b. *Spaß und Erholung.* Die Hauptursache für Verbitterung ist das Gefühl, dass jeder andere sich entspannt und Spaß hat, während wir mit der ganzen Hausarbeit und Verantwortung alleingelassen werden. Das ist eine mächtige Emotion, die uns als Überbleibsel der Kindheit geblieben ist. Viele Leute haben das Gefühl, dass Spaß eine Zeitverschwendung ist oder ein Zeichen von Schwäche. Dabei ist Spaß – ebenso wie Sport – eine Notwendigkeit und kein Luxus.

   Würdest du gern das Gefühl haben, zwei Stunden mehr pro Tag zu haben? Du wirst in diese Stimmung versetzt, wenn du kleine Mengen Spaß in dein Leben integrierst. Spaß lädt Seele und Geist wieder auf und gibt dir die Energie und die Begeisterung, die nötig ist, um deinen Pflichten gerecht zu werden. Spaß muss nicht unbedingt etwas kosten oder mehr als 10 oder 15 Minuten beanspruchen. Das Wichtige daran ist, dass du dir selbst die Erlaubnis gibst, zu entspannen und dich jeden Tag zu amüsieren.

c. *Draußen sein.* Stress-Esser haben normalerweise einen turbulenten Lebenswandel. Sie laufen ein totes Rennen zwischen

Aufstehen und Schlafengehen. Dieses stürmische Tempo lässt ihnen wenig Zeit, von den einfachen und schönen Dingen des Alltags Notiz zu nehmen.

Hier kommt ein sofort wirksamer Stresskiller, eine Art Spiel, womit du dich täglich beschäftigen kannst: Wenn du von der Arbeit nach Hause fährst oder während deiner Mittagspause, nimm bewusst drei Dinge in der Natur wahr. Das könnte eine Wolke sein, das Geräusch eines singenden Vogels, die Lichtspiegelung in einer Wasserpfütze oder die Farben des Sonnenuntergangs.

Wenn du dich richtig entspannen willst, mache einen Spaziergang in deiner Mittagspause oder nimm deine Mahlzeit draußen ein (in der Nähe von Gras oder Bäumen). Sich in unmittelbarer Nähe zur Natur aufzuhalten löst sofort den Stress. Es beruhigt unsere Nerven, besänftigt unsere Seele und lässt uns langsamer werden. Ich glaube, dass daher der Ausspruch »Halte inne und atme den Duft der Rosen« kommt.

d. *Spiritualität.* Wenn dein Herz von Liebe und Dankbarkeit erfüllt ist, können dir nur sehr wenige Dinge auf die Nerven fallen. Menschen, die spirituell oder religiös sind, sind gewöhnlich weniger anfällig für weltliche Stressfaktoren, weil sie daran glauben, dass sich alles zum Besten wenden wird. Anstatt wegen der unbedeutenden Kleinigkeiten des Alltags ins Schwitzen zu kommen, lassen sie los und haben Vertrauen. Leute mit spiritueller Ausrichtung gehören zu den weltweit erfolgreichsten Menschen.

Alle der vier Stress mildernden Faktoren – Bewegung, Spaß haben, draußen sein und Spiritualität – können in wirksamer Weise miteinander kombiniert werden. Zum Beispiel wird jede Art von Betätigung im Freien, verbunden mit Meditation oder Gebet, einen unglaublichen Schub an positiven Gefühlen und Energie bewirken. Und wenn du dich großartig fühlst, wirst du dich nicht so sehr nach Essen sehnen.

5. Der Schneeballeffekt-Esser – Stelle dir einen Schneeball vor, der einen Berg hinabrollt und an Fahrt und Größe zunimmt, und du wirst eine Vorstellung davon haben, welche Essweise beim Schneeballeffekt-Esser zu finden ist. Die Entscheidung dieser Person, sich an eine gesunde Ernährung und ein Sportprogramm zu halten, schwankt ungemein. Brendas Geschichte ist typisch für den Kampf eines Schneeballeffekt-Essers:

Im letzten Dezember war Brenda entsetzt, als sie ein Polaroidbild mit sich darauf neben dem Christbaum betrachtete: »Oh, du meine Güte! Seht nur, wie dick ich bin!«, rief sie aus und traf sofort den Vorsatz fürs neue Jahr: abspecken.

Ihre Motivation nach den Feiertagen, leichter zu essen, war hoch, und Brendas Abendessen bestand fortan aus Hähnchenbrust ohne Haut, Salat mit fettfreiem Dressing und gedünstetem Reis. Sie verlor sechs Pfund in nur wenigen Wochen. Dann, Mitte Januar, hatte ihr Mann die Idee, eine Super Bowl Party zu geben. Brenda erklärte sich bereit, das Imbiss-Menü zusammenzustellen. Während sie die Pizza zubereitete, die Dips für die Chips und andere Leckereien, fühlte sich Brenda als Gastgeberin dazu verpflichtet, alle Sachen vorzukosten.

Nach dem Super Bowl schwand Brendas Anreiz, Diät zu halten. Sie hatte die fettreichen Speisen probiert, und ihr Gaumen sehnte sich nach mehr. Also wurde ihre Hähnchenbrust ohne Haut zu einem gegrillten halben Hähnchen mit Haut. Ihr fettfreier Salat bestand nun aus einer kleinen Portion Kopfsalat, bestreut mit großen Mengen von geriebenem Käse, Speckstreifen, Croutons und Blauschimmelkäse-Dressing. Den gedünsteten Reis ersetzte sie durch eine riesige Baked Potato mit Butter und Sourcream obendrauf. Nach Brendas Vorstellung aß sie immer noch das einfache »Diät-Abendmenü« aus Hähnchen, Salat und einer Zusammensetzung aus Kohlenhydraten. Sie hörte auf, sich darum zu sorgen, ob sie nun Gewicht verlor oder nicht, und nahm kaum wahr, dass sie die sechs Pfund wieder zulegte.

Schneeballeffekt-Esser weisen gewöhnlich widersprüchliche

Stufen der Motivation auf, weil ihre Bemühungen fürs Abnehmen äußerlich begründet sind. Wie Brenda erklären sie sich
gegenüber, auf Diät zu sein, als Reaktion auf irgendeinen Antrieb von außen, wie eine Fotografie, den Kommentar des Ehe-
partners oder zu enge Jeans. Jedoch können diese äußeren Auslöser für die Motivation einfach nicht den stetigen Fluss der
Inspiration liefern, der nötig für eine dauerhafte Änderung des
Essverhaltens ist. Ein innerer Antrieb ist erforderlich, mit der Ausrichtung darauf,

> ➤ wie viel Energie wir haben, wenn wir uns gesund ernähren;
> ➤ wie großartig es sich anfühlt, gestählte Muskeln zu haben;
> ➤ wie Sport unsere Anspannung und Sorgen verringert;
> ➤ wie ein respektvoller Umgang mit unserem Körper uns mehr
>   nützt; und
> ➤ dass die einzige Meinung, die zählt, wenn es um unser Gewicht
>   geht, unsere eigene ist.

Brendas Schwarz-Weiß-Denken hinsichtlich des Abnehmens
machte sie anfällig für Schwankungen, sowohl in ihrem Gewicht
als auch in ihrer Motivation. Anstatt zu sagen: »Entweder esse ich
wie ein Bettelmann oder wie ein Schwein«, hätte Brenda mit
mehr Zurückhaltung an die Sache herangehen können. Sicher,
man braucht mehr Zeit, um abzunehmen, wenn man eine sanfte
Diät statt eine Radikaldiät anwendet. Aber auf lange Sicht werden
wir nicht diese heftigen Gewichtsschwankungen haben. Also anstatt uns eine fettfreie Schonkost aufzuzwingen, ist es realistischer,
ein schmackhaftes, fettarmes Menü für uns zusammenzustellen,
das die Geschmacksnerven befriedigt und auch unseren Ernährungsanforderungen gerecht wird.

Schneeballeffekt-Esser profitieren von der Deutung von Esssüchten, weil es sie auf innere Beweggründe des Essens ausgerichtet hält. Anstatt ihre Esssüchte als Zeichen dafür anzusehen: »Was
soll das? Ich habe Hunger, dann höre ich eben auf mit der blöden

Diät«, sind sie mehr dazu in der Lage, die eigentliche emotionale Bedeutung ihres Verlangens zu verstehen.

Alle fünf Typen des emotionalen Essers können die Deutung von Esssüchten anwenden, um das drängende Verlangen zum Überessen zu reduzieren oder zu beseitigen. Je mehr du dich verstehst, desto besser kannst du mit dir – anstatt gegen dich – arbeiten. Es ist unnötig, dich zu bekämpfen; das ist lieblos und erzeugt nur Niedergeschlagenheit und inneren Widerstand. Stattdessen gehe behutsam dazu über, Verständnis für dich zu haben und dich selbst anzunehmen.

Wie ich in *Losing Your Pounds of Pain* geschrieben habe, ist der Versuch, eine Emotion zu vergeistigen, genauso wie ein Kind zu ignorieren, das verzweifelt deine Aufmerksamkeit verlangt. Das Kind schreit einfach lauter und nachdrücklicher, bis sich der Erwachsene endlich seiner annimmt. Deine Emotionen sind genau wie dieses Kind. Wenn du sie fütterst und ihnen Aufmerksamkeit schenkst, brauchen sie dich nicht in Form eines übermäßigen Appetits anzuschreien.

Also höre auf deine Esssüchte – sie sind ein Teil deiner inneren Stimme und geben dir wichtige Informationen!

Kapitel fünf

Der Appetit: ein Überlebenstrieb

Der Appetit ist ein erstaunlich komplexes aber dennoch berechenbares Phänomen. Ich war schon immer an den Gründen interessiert, warum unser Appetit außer Rand und Band gerät. Die meisten von uns sind wohlgenährt, und doch verhalten wir uns die Hälfte der Zeit so, als ob wir verhungern müssten. In den medizinischen Abteilungen von Universitätsbibliotheken habe ich einige alte, verstaubte Wissenschaftsjournale zu Tage gefördert, in denen ich von faszinierenden Untersuchungen über das menschliche und tierische Appetitverhalten erfuhr. Nach der Lektüre dieser Studienarbeiten war ich voller Ehrfurcht über den erstaunlichen Appetit, der uns geschenkt wurde. Wissenschaftler nennen Appetit die angeborene Fähigkeit zur Selbstregulation, die »Ernährungsintelligenz«. Ich habe die wichtigsten Punkte dieser Untersuchung in diesem Kapitel zusammengefasst. Wie du lesen wirst, ist der Appetit ein perfekt ausgestatteter Überlebensmechanismus. Jeder von uns ist tief im Inneren ein intuitiv kluger Ernährungswissenschaftler.

Studien über den Appetit von Säuglingen

Säuglinge haben die angeborene Fähigkeit, ihre Kalorienzufuhr zu regulieren. Niemand braucht einem Neugeborenen beizubringen, wie man sich ausgewogen ernährt – sie wissen naturgemäß, was für Nahrung ihr Körper benötigt. Eine interessante Studie über 37 Neugeborene unterstreicht diesen Aspekt. Die Forscher lieferten abgefüllte Fläschchen, die Milch enthielten, die entweder verdünnt oder normal von den Müttern der Babys kam, und verrieten ihnen nicht, mit welcher Art Säuglingsnahrung die Babys gefüttert wurden. Die Forscher ermunterten die Mütter dazu, ihr Kind selbst entscheiden zu lassen, wie viel Milch es zu sich nahm. Die Babys, denen man verdünnte Milch gegeben hatte, tranken mehr, anscheinend um ihre Kalorien- und Fettzufuhr auszugleichen. Bemerkenswerterweise hatten beide Gruppen der Babys beinahe dieselbe Grammzahl an Kalorien und Fett aufgenommen.[1]

Eine andere Säuglingsstudie bestätigte ebenfalls die angeborene Ernährungsintelligenz des Menschen. Die Forscher beobachteten eine Gruppe unterernährter jamaikanischer Kinder und gewährten ihnen unbeschränkten Zugang zu Nahrung. Wie du sicherlich erwartet hast, hielten die Kinder ein Essgelage ab! Sie genehmigten sich 200 bis 300 Prozent mehr Essen als ein wohlgenährtes Kind desselben Alters.

Aber sobald das Gewicht der jamaikanischen Kinder einen normalen Wert erreichte, fiel ihre Nahrungsaufnahme auf denselben Grad zurück wie bei jedem wohlgenährten amerikanischen Kind. Die Anpassung nach unten bei der Kalorienzufuhr der jamaikanischen Kinder setzte innerhalb von 48 Stunden nach Erreichen eines normalen Körpergewichts ein. Danach blieb das Gewicht der Kinder auf einer gesunden und stabilen Wachstumsrate. Es kam weder zu einer Überkompensation oder Fettleibigkeit, noch fielen sie zurück ins alte Muster des Hungerns. Indem man ihnen die Wahl des unbegrenzten Essens gelassen hatte, regulierten die Kinder selbst ihr Gewicht auf einen Mittelwert.[2]

Diese Selbstregulation der Kalorien ist auch selbstverständlich bei Erwachsenen. In einer gut überwachten Studie konnten versuchsgebundene Testpersonen so viel essen, wie sie wollten. Aber sämtliche Speisen waren schon zubereitet und wurden von den Forschern serviert. Dadurch konnten die Forscher die gesamte Nahrungszufuhr erfassen.

Manchmal erhielten die Probanden ohne ihr Wissen kalorienarme Kost, was sich in einem erhöhten Nahrungsverzehr äußerte.

Ob sie nun kalorienreiche oder kalorienarme Mahlzeiten erhielten, die Kalorienzufuhr der Testpersonen blieb gleich. Diese Ergebnisse suggerieren eine Art angeborene Intelligenz, die uns dazu anleitet, genügend zu essen, um unseren Kalorienbedarf zu decken.[3]

Viele von uns kennen dieses Erlebnis: Du isst ein fettarmes Tiefkühlgericht und bist immer noch hungrig. Daher verspeist du ein weiteres. Jetzt ist das leichte 300-Kalorien Essen schlagartig zu einem 600-Kalorien Essen geworden! Wir hätten stattdessen eine »normale« Mahlzeit genießen können und wahrscheinlich 100 Kalorien obendrein eingespart!

Das Abspeisen eines hungrigen Herzens

Die Frühstadien des emotionalen Essen sind bereits im Säuglings- alter sichtbar. Eine Studie untersuchte die Motive und den Zweck, weswegen eine Mutter ihrem Baby die Flasche gibt. Die Beweggründe der Mutter hatten oft nichts damit zu tun, ob das Baby Hunger hatte, sondern bestanden darin, ihr lebhaftes Kind zur Ruhe zu bringen.[4] Säuglinge werden durch die Flasche beru- higt, und Säugling sowie später das Kind verbinden die Flasche mit emotionalem Trost. Vielleicht spielen die Stimmung verän- dernden Bestandteile der Milch (siehe Kapitel dreizehn) eine Rolle bei der beruhigenden Wirkung der Flasche. Ungeachtet dessen ist das Ergebnis dasselbe: Der Säugling lernt, dass Essen und Liebe eng miteinander verbunden sind.

Der Forscher L.L. Birch hat eine Reihe von Studien heraus- gebracht, die bestätigen, was die meisten von uns als Wahrheit er- kannt haben: Wenn Erwachsene Essen als Belohnung einsetzen (»Hier hast du in bisschen Schokolade, Suzy. Du warst heute so ein braves Mädchen und verdienst etwas Leckeres.«), lernen Kin- der Süßigkeiten mit positiven Gefühlen zu assoziieren. Eine Studie hat enthüllt, dass allein die Art eines Erwachsenen, sich freundlich zu verhalten, während er dem Kind das Gericht aufträgt, schon ausreicht, um die Vorliebe des Kindes für diese Speise zu erhöhen.[5]

Die emotionale Querverbindung zwischen Liebe und Essen wird ebenfalls deutlich im amerikanischen Wortschatz. Kosenamen lauten entsprechend »Sweetie Pie«, »Honey Bun«, »Pumpkin«, »Sweetheart«, »Lamb Chop« und »Muffin«. Dir fallen wahrscheinlich noch einige andere vorzügliche Beispiele dazu ein. Der Valentinstag und andere gefühlsbetonte Feiertage drehen sich ebenfalls ums Essen. Unsere Geburtstage werden durch einen Kuchen und Eis hervorgehoben. Während wir heranwachsen, bringen wir Feiern grundsätzlich mit Essen in Verbindung.

Ein interessantes Phänomen tritt auf, wenn wir uns verlieben. Wenn dieser Zustand eintritt, verlieren wir oftmals unseren Appetit. Wir sind so von Glück erfüllt, dass wir keinen Gedanken für Essen übrig haben. Für mich ist dies der stärkste Beweis für die Querverbindung zwischen Essen und Gefühl. Wenn wir »verliebt« in unser Leben bleiben, werden wir naturgemäß feststellen, dass wir kein übermäßiges Interesse an Essen haben. Und der Weg, um dich in dein Leben zu verlieben, besteht darin, deinem Bauchgefühl zu folgen, das dir den Pfad weisen wird, damit alle deine Träume wahr werden.

Der Effekt einer Diät auf den Appetit

Lösen Diäten etwa Esssüchte aus? Viele Forscher behaupten, dass die Denkweise »gutes Essen/schlechtes Essen« ein inneres Stressgefühl erzeugt, dass erst recht zum Überessen anregt.

Die Forscherin Jean Harvey hat diese Frage untersucht, sowohl durch Sichten der Literatur über den Zusammenhang zwischen Diäten und Süchten als auch durch eigenes Experimentieren. Sie entdeckte keinen Hinweis darauf, dass Schlankheitskuren unseren Appetit steigern.

Bei ihrer Durchsicht der Literatur fand Jean Harvey keinen

Zusammenhang zwischen Diätzwängen und Esssüchten. Andere von Harvey überprüfte Studien enthüllten keinen zuverlässigen Beweis, dass Schlankheitskuren den Appetit über ein »normales« Maß hinaus steigerten.

Dennoch wusste Harvey, dass nach allgemeiner Auffassung »Diäten zu Verlustgefühlen führen können, die wiederum zu Esssüchten führen.«

Essstörungstherapeuten und Forscher zitieren oft Einzelfallberichte von Frauen, die Essanfälle hatten als Reaktion auf die Verlustgefühle durch eine Diät. Daher entschloss sich Harvey, diese Theorie wissenschaftlich zu überprüfen, was nur wenige Essstörungstherapeuten bisher getan hatten. Sie verglich eine Gruppe von Testpersonen über einen Zeitraum von 20 Wochen, wobei die einen auf eine sehr kalorienarme und die anderen auf eine mittelmäßig kalorienarme Diät gesetzt wurden. Die Gruppe mit der sehr kalorienarmen Diät hatte keinen Zugang zu Kohlenhydraten oder fettreicher Nahrung.

Sie nahm an, dass diese Gruppe mit der sehr kalorienarmen Diät die größten Esssüchte haben würde, besonders nach Kohlenhydraten oder fettreicher Nahrung. Allerdings kam es bei beiden Gruppen zu einer Abnahme der Esssüchte! Die Forscherin schlussfolgerte daraus: »Die Hauptaussage dieser Studie war, dass die Teilnehmer, die das Diätprogramm mit wenig oder sehr wenig Kalorien durchgemacht hatten, beide von einem deutlichem Nachlassen ihres Verlangens nach allen Arten von Nahrung berichteten.«

Judith Rodin, eine renommierte Essstörungsforscherin an der Yale University, war der gleichen Ansicht wie Jean Harvey. Rodin berichtete davon, dass sie keinen nennenswerten Zusammenhang zwischen Diätzwängen und Esssüchten festgestellt hatte. Diese Erkenntnis schien Rodin zu überraschen, denn sie schrieb: »Wir hatten darauf spekuliert, dass Frauen oft zwiespältige Gefühle übers Essen haben, das als »schlecht« oder Dickmacher angesehen wird, was dazu führen könnte, sie als begehrenswerter wahrzunehmen.« Andere Studien brachten ähnliche Resultate: Obwohl die Logik uns sagen würde, dass Diäten uns hungriger machen, belegt der empirische Nachweis dies nicht. Die einzige Art von Diät, die mit einem gesteigerten Verlangen nach Essen assoziiert wird, ist eine, die unsere Kalorien- und Fettzufuhr unter ein Niveau drückt, das zum Überleben notwendig ist.[6]

Diese Studien ergeben einen Sinn, wenn du begreifst, dass Esssüchte ein Produkt von Gefühlen sind, Punkt. Wenn unsere emotionalen Probleme gelöst sind, werden sich auch unsere Esssüchte verändern oder auflösen. Die einzige Beziehung zwischen Esssüchten und Diäten hängt davon ab, ob deine gesunde Ernährungsweise und sportliche Betätigung deine Selbstachtung erhöhen. Wenn du gut für deinen Körper sorgst, fühlst du dich dynamischer und stolz. Dieses positive Ergebnis ist es, was dein Verlangen zum Übereessen reduziert.

Den einzigen Beweis, den ich gefunden habe und der den Eindruck stützt, dass Diäten zu einem Übereessen führen, ist die Schwarz-Weiß-Denkweise von einigen Diätetikern. Sie können einen Keks essen und sich sagen: »Ich habe meine Diät vermasselt, also kann ich von nun an alles essen, was ich will!« Dennoch ist diese Art von Übereessen wiederum begründet in psychischen und nicht körperlichen Problemen.

Diäten erzeugen kein Übereessen. Ungelöste Emotionen tun es!

Soziale Einflüsse auf den Appetit

Isst du mehr als gewöhnlich bei einem Zusammentreffen mit vielen Menschen oder bei einer großen Abendgesellschaft? Viele Leute tun es, und Studien zeigen, dass die bloße Anwesenheit von anderen Menschen zum Übereessen anregt. In zwei Studien nahmen sowohl männliche als auch weibliche Testpersonen wesentlich mehr Essen zu sich, als sie von einer Gruppe umgeben und nicht allein waren.[7]

Einige von unseren Essensvorlieben sind anerzogen. Eine be-

deutsame Tierstudie hat genau untersucht, wie Essensgeschmä-
cker erworben werden. Die Forscher lehrten Ratten über aversive
Konditionierung durch winzige Mengen von Lebensmittelgift,
eine bestimmte Nahrungsart zu hassen und eine andere zu lieben
(Ja, schon gut, ich wäre auch dafür, dass Forscher so etwas nicht
täten!). Als diese Ratten Nachkommen hatten, brachten die
Elterntiere ihren Kleinen bei, die Art Nahrung zu bevorzugen, auf
die sie positiv konditioniert worden waren.[8] Andere Tierarten,
einschließlich Katzen, Affen und Hühner, lehren ihre Jungen
ebenfalls die von ihnen bevorzugten Nahrungsquellen.[9]

Natürlich bilden wir Menschen keine Ausnahme, und unsere
Eltern haben uns sicherlich beigebracht, diejenigen Speisen zu genießen, die wir heute essen. Manchmal erfolgten diese Lektionen
in Form von Belohnungen oder als Lockmittel. Denke zurück
und erinnere dich an einige der Lektionen, die du übers Essen gelernt hast, als du aufgewachsen bist. Frage dich selbst:

➢ Welche Essgewohnheiten habe ich mir bei Betrachtung meiner
  Familie angeeignet?
➢ Welche Arten von Essensbelohnung habe ich bekommen, als
  ich aufgewachsen bin?
➢ Habe ich gelernt, Essen mit Wohlverhalten zu assoziieren?
➢ War Essen ein Teil unserer Feste?
➢ Bin ich versessen auf Nahrungsmittel, die ich schon als Kind
  am liebsten hatte?
➢ Wer noch aus meiner Familie liebt diese Speisen? Könnte ich
  diese Süchte von der besagten Person übernommen haben?
➢ Habe ich damals zusammen mit meiner Mutter gekocht oder
  gebacken? Wie hat dieser enge Kontakt mit meiner Mutter und
  Essen meine heutige Gefühlshaltung gegenüber Kochen und
  Essen beeinflusst?
➢ Habe ich mir irgendwelche Gewohnheiten am Esstisch zuge-
  legt, die noch heute mein Essverhalten beeinflussen?
➢ Musste ich mich jemals gegen meine Geschwister oder andere

Angehörige behaupten, um den mir zustehenden Anteil am Abendessen oder Nachtisch zu bekommen?
> Wenn ja, hat dieser Wettstreit Ängste bei mir erzeugt, nicht genug zu essen zu kriegen?

Eine Rückschau zu halten, wie wir unsere Essensvorlieben entwickelt haben, hilft uns zu verstehen, warum sich unsere Essgewohnheiten zuweilen der Logik entziehen. Es hilft auch, zu erklären, warum es so schwierig ist, sich an einen Essensplan zu halten, der eben nicht zu unserer Persönlichkeit und unserem Lebensstil passt.

Umfeldbedingte Einflüsse auf den Appetit

Nimmst du im Winter zu? Bei vielen von uns ist es so. Der Durchschnittsamerikaner legt sieben Pfund zwischen Thanksgiving und Neujahr zu. Es dürfte dir sicherlich schon bekannt sein, dass das verfügbare fettreiche Essen und die Leckereien zum Teil der Grund dafür sind. Feiertagsstress, der zu Überessen und zu Bewegungsmangel führt, ist der andere Übeltäter. Und wenn du in einer kalten Region wohnst, verdeckt Winterkleidung alles, was den Anreiz erhöhen könnte, unsere Figur zu betrachten!

Zwei andere Faktoren tragen noch zum winterlichen Gewichtsanstieg bei:

1. *Kalte Temperaturen lassen uns mehr essen.* Studien über Menschen und Tiere bestätigen, dass, wenn die Temperatur draußen oder sogar drinnen im Haus sinkt, die Insassen häufiger etwas aßen. Die Portionsgröße der Mahlzeiten nimmt nicht zu, lediglich die Häufigkeit, mit der wir essen. Anstatt also drei umfangreiche Mahlzeiten pro Tag zu essen, sollten wir mehrere Zwischenmahlzeiten und vielleicht vier Mahlzeiten einnehmen.[10] Nicht nur, dass wir während der Winterzeit mehr essen, son-

dern Studien zeigen auch, dass wir auch härter arbeiten, um mit Essen belohnt zu werden. Darüber hinaus sind wir eher geneigt, uns mit dem von uns am wenigsten gemochten Essen zufrieden zu geben, wenn das Quecksilber fällt.[11] Kalte Temperaturen scheinen die Geschwindigkeit der Nahrungsverdauung zu beschleunigen. Diese Verhaltenseigenart kann man wohl auf die Zeiten zurückführen, in denen wir Fett für einen langen, harten Winter ansetzen mussten.

2. *Das geringere Sonnenlicht im Winter wirkt sich auf unseren Appetit aus.* Der wichtigste Hirnstoff, der die Sucht nach Kohlenhydraten (Gebäck, stärkehaltige Nahrungsmittel, Süßigkeiten, Schokolade) reguliert, ist hochgradig sensibel auf die Menge an Sonnenlicht, das wir aufnehmen. Im Winter, wenn wir weniger Sonnenlicht ausgesetzt sind, ist dieser wichtige Neurotransmitter namens Serotonin aufgebraucht. Der Körper versucht die Produktion des Serotonins zu steigern, indem er Signale aussendet, mehr Kohlenhydrate zu essen. In Kapitel acht werden wir eingehender über diese saisonal abhängige Depression (Winterdepression) sprechen.

Der Medieneinfluss auf den Appetit

Wir kennen sie alle aus dem Fernsehen und Zeitschriften: die Werbefotos von Essen, so herrlich echt, dass man es praktisch riechen und schmecken kann. Da fällt mir eine TV-Werbesendung für einen Donut Shop ein, die vor ein paar Jahren lief. Vor einem schwarzen Hintergrund wurden Bilder von vor Schokolade tropfenden Donuts ein- und ausgeblendet. Der Sprecher murmelte wollüstig hm und ah zum Takt der aufblitzenden Bilder von Zuckerguss und Zuckerstreuseln. Dann konnte man die Geräusche einer Unterhaltung zwischen einem Mann und einer Frau vernehmen, die ein Paar darstellen sollten, die sich gerade den Werbespot ansahen und so überwältigt von ihrem Verlangen wurden, dass sie JETZT UND SOFORT das Haus verlassen mussten, um sich einen von diesen Donuts zu holen. Der Werbespot kannte keine Gnade! Ähnliche Marketingtricks werden bei der Pizzareklame angewandt, die Aufnahmen von köstlich sämigem Mozzarellakäse zeigen, bei der Eiswerbung, die besonders Szenen von sinnlichem Lecken herausstellt, in rasanten Softdrink-Spots (»Das ist der größte Spaß!«) und Kaffee-ist-gleich-Liebe-Werbesendungen. Wir Verbraucher werden bombardiert mit Bildern, die uns glauben machen wollen, dass Essen unsere Stimmung zum Besseren verändern, unser Energieniveau und unseren sozialen Status anheben sowie unser Liebesleben verbessern kann. Die Essensprodukte werden als Allheilmittel angepriesen gegen alles, was uns plagt, und diese Werbespots sind die Schlangenölverkäufer des modernen Wilden Westens!

Studien zeigen, dass Fernsehen in direktem Zusammenhang mit Fettleibigkeit steht, teilweise weil der Fernsehzuschauer untätig ist. In der Sendung TV Guide habe ich darüber berichtet, wie jemand, der ein bis zwei Stunden pro Tag Fernsehen schaut, mit einer erhöhten Wahrscheinlichkeit von 150 Prozent fettleibig ist im Gegensatz zu jemandem, der Fernsehen meidet. Diejenigen, die sogar mehr als drei Stunden am Tag vor dem Fernseher sitzen, haben eine erhöhte Wahrscheinlichkeit von 200 Prozent.

Trägheit ist trotzdem nur die halbe Erklärung für die Querverbindung zur TV-Fettleibigkeit. Meiner Ansicht nach stammt das Hauptproblem vom Betrachten eines stetigen Bilderstroms von Fernsehfiguren, die unentwegt essen. In vielen Fernsehfilmen und Komödien sehe ich Darsteller, die ihre Lebensprobleme aufarbeiten, indem sie am Tisch sitzen und ihr Abendessen einnehmen, Eis essen oder irgendeinen Snack – ein Verhalten das wir uns unabsichtlich zum Vorbild nehmen. Kinder, die im Fernsehen Werbung für Knabberartikel sehen, berichten von einer größeren Vorliebe für diese Snacks als Kinder, die diese Spots nicht kennen.[12]

Gewappnet mit diesen Daten über den Zusammenhang zwischen Essen und Fernsehen haben einige wohlmeinende Forscher versucht, Kinder zu beeinflussen, indem sie ihnen Reklamesendungen für gesunde Ernährung zeigten. Leider hatten diese Werbefilme keine Auswirkung – weder im Guten noch im Schlechten – auf die Essensvorlieben der Kinder. Die Forscher entschieden, dass ihre kostengünstig hergestellten Filme wohl nicht mit den teuren Hochglanzwerbefilmen der Knabberartikel-Hersteller konkurrieren konnten.[13] Vielleicht wenn sie eine Kampagne im MTV-Stil mit dem Titel »Gemüse ist cool« präsentiert hätten …

Als Baby-Boomer wurde ich groß mit den zeichentrickähnlichen TV-Werbefilmen über die Schokoladenmilchgetränke von Ovaltine und Bosco. Ob es sein kann, dass diese Werbespots die Schokoladensucht ausgelöst haben, mit der ich später zu kämpfen hatte?

Wenn du an deine jetzigen Esssüchte denkst, könntest du dich fragen:

➢ An welche Essenswerbung erinnere ich mich aus der Kindheit?
➢ Hat irgendeiner dieser Spots einen Bezug zu meinen heutigen Esssüchten?
➢ Welchen Reklamesendungen für Essen bin ich heute ausgesetzt?
➢ Kann es sein, dass diese Reklamesendungen mein Einkaufs- und Essverhalten beeinflussen?
➢ Gibt es Wege, meinen Konsum von Essenswerbung einzuschränken?
➢ Sollte ich den Konsum von Essenswerbung bei meinen Kindern besser kontrollieren?
➢ Wäre es sinnvoll, über diese Werbesendungen mit meinen Kindern zu sprechen?

Selbst erlernte Süchte

Wir sehnen uns nach einer bestimmten Nahrung aus dem Grund, weil wir unsere Stimmung verbessern oder unser Energieniveau steigern wollen. Wir haben ein Verlangen nach dieser Speise in der Hoffnung, dass – nachdem wir sie gegessen haben – unser Geist zur Ruhe kommt. Gewöhnlich haben wir gelernt, das Essen mit dem Gefühl, das wir uns wünschen, in Verbindung zu bringen. In Wirklichkeit sehnen wir uns daher nicht nach dieser Nahrung, sondern nach einem bestimmten Gefühl. Studien zeigen, dass je mehr wir einem Nahrungsmittel ausgesetzt sind, wir umso mehr eine Vorliebe dafür entwickeln – besonders wenn dieses Essen ein positives Gefühl in uns erzeugt hat. Obwohl es den Anschein hat, dass wir mit dem angeborenen Verlangen nach Süßem, Salzigem und Fettigem auf die Welt gekommen sind, können wir unmöglich ahnen, wie alle Nahrungsmittel schmecken. Das heißt, dass wir nicht wissen, ob wir eine Essenssorte genießen oder verabscheuen werden, die so unterschiedlich ist wie Avocados, Shrimps oder mexikanische Salsa-Sauce, bis wir sie probiert haben. Wenn wir diese Nahrungsmittel kosten und positive Gefühle wie Fröhlichkeit, Zufriedenheit, ein angenehmes Sättigungsgefühl oder ein Ansteigen unseres Energieniveaus erleben, werden wir diese Speisen wieder essen wollen.

Nichtsdestotrotz sind unsere Essensvorlieben von Faktoren bestimmt, die außerhalb von uns zu suchen sind, wie wir bereits diesem Kapitel entnommen haben. Wir assoziieren leicht Essen mit gleich welchen Umständen, die auftreten, während wir es zu uns nehmen. Die Laune unserer Mutter und ihr Verhalten, Werbespots für Nahrungsmittel und die Essensvorlieben anderer Leute haben einen tief greifenden, unterbewussten Einfluss auf unseren Appetit.

Viele unserer Essenssüchte haben tatsächlich ihre Wurzeln in den Erfahrungen der Kindheit. Wenn du aufgewachsen bist mit M&M oder Schokoladenkuchen als Belohnung fürs »Bravsein«, wirst du dir als Erwachsener wahrscheinlich mit diesen Snacks etwas gönnen, wenn du etwas zu feiern hast oder dich trösten willst. Sollte dir in ähnlicher Weise mehr als eine von diesen fettigen Pizzen serviert worden sein, als du ein einsamer College Student warst und weit weg von Zuhause wohntest, wirst du wahrscheinlich auch als Erwachsener versucht sein, den Pizzaservice zu rufen.

Als Kinder sind wir besonders anfällig für die Beeinflussung durch die Familie, das soziale Umfeld und die Medien, was unser Essverhalten anbelangt. Aber selbst als Erwachsene sind wir immer noch äußeren Umständen ausgesetzt, die unsere Esssüchte ändern können. Wenn du zum Beispiel einen schrecklichen Streit mit deinem Partner während des Verzehrs eines Prime Ribsteaks im nächstgelegenen Steakhaus hattest, wirst du vermutlich zögern, bevor du noch einmal dieses Lokal aufsuchst.

Prämenstruelle Esssüchte

»Ich habe niemals Probleme mit Überessen, außer einmal im Moment. Direkt vor meiner Periode kann ich mich nicht von Schokolade fernhalten. Es ist einfach frustrierend!«, klagte mir die 33-jährige Wanda.

Wie im Fall von Wanda erleben viele Frauen überwältigende Esssüchte, die einmal im Monat mit der Regelmäßigkeit eines Uhrwerks auftreten. Dieses Verlangen ist eher körperlich als psychisch, obwohl diese Süchte viel emotionales Leid auslösen können. Und diese Wut auf sich selbst, die sich widerspiegelt in Äußerungen wie: »Warum habe ich nur meine Diät vermasselt?«, können einen radikalen Essanfall hervorrufen.

Es gibt drei Hauptfaktoren, die die prämenstruellen (PMS) Esssüchte bedingen:

1. *Ein gesenkter Serotoninspiegel.* Kohlehydratsüchte nach Nahrungsmitteln wie Brot, Nudeln, Chips und Süßigkeiten stammen von einem gesenkten Spiegel des Hirnstoffs Serotonin im weiblichen Körper vor und während der Menstruation. Diejenigen, die an starken PMS-Symptomen leiden, haben die

heftigsten Probleme mit Esssüchten, die auf dieselbe Ursache zurückgeführt werden können: geringes Serotonin.

2. *Wir verbrennen mehr Kalorien.* Hinzu kommt, dass der Stoffwechsel während der Zeit vor der Regel erhöht ist und wir tatsächlich Kalorien etwas schneller verbrennen. Jedoch wird dies durch unseren gesteigerten Appetit wieder ausgeglichen, was dazu führt, dass eine Frau vor ihrer Menstruation gewöhnlich mehr Kalorien zu sich nimmt, als sie verbraucht. Diese Neigung zum Überessen könnte auch von der Natur so eingerichtet sein, als eine Methode, uns aufzupäppeln, einfach für den Fall, dass wir schwanger werden.

3. *Der Geruch des Essens ist intensiver.* Wir haben einen feineren Geruchssinn direkt vor unserer Periode, da unser gesamter Schleim – von der Nase bis zum Gebärmutterhals – dünnflüssiger wird. Plötzlich ist der Duft, der aus der hiesigen Bäckerei strömt, einfach unwiderstehlich!

Schwangerschaftsgelüste

Ich weiß nicht, woher die Gerüchte über saure Gurken und Eis kommen, aber mir sind bisher nur sehr wenige Frauen begegnet, die Lust auf diese ziemlich widerliche Essenskombination während ihrer Schwangerschaft hatten. Als ich meine erste Schwangerschaft durchlebte, hatte ich eine etwas verquere Form des Phänomens der sauren Gurken und Eis. Ich habe zwei Kinder (genau genommen sind sie keine Kinder mehr, sondern junge Männer), und ich war noch sehr jung während meiner ersten Schwangerschaft, mit einem Job im Feinkostladen um die Ecke. Zu meinen Aufgaben gehörte es, belegte Baguette-Sandwiches herzustellen.

Jeden Abend wurden wir Angestellten dazu ermuntert, uns welche von den Sandwiches aufzutun, die nicht verkauft worden waren, und uns war gestattet, so viele mit nach Hause zu nehmen, wie wir nur wollten. Hilfe! Was für eine schreckliche Situation!

Das war der schlimmste Ort, an dem eine naive, junge Schwangere jemals hätte arbeiten können. Meine Vernunft sagte mir immer, dass ich die Sandwiches für meinen Ehemann nach Hause mitnahm. Aber was ich eigentlich tat, war, Essen für mich selber zu horten, wie ein trächtiges Eichhörnchen einen Nussvorrat für den Winter anlegt.

Unser Kühlschrank war voll gestopft mit Sandwiches. Und genauso mein Magen! Mir war klar, dass ich diese Sandwiches teilweise deshalb aß, weil ich so gestresst von meinem Job war. Für einen kleinen Niedriglohnjob musste man einem enormen Druck standhalten.

Aber größtenteils stopfte ich Sandwiches in mich hinein, weil ich verrückt nach Dillgurken war. Mein typisches Sandwich bestand aus Brot, einem Belag aus Dillgurkenscheiben, Senf und ein bisschen Fleisch und Käse. Es waren Essiggurken-Sandwiches! Aber selbst wenn ich süchtig – oh, verflixt, sei ehrlich – wenn ich für Essiggurken *lebte*, wäre mir niemals in den Sinn gekommen, sie mit Eis zu mischen.

Bei allen diesen lebensechten und unechten Erlebnissen, die die meisten von uns bei Schwangerschaftsgelüsten gehabt haben, gibt es nicht genügend Untersuchungen über dieses Thema. Ein Großteil der Schwangerschaftsforschung konzentriert sich auf den Kalorienverbrauch, die Ernährungsanforderungen des Fötus' und den empfohlenen Idealwert der Gewichtszunahme für die werdende Mutter.

Daher habe ich selbst Untersuchungen angestellt, indem ich die Fakten und Daten gesammelt habe, die über Schwangerschaft und psychoaktive Einflüsse aufs Essen bekannt sind. Wir wissen zum Beispiel, dass sich während des ersten Schwangerschaftsdrittels der Verdauungstrakt umformt und erhöht Peptide (eine Verbindung aus Aminosäuren) absondert. Diese Änderungen führen zur »morgendlichen Übelkeit«, einer Abneigung gegenüber fettreichem Essen und, was vielleicht am wichtigsten ist, Ermüdung.[15]

Die Schläfrigkeit und das niedrige Energieniveau während der Schwangerschaft sind frustrierend! Da hast du es, du versuchst dein Leben neu zu ordnen, um ein nagelneues Baby unterzubringen. Es gibt so viele Dinge für dich zu tun, um das Kinderzimmer vorzubereiten, und du bist jeden Tag zum Umfallen müde. Daher war ich bei meinen Studien über Esssüchte angenehm überrascht zu entdecken, dass *Essiggurken ein Aufputschmittel sind!*

Das ergibt absolut einen Sinn, oder? Natürlich sehnt sich eine Schwangere nach Nahrung, die ihr Energieniveau steigert. Eine Studie hat gezeigt, dass schwangere Frauen eine Abneigung gegen Muntermacher wie Kaffee oder koffeinhaltige Limonade entwickeln und sich stattdessen Milch zuwenden, einem Beruhigungsmittel (Sedativ).[16] Daher halten sich diese müden werdenden Mütter an Essiggurken, um Energie zu erlangen.

Und so wirkt es: Fermentierte Lebensmittel und Hefe enthalten große Mengen an Tyramin, einem natürlichen Begleitstoff von Nahrungsmitteln, der als Stimulans bei steigendem Blutdruck und einer absinkenden Produktion von Noradrenalin (einem Stimulans) im Gehirn wirkt. Andere Nahrungsmittel, die einen hohen Gehalt von Tyramin aufweisen, sind Käse, Eingelegtes in Essig, Thunfisch, Wurst, Wein, Bier, Sojasauce, Sauerkraut, Bananen, Avocados und Leber.[17]

Hm …, wenn ich es mir recht überlege, aß ich Würstchen und Sauerkraut, als ich schwanger war. Aber, igitt, niemals Leber!

Aversive Konditionierung: Von Begierde zu Abscheu

Vielleicht hattest du ebenso wie ich dieses Erlebnis: Du warst Kind und hattest die Grippe, eine schlimme Grippe, verbunden mit Magenschmerzen, Schwindel und Übelkeit – das volle Programm. Dann brachte deine Mutter das Abendessen. Aber weil dir so schlecht war, bekam dir das Essen nicht besonders. Es kann sein, dass allein schon die Kochdünste ausreichen, um bei dir

Ekel hervorzurufen. Oder vielleicht hast du dir Mutters Essen hineingezwungen und es wurde dir deshalb richtig schlecht.

Danach konntest du niemals wieder dieses bestimmte Gericht riechen, sehen oder schmecken, ohne dich krank zu fühlen. Bei mir war es Lachs. Ja, meine Mutter hatte ein schönes Abendessen mit Lachs zubereitet. Aber da ich ihn während einer meiner Kinderkrankheiten gegessen hatte, wollte ich niemals wieder diesen rosafarbenen Fisch auf meinem Teller sehen.

Ich hatte erst wieder den Mut, Lachs zu probieren, als ich Ende 20 war. Ich rechnete damit, auf der Stelle krank zu werden, wie ich es mit sieben oder acht Jahren gewesen war. Junge, war ich erschüttert, als ich herausfand, dass ich den Geschmack von Lachs liebte! Er erregte keine Übelkeit bei mir, sondern bereitete mir Genuss! Heute ist Lachs eines meiner absoluten Leibgerichte.

Psychologen nennen diese Art Erfahrung »one-trial learning« (= Lernen in einem Durchgang). Normalerweise brauchen Menschen und Tiere mehrere Erlebnisse oder Versuche, bevor sie eine Emotion mit einem neutralen Reiz verknüpfen. Der Pawlowsche Hund zum Beispiel musste den Glockenton viele Male hören, bevor er das Läuten mit der Fütterungszeit in Verbindung brachte. Ratten erhielten erst Futter, nachdem sie immer wieder einen Schalter betätigt hatten. Wenn sie fressen wollten, mussten sie erst den Schalter drücken.

Tatsächlich hat es den Anschein, dass verknüpfende Nahrungsaversionen bei Krankheiten das schnellste Reiz-Reaktions-Muster überhaupt darstellen. Während alle anderen Konditionierungserlebnisse Zeit zum Lernen brauchen, bis sie auftreten, lernen alle Lebewesen Nahrung im Anschluss an eine Krankheit abzulehnen, und zwar *beim allerersten Mal, wenn es geschieht!*

Andere bemerkenswerte Studien zeigen, dass Ratten lernen, Futter indirekt oder als warnendes Beispiel mit Krankheit zu assoziieren. In einer Studie fraßen die Nager ein bestimmtes Futter und wurden sogleich mit einem Artgenossen zusammengebracht, der sehr krank war. Obwohl die soeben gefütterten Ratten vollkommen gesund waren, brachten sie das Futter mit Krankheit in Verbindung und weigerten sich von nun an es zu fressen.[18] Ich benutzte genau diese Forschungserkenntnisse, um einigen meiner Klienten zu helfen, eine vorläufige Kontrolle über ihre permanenten Süchte zu gewinnen. Meine Klientin Monica ist ein Beispiel (Achtung: Diese Fallstudie ist nichts für jemanden mit schwachen Nerven):

Monica machte gerade eine Psychotherapie durch, weil, wie sie einwarf, »mein ganzes Leben auseinanderfällt.« Ein außen stehender Betrachter würde wahrscheinlich zugestimmt haben, dass Monicas Leben durcheinander war. Ihr Ehemann hatte ihr eine außereheliche Affäre gestanden und sie um Scheidung gebeten, damit er mit seiner Geliebten zusammenziehen konnte. Der Betrieb, bei dem Monica arbeitete, hatte mit einer größeren Firma fusioniert, und keiner wusste, welche Stellen gestrichen würden. Als ob die Ehe- und Jobkrise nicht schon genug wären, musste Monicas Mutter kürzlich ins Krankenhaus eingewiesen werden.

Eindeutig stand Monica unter beträchtlichem Lebensstress. Sie überfraß sich außerdem mit Kartoffelchips. Sie nagte mindestens drei riesige Tüten pro Tag weg und, was nicht überrascht, nahm rapide an Gewicht zu.

»Ich kann nicht aufhören!«, protestierte Monica, wenn ich sie danach fragte. »Mein Arzt sagt, dass mein Blutdruck erhöht ist, und ich weiß, dass ich die Finger von dem Salz und fettigen Zeug lassen soll. Meine ganzen Kleider passen mir nicht mehr, und das ist genau der schlechteste Moment, weil ich gepflegt und professionell auf der Arbeit aussehen muss, wenn ich diese Fusion überstehen will. Hilf mir, damit aufzuhören, diese verdammten Chips in mich hineinzufressen!«

Monicas Ausführungen und Mienenspiel erinnerten mich an einen Gefangenen oder ein eingesperrtes Tier, das um Gnade flehte. Sie fühlte sich wie in einer Falle, kontrolliert von ihrem Appetit, als ob die Hände eines anderen diese Kartoffelchips kauften und aßen.

Natürlich war Monica – wie jeder von uns – zu 100 Prozent

selbst für ihr Essverhalten verantwortlich. Niemand hielt ihr eine Pistole an den Kopf und zwang sie, Kartoffelchips zu kaufen und zu essen. Ich möchte meinen Standpunkt dazu klar machen. Ich trete nicht dafür ein, dass Monica irgendeine Art Opfer war. Dennoch wusste ich, dass Monica keine Art von Argumenten über Eigenverantwortung »hören« konnte – jedenfalls nicht, bis sie eine Menge verwirrende und widersprüchliche Gefühle betrachtet hatte. In der Zwischenzeit zerstörte sie sich und brauchte eine gewisse Krisenintervention.

In solchen Fällen wie bei Monica, wo mir klar ist, dass eine Psychotherapie einige Zeit benötigt, um den Appetit zu beeinflussen, bediene ich mich der einstweiligen Maßnahme, eine Geschmacksaversion herbeizuführen. So ähnlich wie bei meinem Lachssyndrom erzeugte ich bei Monica einen Abscheu gegenüber Kartoffelchips.

Nachdem ich Monica gewarnt hatte, dass meine Methode eine gewisse vorübergehende Übelkeit auslösen könnte, machten wir uns ans Werk. Ich versetzte Monica in eine hypnotische Trance und bewegte sie dazu, sich eine riesige Schüssel mit Kartoffelchips in allen optischen, akustischen, geruchlichen und geschmacklichen Einzelheiten vorzustellen.

Ich bat sie, sich das Geräusch dieser Chips vorzustellen, wie sie in die Schüssel geschüttet wurden, das Geknister des Zellophanbeutels und das knirschende Geräusch der Chips zwischen ihren Zähnen. Ich forderte sie dazu auf, sich alle diese Einzelheiten von den Chips und der Schüssel vorzustellen. Sie erzählte mir, dass sie förmlich das Salz auf der Oberfläche der Chips »sehen« konnte, die verschiedenen Gelb- und Beigetöne und die Windungen und Umrisse der Chips.

Danach kamen die Gerüche an die Reihe, und ich bat Monica sich ganz der Wahrnehmung des Riechens von Salz, Öl und dem Duft dieser Chips hinzugeben.

Zum Schluss der Geschmack. Monica stellte sich die knusprige Oberfläche der Chips auf ihrer Zunge vor, das Kribbelnde vom

Salz und den Geschmack von Kartoffeln und Öl. Wir zeichneten das Bild so lebensnah und wirklich wie nur möglich.

Dann ließ ich das Objekt einfließen, das die Geschmacksaversion herbeiführen würde. Mit der immer noch hypnotisierten Monica und einem Bild von Kartoffelchips, so wirklich wie ein »virtuell reales« Erlebnis, wies ich Monica an, sich große, schwarze Kakerlaken vorzustellen, die über die ganzen Kartoffelchips wimmelten. Dieses Ungeziefer huschte über jeden einzelnen Chip und verseuchte sie alle. Tatsächlich hatte Monica vor kurzem einen Chip gegessen, über den eine Kakerlake gelaufen war. Sie hatte bis jetzt diese großen abscheulichen Schaben nicht bemerkt!

Sie schrie leicht auf mit einem plötzlichen Schrecken und aufgerissenen Augen. Sie stand auf und eilte zum Badezimmer, weil ihr schlecht war. Monica musste sich nicht übergeben, aber sie entwickelte eine schlagartige Aversion gegen Kartoffelchips. Fünf Monate später, als wir am Ende unserer intensiven psychologischen Behandlung waren, hatte sie immer noch kein Verlangen nach Kartoffelchips.

Ich habe diese Methode bei vielen Klienten als letzten Ausweg angewendet, und sie hat immer extrem gut funktioniert. Du kannst den Anweisungen folgen, die ich beschrieben habe, um eine Mini-Sitzung mit dir selbst zur Entwicklung einer Geschmacksaversion abzuhalten. Wenn du weißt, wie du dich selbst hypnotisierst, werden die Ergebnisse ganz schön drastisch sein, wie es bei Monica der Fall war. Ansonsten tue dein Möglichstes, dich in einen entspannten und ungestörten Bewusstseinszustand zu versetzen. Rufe dir ein sehr reales Bild von dem Nahrungsmittel ins Gedächtnis, dem du verfallen bist, und dann überrasche dich damit, das Bild so grotesk wie möglich werden zu lassen.

So radikal die Methode auch erscheint, im Endeffekt funktioniert sie jedenfalls. Wende sie als vorläufige Methode an, wenn du magst, während du die eigentlichen Gründe für deine Sucht bearbeitest.

Kapitel sechs

Warum essen wir mehr am Buffet und Thanksgiving-Day?
(Die Anwort könnte dich überraschen!)

Isst du mehr als sonst am Buffet oder in All-you-can-eat-Salatbars? Wenn du wie die anderen Leute bist, lautet die Antwort »Ja!«. Normalerweise gehst du am Buffet entlang, nimmst ein bisschen von dem und ein wenig von jenem. Es sieht alles so gut aus, und du willst einfach nur eine kleine Kostprobe von allem. Das Problem ist, dass es 150 verschiedene Speisen sind, und selbst ein Teelöffelchen von jedem ergibt einen bedenklich überladenen Teller voll Essen. Dann gehst du zurück, um dir noch einmal Nachschlag von deinen Lieblingsgerichten zu holen. Welches Phänomen ist das? Warum essen wir mehr am Buffet? Ist es ein Versuch, den Gegenwert von unserem Geld hereinzuholen? Vielleicht ist das einer der Gründe, aber eine interessante Studie deutet auf eine eher biologische Ursache fürs große Fressen am Buffet.

Wie wir bereits im vorherigen Kapitel behandelt haben, besitzen wir die eingebauten Fähigkeiten, unsere Nährstoff- und Kalorienzufuhr zu regulieren, um den Bedürfnissen unseres Körpers gerecht zu werden. Mit anderen Worten: Wir essen intuitiv genug (gewöhnlich mehr als genug!), damit unser Körper entsprechend funktionstüchtig bleibt.

Neben dieser intuitiven Fähigkeit verfügen wir über den angeborenen Trieb, eine Vielzahl von Nahrung zu verzehren. Wir essen instinktiv verschiedene Nahrungsmittel, damit unser gesamter Bedarf an Vitaminen, Mineralstoffen, Kohlenhydraten, Eiweiß und Ballaststoffen gedeckt wird.

Etliche Studien, durchgeführt sowohl an Kleinkindern als auch an Tieren, offenbaren die natürliche Fähigkeit des Organismus, sich eine ausgewogene Ernährung zusammenzustellen. In einer Studie gestattete man Kleinkindern, alles zu essen, was sie wollten, und die Forscher waren angenehm überrascht, als die Kinder gesunder Babynahrung den Vorzug vor ungesunden Produkten gaben.[1] Die Kinder aßen zunächst zuckerhaltige Süßigkeiten, aber letztendlich entschieden sie sich für Gemüse und Früchte.

Bei der Auswertung dieser Studie kam Arthur Halliday, M.D., Mitautor von *Silent Hunger*, zu dem Schluss, dass kleine Kinder naturgemäß gesunde Nahrung auswählen, weil sie die meiste Energie liefert.[2] Eine andere Studie brachte Laborratten in dieselbe Situation, sich die Nahrung selbst aussuchen zu können, und die Ergebnisse waren dieselben wie bei menschlichen Kleinkindern. Die Ratten wählten naturgemäß eine gesunde ausgewogene Nahrung aus.[3]

Vielfalt = Quantität

Aber was hat das nun alles mit unserem All-you-can-eat-Buffet zu tun? Also, anscheinend haben alle Lebewesen den Trieb, eine Nährstoffvielfalt anzustreben. Je mehr Speisen uns vor die Nase gestellt werden, desto mehr davon werden wir verzehren, aufgrund dieses instinktiven Dranges nach einer umfassenden Ernährung. Unser Körper »weiß«, dass wir Vitamin C von einem bestimmten Nahrungsmittel bekommen und Vitamin D von einem anderen. Wir brauchen eine ganze Bandbreite von Vitaminen, Mineral- und Nährstoffen. Damals in der Steinzeit konnten wir uns kein Feuerstein-Vitaminpräparat einwerfen. Stattdessen haben wir den Instinkt erhalten, eine große Auswahl von Nahrung zu essen.

Alle Menschen und Tiere essen mehr, wenn ihnen eine Vielfalt von Speisen dargeboten wird. Wenn Laborratten Futter mit vier verschiedenen Duftnoten gegeben wurde, stieg ihr Verzehr um 70 Prozent innerhalb von zwei Stunden! Andere Forscher boten den Ratten ein reichhaltiges »Buffet«, bestehend aus Kartoffelchips, Käsecrackern, Schokoladenwaffeln und Butterkeksen. Eine separate Kontrollgruppe von Ratten erhielt nur jeweils eine Essenssorte zur Auswahl (Chips, Kekse, Schokolade etc.). Die Nager am Buffet vertilgten jedenfalls 50 Prozent mehr Futter als die Ratten, die nur eine Essenssorte zur Auswahl hatten.[4]

Experimente mit Menschen weisen ähnliche Resultate auf. Je mehr Vielfalt es bei Beschaffenheit und Geschmack gibt, desto mehr essen wir. In einer Studie wies man zwei Gruppen von weiblichen Probanden an, so viele Sandwiches zu essen, wie sie nur wollten. Der ersten Gruppe bot man eine einzige Art Sandwich an; die zweite Gruppe hatte eine Vielzahl an verschiedenen Sandwiches zur Auswahl. Es überrascht nicht, dass die Gruppe mit den vielfältigen Sandwiches 33 Prozent mehr als die andere Gruppe verspeiste.[5]

Eine Geschmacksvielfalt kann ebenfalls Überessen auslösen (zum Beispiel wollen wir alle Geschmacksrichtungen in einer Packung mit verschiedenen Schokoladensorten »ausprobieren« oder alle Geleebohnen in einer Schüssel). Forscher haben dieses Phänomen in einem Experiment mit sowohl männlichen als auch weiblichen Testpersonen untersucht. Die Wissenschaftler teilten den Probanden mit, dass sie eine Untersuchung über den Geschmack von Joghurt durchführten (Die Gruppenmitglieder merkten nicht, dass auch ihr Joghurtverzehr aufgezeichnet wurde). Am Anfang erhielten die Testpersonen einen Joghurt mit nur einer Geschmacksrichtung. Dreißig Minuten später gab man ihnen vier verschiedene Geschmacksrichtungen zur Auswahl. Obwohl sie bereits nach der ersten Testphase satt waren, regten die verschiedenen Joghurtsorten ihren Hunger an, und sie verzehrten 33 Prozent mehr davon beim zweiten Durchlauf.[6]

Vielfalt kontra Eintönigkeit

Wenn Vielfalt zum Essen anregt, ist der Umkehrschluss auch wahr? Führt eine monotone Diät zu weniger Nahrungsverzehr?

94

Die Antwort scheint »Ja« zu sein. Viele Studien zeigen, dass Menschen und Tiere weniger essen, wenn ihnen eine begrenzte Auswahl an Nahrung geboten wird. Selbst wenn du die Möglichkeit hättest, so viel von deinem Lieblingsgericht zu essen, wie du nur wolltest, würdest du weniger zulangen als bei einem 6-Gänge-Menü.

Forscher sind der Ansicht, dass flüssige Diäten zu einem Gewichtsverlust führen, weil die Monotonie den Appetit unterdrückt. Ich persönlich glaube, dass Trennkostdiäten (wie die berühmt gewordene aus Harvey Diamonds Buch *Fit fürs Leben*) nach demselben Prinzip der Eintönigkeit funktionieren. Diese Diäten verbieten den gleichzeitigen Verzehr von Kohlenhydraten und Eiweißen während ein und derselben Mahlzeit, basierend auf der Annahme, dass der Körper jedes Nahrungsmittel anders verdaut. Dennoch haben diese Art Diäten weniger mit der Verdauung zu tun, sondern eher mit der Menge an Nahrung, Kalorien und Fettgrammen, die man verzehrt. Wenn du die Nahrungssorte bei jeder Mahlzeit einschränkst, isst du automatisch weniger. Und wenn du weniger isst, nimmst du ab.[7]

Lieblingsessen

Wie bereits erwähnt, ist der Instinkt, eine größtmögliche Nährstoffvielfalt zu finden, stärker als der Trieb, die von uns bevorzugten Speisen zu essen. Wenn du wie die meisten Leute bist, hast du ein bestimmtes Lieblingsessen. Dennoch würdest du nicht darauf beschränkt sein wollen, *nur* noch diese Kost essen zu müssen. Nach einer Weile hättest du es satt, immer nur Schokoladenkuchen zu vertilgen. Oder Pizza. Oder was auch immer dein absolutes Lieblingsessen sein mag. Du würdest dich sicherlich danach sehnen, etwas anderes essen zu können.

Wir sind »gesättigt« oder »zufrieden«, sobald wir genug von einem gewissen Nahrungsmittel gegessen haben. Selbst wenn es sich um unser Lieblingsessen handelt, lassen wir davon ab, wenn uns eine andere Speise aufgetischt wird. Sagen wir, dass du dich im Restaurant befindest und dein absolutes Lieblingsgericht Steak genießt. Es ist genau richtig gebraten, eben wie du es magst. Und auch noch ein Riesending – ein Zweipfünder! Dann stellt der Kellner einen Korb mit Knoblauchbrot auf den Tisch. Du stehst vor der Frage: Soll ich den restlichen Platz in meinem Magen für das Steak (das ich absolut liebe und obendrein noch sehr teuer ist) freihalten oder zum (gratis) Knoblauchbrot übergehen und damit die Magenkapazität fürs Steak minimieren? Ohne Frage wirst du etwas Brot oder Salat oder irgendetwas anderes zum Steak essen. Das ist ganz normal!

Tierstudien, sowohl im Labor als auch in der freien Natur, lassen dasselbe Phänomen erkennen. Man gab den Tieren zunächst einfach ihr Lieblingsfutter, das sie wie ein hungriger Wolf in sich hineinschlangen. Dann stellten die Forscher den Tieren – neben das immer noch verfügbare Lieblingsfutter – ein weiteres, weniger schmackhaftes Futter vor die Nase.

Auf der Stelle ließen die Tiere von ihrem Lieblingsfutter ab und wandten sich dem weniger schmackhaften, zweitrangigen Futter zu. Diese Untersuchung ist mehrfach wiederholt worden mit ähnlichen Ergebnissen.[8]

In einer anderen Studie fütterte der renommierte Wissenschaftler Paul Rozin Ratten mit einer nährstoffreichen Kost außer dem Nährstoff Thiamin, der auch als Vitamin B1 bekannt ist. Die Ratten konnten so viel fressen, wie sie wollten, aber es mangelte ihnen weiterhin an diesem wichtigen Nährstoff.

Rozin stellte dann zwei riesige Schüsseln mit Futter vor die Vitaminmangel-Ratten und ließ ihnen die absolute Freiheit, sich für eines der beiden Futterarten zu entscheiden. Das Futter in den zwei Schüsseln war identisch hinsichtlich der Bestandteile, Gewürze und Beschaffenheit. Der einzige Unterschied zwischen den beiden Schüsseln bestand darin, dass eine zusätzlich Vitamin B1 enthielt und die andere nicht.

In einer erstaunlichen Vorstellung von der natürlichen Fähigkeit zur Selbstregulation verschlangen die Vitaminmangel-Ratten das vitaminangereicherte Futter und fast nichts von dem vitaminlosen Futter. Einige der Ratten drehten sogar die Schüssel mit dem vitaminarmen Futter um, ein häufiges Verhalten bei Ratten, wenn ihnen eine Nahrung gleichgültig ist. Selbst als ihr Vitaminbedarf gedeckt war, zeigten die Ratten weiterhin ein ablehnendes Verhalten gegenüber der vitaminarmen Variante ihres Futters. Andere Wissenschaftler, die sich mit Rozins Experimenten befasst und sie nachgestellt hatten, kamen zu dem Schluss, dass Ratten lernen, vitaminarmes Futter mit dem Nährstoffmangel ihres Körpers in Verbindung zu bringen. Ratten lernen genauso, vitaminreiches Futter mit dem Nährstoffreichtum ihres Körpers zu verknüpfen.[9]

Könnte es sein, dass Ratten ungemein sensibel sind, was den Energiehaushalt ihres Körpers anbelangt, und dass ein Vitaminentzug ein genauso aversives Erlebnis wie Schock oder Verletzung ist? Wie sonst hätten die Ratten in der Lage sein können, zwei ansonsten identische Futterarten zu unterscheiden, da man Vitamine nicht schmecken kann? Es muss so gewesen sein, dass die Ratten sich auf ihre Körperreaktionen für geeignete Nährstoffe eingestimmt haben. Hm ... ich meine, dass wir etwas von diesen Ratten lernen können, nicht wahr?

Das All-you-can-eat-Restaurant

In Südkalifornien, wo ich lebe, gibt es zwei Arten von All-you-can-eat-Restaurants. Als erstes ist eine Suppen- und Salatbar zu nennen. Für etwa zehn Dollar kannst du so viel Salat, Suppe, Brot und Muffins essen, wie du nur willst. Du spazierst in einen dieser riesigen Esstempel hinein und hast sofort 50 verschiedene Arten von zerkleinertem Gemüse vor dir, ebenso diverse Salatbeilagen von Sonnenblumenkernen bis zu riesigen Mengen von hausgemachten Croutons. Du musst dich zwischen zehn verschiedenen Salatdressings entscheiden, die alle ein Genuss fürs Auge und die Geschmacksnerven sind. Dann gibt es zwölf Nudelsalate, den Meeresfrüchtesalat, den fertig zubereiteten Caesars Salat und Chinesischen Hühnchensalat. Und das ist nur die erste Hälfte des Restaurants!

Darauf gehst du nach hinten durch zur Küche mit heißen Gerichten, die frisch gebackene Kekse und Brot anbieten. Natürlich gibt es auch eine Vielfalt an Brotaufstrichen wie beispielsweise cremige Honigbutter oder frische Boysenbeermarmelade. Aber warte! Wir waren ja noch gar nicht bei den Suppen! Chili, weiße Bohnen, New England Muschelcremesuppe, Hühnchen-Nudelbouillon und cremige Broccoli-Käsesuppe – wie soll man sich da entscheiden?

Die zweite Art der All-you-can-eat-Restaurants existiert praktisch in jeder amerikanischen Stadt. Vielleicht ist auch eines in deiner Nähe. Als ich in Nashville, Tennessee, lebte, wo ich ein Behandlungsprogramm in einer psychiatrischen Klinik für Frauen leitete, gab es diverse Buffets zur Auswahl.

Ein typisches All-you-can-eat-Restaurant ist nahezu das absolute Gegenteil von einem Suppen-und-Salat-Buffet. Während das Salatbuffet ein prächtiger Fächer von Grüntönen ist, wirkt die andere All-you-can-eat-Variante wie eine Ackerlandschaft verschiedener Brauntöne. Beinahe alles in dieser Art Restaurant ist paniert, frittiert und geröstet. Es ist kaum zu erkennen, welches Essen überhaupt angeboten wird, weil es durch den Bratvorgang so gut getarnt ist. Manchmal musst du wirklich erst die Beschreibung auf dem Schildchen für jede Speise lesen, damit du weißt, was du dir eigentlich auf den Teller häufst. Ansonsten kann es sein, dass du in eine gebräunte »Überraschung« beißt und dabei – zu spät – entdeckst, dass du genau das Essen im Mund hast, das du am allerwenigsten magst!

Es gibt drei Hauptgründe, warum wir uns an diesen Buffets überessen:

1. *Vielfalt steigert unseren Appetit* – körperlich, emotional und geistig. Wie wir bereits gesehen haben, essen Menschen und Tiere bis zu 70 Prozent mehr Nahrung, wenn sie in einer Vielfalt dargeboten wird. Einerseits liegt das an einer Insulinreaktion, andererseits an einer emotionalen Rückmeldung à la »Hm, lecker! Schau dir all das tolle und aufregende Essen an!«. Es werden neuartige Gerichte am Buffet serviert, die du einfach nur deshalb probieren möchtest, weil sie in anderen Restaurants normalerweise nicht angeboten werden oder du sie dir im Alltag zu Hause nicht zubereiten würdest.

   Eine andere Seite des großen Fressens am Buffet ist geistig bedingt. Es gibt ein intellektuelles Interesse daran, jede Essenssorte zu versuchen, um mehr über sich selbst herauszufinden. Du testest dich selbst, wenn du den Geschmack von jeder Speise austestest, indem du etwas über deine Vorlieben und Abneigungen erfährst.

2. *Da ist das Bestreben, auf seine Kosten zu kommen.* Wenn ich in eine Salatbar gehe, habe ich Schwierigkeiten damit, die Ausgabe von 10 Dollar für einen Teller mit Kopfsalat zu rechtfertigen. Ich weiß, dass das Gericht, das ich esse, im Restaurant 2 Dollar kostet, höchstens. Das ist der Punkt, an dem das Kopfspiel ums Feilschen beginnt: »Ich bin voll, aber ich habe nicht das Gefühl, dass ich genug gegessen habe, um das ausgegebene Geld zu rechtfertigen.« Dann wirft die andere Seite deiner Logik ein: »Wen schert es, wie viel es kostet? Wenn ich mich überesse, werde ich es später bereuen.«

   Ein Teil dieses Kopfspiels stammt allein vom Namen »All-you-can-eat«. Dieser Name ist geradezu der Befehl oder die Herausforderung, so viel zu essen, bis man voll ist. Vielleicht haben deshalb einige neuere Buffet-Restaurants den alternativen Slogan »All-you-*care*-to-eat« angenommen. Das bedeutet, dass der Restaurantbesucher die Wahl hat zu sagen: »Nein danke, ich möchte keine weitere Portion mehr essen.«

3. *Es gibt kindliche Ängste, nicht genug zu essen zu bekommen.*
Als wir Kinder waren, wurde uns die spärliche Ration an Essen von Erwachsenen zugeteilt. Wie diese tragen viele Leute übrig gebliebene Ängste aus der Kindheit mit sich herum, dass »ich nicht genug zu essen haben werde«, oder »ich besser schnell aufesse, bevor Mommy die Sachen vom Tisch wegräumt«, oder »wenn ich nicht meinen Teller leer esse, bekomme ich Ärger.«

Eine meiner Klienten namens Maria kam aus einer großen Familie mit zehn Brüdern und Schwestern. Während des Aufwachsens wetteiferten die Kinder um ihren Essensanteil bei Tisch. Marias älterer Bruder stieß und drängelte, um die größten Portionen von Fleisch, Kartoffeln und Brot für sich zu ergattern. Maria lernte früh, Essen zu horten und wegzustopfen – sogar in ihre Tasche, es war eine Überlebensfrage!

Als Erwachsene dauerten diese Gefühle an, und Maria verzehrte eilends so viel Nahrung wie nur möglich. Tief drinnen trug sie immer noch die Furcht mit sich herum, dass ihre Brüder das ganze Essen vertilgen und sie hungrig und frustriert zurücklassen würden. Es überrascht nicht, dass Marias Lieblingsrestaurant die All-you-can-eat-Version war. Aber selbst dort konnten Marias Ängste nicht durch die unermessliche Vielfalt der angebotenen Speisen weggedrückt werden.

Maria hatte allerdings Glück. Sobald sie ihre Kindheitsängste, nicht genug zu Essen zu bekommen, aufgedeckt hatte, war sie in der Lage, sie loszulassen. Nachdem sie ihre Befürchtungen mit mir durchgesprochen hatte, erkannte sie sofort, wie unlogisch es war, diese Ängste ins Erwachsenendasein hinüberzutragen zu haben. Letzten Endes waren sie und ihr Ehemann finanziell abgesichert. In Wahrheit konnte sich Maria beim Essen Zeit lassen, denn keiner konkurrierte mit ihr bei den Mahlzeiten.

Sieben Tipps, um ein Gelage
am Buffet zu vermeiden

Buffet-Gelage und Überessen am Thanksgiving-Day sind solche alltäglichen Ereignisse, dass viele sie als Lebenstatsachen akzeptiert haben. Natürlich essen einige zwanghaften Überesser so, als ob jeder Tag Thanksgiving wäre. Sie erheben sich immer vom Tisch – nach jeder Mahlzeit – mit einem Völlegefühl, bis ihr Magen schmerzt. Das ist in gewisser Hinsicht unangenehm, aber gleichzeitig ist das Völlegefühl auch irgendwie nährend. Es ist eine viel sicherere Möglichkeit, als sich mit den zugrunde liegenden Gefühlen oder den Konsequenzen, wenn sie bedeutende Änderungen in ihrem Leben vornehmen würden, zu konfrontieren. Diese sind erschreckend.

Ich empfand Hunger, und ich wusste, dass es bedeutete, dass ich vor einem unangenehmen Gefühl davonrannte. Ich hatte ein paar Geldprobleme und hatte um Lösungen und Führung gebetet. Als die Antworten kamen, wollte ich sie nicht annehmen, weil eine Veränderung erschreckend ist – erschreckend für jeden, auch für mich. Es war eine der Zeiten, in denen ich mich unsicher fühlte. Das passiert immer dann, wenn du dich auf die nächste Stufe über deiner Bequemlichkeitszone begibst. Hier sind die Schritte, die ich angewendet habe und empfehle, um emotionales Essen, vor allem am Buffet, zu überwinden:

1. *Gehe erst gar nicht zu einem Buffet.* Es bringt nur Frustration und Versagensgefühle mit sich. Frage dich selbst: »Warum will ich überhaupt erst zu einem Buffet gehen?« Manchmal ist es ein leicht maskierter Versuch, das Überessen vernunftmäßig zu erklären. Schließlich muss niemand ein All-you-can-eat-Restaurant besuchen. Wir entscheiden uns dafür, weil wir glauben, dass solche Restaurants Spaß machen oder eine gute Investition sind. Aber, einmal ehrlich, sind Restaurants, wo man zu drei Portionen nacheinander angespornt wird, wirk-

lich ein Spaß, oder bringen sie dich dazu, dich später schuldig und unbehaglich zu fühlen?

2. *Mustere das ganze Buffet, bevor du dir etwas zu essen aussuchst.* Ist dir das auch schon passiert? Du füllst deinen Buffet-Teller mit Essen, das du ganz gern magst, von dem du glaubst, dass es gut für dich ist, und dann stößt du auf das *wirklich* gute Essen? Dein Teller ist bereits vollgetürmt, aber da du dir das nicht entgehen lassen möchtest, was du am allerliebsten magst, lädst du dir das Essen eben auch noch auf den Teller drauf! Da dieses Verhalten vorprogrammiert ist, warum ergreifst du keine vorbeugende Maßnahme und musterst das gesamte Buffet, bevor du dir irgendeine Speise auf den Teller füllst? Spaziere in das All-you-can-eat-Restaurant und verhalte dich so, als ob dir das Ganze gehört! Schaue dir jedes und alle angebotenen Gerichte an und frage dich selbst: »Kann ich ohne das leben, oder will ich es wirklich probieren?«

3. *Wähle nur sechs Speisen vom Buffet aus, die du essen möchtest.* Selbst wenn du mit einem reichen Angebot an Speisen konfrontiert bist, kannst du die Vielfalt einschränken, indem du dich entscheidest, nur eine begrenzte Anzahl davon zu essen. Wenn du so verfährst, wirst du die Aufregung in Verbindung mit Binge-Essen bei einer Vielfalt von Speisen senken.

4. *Entspanne dich und iss langsam.* Ein Großteil des großen Fressens am Buffet kommt von einer emotionalen Reaktion, die sagt: »Ich werde niemals wieder so viel essen können!« Wenn wir langsamer werden, tief Atem holen und uns entspannen, bemerken wir, dass uns niemand das Essen wegschnappen wird. Niemand wird uns dafür bestrafen, dass wir zu viel und zu hastig essen. Wir sind erwachsen und tragen die Verantwortung. Also nimm einen tiefen Atemzug und lasse dir Zeit, jede Speise auf deinem Teller wirklich zu genießen. Wenn du die Geschmacksempfindungen genießt, verlangsamt sich automatisch der Essensvorgang. Und dadurch ist sicher gestellt, dass du viel weniger isst.

5. *Trinke ein großes Glas eines kalorienfreien Getränks zu deiner Mahlzeit.* Es bewahrheitet sich immer wieder: Wenn du deinen Magen mit Wasser, Tee oder Diät-Cola füllst, hast du weniger Platz für Essen. In einem All-you-can-eat-Restaurant macht dieser Gedanke mehr Sinn als überhaupt. Dennoch vermeiden viele Leute das Trinken, weil sie Platz »sparen« wollen für das Essen, was sie bezahlt haben. Du wirst diesen Fehler nicht machen, oder?

6. *Meide Alkohol am All-you-can-eat-Buffet.* Alkohol hat viele Kalorien, enthemmt und ermutigt daher zum Binge-Essen. Daher meide Wein, Bier und Cocktails. Alkohol verlangsamt außerdem die metabolische Verdauung von Speisen und Getränken, wodurch die Kalorien, die du aufgenommen hast, schlechter verbrannt werden.

7. *Keine dritte Portion.* Ich bin versucht zu sagen: »Keine zweite Portion.«, aber das ist unrealistisch. Wenn du stattdessen zum Buffet gehst, verfolge als kluger Esser folgende Strategie: Mustere das ganze Buffet, suche dir sechs Lieblingsspeisen aus und beschränke deine Wahl darauf, gehe noch einmal hin, um dir eine zweite Portion von deinen absoluten Lieblingsgerichten zu holen, und nimm auf keinen Fall eine dritte Portion, egal, was passiert.

Eine Thanksgiving-Überlebensstrategie

Über die Feiertage nach Hause zu fahren muss nicht dick machen, aber für tausende von Leuten ist Überessen gleichbedeutend mit Thanksgiving.

Es ist jedes Jahr dasselbe, wenn Judy, eine 38-jährige Bankleiterin aus Seattle, in ihrem Elternhaus in Cincinnati zu ihrem alljährlichen Feiertagsbesuch für eine Woche eintrifft. »Ich fühle mich augenblicklich wie ein schmächtiges, ahnungsloses kleines Mädchen«, sagt Judy. »Mom sagt mir unablässig: Iss doch nur!

Dad drängt mich, einen Hausstand zu gründen und zu heiraten.«
Wenn Judy nach Seattle zurückfährt, ist ihr Selbstvertrauen gewöhnlich erschüttert und ihr Gewicht um zehn Pfund gestiegen.

Millionen von Menschen fahren jede Weihnachtszeit »wieder
nach Hause«. Aber die meisten Familientreffen haben wenig Ähn-
lichkeit mit dem begeisterten Familientrubel wie in der Abschluss-
szene des Filmklassikers *Ist das Leben nicht schön*. Die heftigen
Emotionen, die durch die Feiertage im Kreise der Lieben hervorgerufen werden, ermuntern einige Leute zum Überessen.

Viele Menschen verbinden Essen mit Feiertagen. Die Kindheitserinnerungen, sich geliebt, sicher und glücklich zu fühlen, ver-
mengen sich mit den Gedanken an Weihnachtsplätzchen, Gaumenfreuden des Passahfestes oder der Thanksgiving-Feiertage. Als
Erwachsene wenden wir uns solchen Speisen zu, um uns zu beruhigen, besonders wenn der Feiertag uns auf die Nerven geht.

Als Kinder achteten wir nicht auf unsere Verwandten während
der Feiertage, weil wir nur Augen für Spielen und Geschenke hatten. Aber als Erwachsene werden wir uns schmerzlich bewusst,
dass sich Onkel Ralph einen antrinkt, Tante Sally neugierige
Fragen stellt oder unsere Cousine Barbara eine kreischend hohe
Stimme hat. Es ist unangenehm, sich einzugestehen, dass unser
Feiertag nicht gerade perfekt ist, und so überessen wir uns, um
uns darüber hinwegzutrösten.

Festtage sind oft mit unrealistischen Erwartungen verknüpft,
die zu Enttäuschung führen. Wir erwarten vielleicht, dass die
Festtage so ähnlich wie damals in der Kindheit ablaufen, und träumen davon, mit Geschenken, Aufmerksamkeit und Liebe über-
schüttet zu werden. Es ist ein richtiger Reinfall, wenn der Festtag
banal vonstatten geht oder mit Familienproblemen angefüllt ist.

Leider nimmt unser Körper niemals Urlaub, wenn es darum
geht, verspeistes Fett in Körperfett umzuwandeln. Alle Jahre wieder nimmt ein Durchschnittsamerikaner *sieben* Pfund zwischen
Thanksgiving und Neujahr zu. Dieses Jojo-Gewicht ist sowohl
ungesund als auch frustrierend für jeden, der hart daran gearbei-

tet hat, übers Jahr fit zu bleiben. Warum ergreifst du dieses Jahr keine Schritte, um die »Feiertags-Sieben« von vornherein zu vermeiden? Hier ist eine Strategie als Gegenmaßnahme, um Überessen zu vermeiden, *ohne* wundervolle Familientraditionen zu opfern!

Ein Hauptgrund, warum man sich bei Familienfeiern überisst, ist der, dass alte Kindheitsgefühle hervorgerufen werden, wodurch wir uns wie ängstliche, hilflose kleine Kinder fühlen. Um dieser Tendenz entgegenzuwirken, empfehle ich dir, einen »Erwachsenen-Anker« zu deinem Elternhaus mitzunehmen (natürlich nur, wenn die Familie nicht *zu dir* nach Hause kommt). Ein Erwachsenen-Anker ist ein Gegenstand, den du heimlich betrachten kannst, und der dich somit an den kompetenten, erwachsenen Menschen erinnert, der du tatsächlich bist. Zu diesen Rettungsankern, die man mitnehmen könnte, zählen beispielsweise ein Lieblingsbuch, etwas Büroarbeit, deine Visitenkarte, dein letzter Gehaltsscheck oder auch ein College-Lehrbuch.

Es ist weder eine gute Idee, deine lästige Verwandtschaft offen zu konfrontieren, noch deine unangenehmen Gefühle mit Essen zuzustopfen (was ich »Dickmach-Gefühle« nenne). Stattdessen steh auf und ziehe dich vor jeder unangenehmen Situation zurück. Gehe an einen ungestörten Ort, wie die Toilette oder ein Schlafzimmer. Nimm dir einen Moment Zeit, um tief durchzuatmen, und rufe dir ins Gedächtnis, dass du bald wieder zu Hause in deinen eigenen vier Wänden bist.

Es gibt drei Wege, wie du diese lästigen Dickmach-Gefühle bekämpfen kannst, wenn sie plötzlich auftreten. Erstens, gestehe dir diese Gefühle ein, anstatt dich dagegen zu wehren oder sie zu ignorieren. Zweitens, trage dazu bei, dass die quälenden Gefühle nachlassen, indem du entweder mit einem anderen darüber sprichst, der unparteiisch und ein guter Zuhörer ist, oder deine Gefühle in einem persönlichen Tagebuch niederschreibst oder einen Spaziergang machst und zu dir selbst über deine Gefühle sprichst. Drittens, überiss dich nicht, um deine Dickmach-Gefühle auszugleichen – das wird nur bewirken, dass du dich schlechter fühlst.[1]

Wenn du strikt gegen das Verhalten eines Verwandten eingestellt bist, sprich mit ihm oder ihr außer Hörweite der restlichen Familie, um weiteren Streit zu vermeiden. Wenn du getrunken hast, warte bis ihr beide nüchtern seid, bevor du eine ernsthafte Diskussion anfängst. Mit einem berauschten Gegenüber kannst du dich nicht vernünftig unterhalten.

Wenn du dich selbst für das Festmahl in die Küche stellst, bist du dir sicherlich der Gefahren des Herumnaschens beim Kochen bewusst. Ein Vorkosten und Resteessen danach kann ganz leicht die Aufnahme von Kalorien und Fettgrammen bei dir verdoppeln oder sogar verdreifachen. Wir wissen alle, dass es einen großen Unterschied macht, ob man ein Gericht nur *probiert*, um seinen Geschmack zu prüfen, oder *isst*, weil der Koch Hunger hat. Aus diesem Grund gebe ich nachfolgend vier Tipps für den klugen Koch gegen ein Überessen vorm eigentlichen Mahl:

1. Kaue Kaugummi oder lutsche einen harten Bonbon, während du kochst. Wenn du den Mund voll hast, bist du weniger geneigt, dich mit geistesabwesendem Herumnaschen zu befassen.
2. Stelle ein Glas mit einem kalorienfreien Getränk wie z.B. Wasser, Eistee oder Diät-Limonade in Reichweite, während du kochst.
3. Spiele entspannende Musik im Hintergrund. Manchmal führen nämlich angespannte Nerven und Stress zum Überessen. Du kannst ein nervöses Herumknabbern verhindern, indem du zur Beruhigung klassischer Musik lauschst.
4. Sorge dafür, dass du gegessen hast, *bevor* du dein Festmahl kochst. Viele Leute überspringen Mahlzeiten vor den Festtagen, um ihren Appetit »aufzuheben«. Aber die Folge ist ein hungriger Koch, der sich in der Küche überisst!

Selbst wenn du vielleicht von zu Hause weg bist, halte dich an dein normales Trainingsprogramm. Sport hilft dir, dein Energieniveau anzuheben, während du dich gleichzeitig im Einklang mit dir selbst fühlst, was dich vom Überessen abhält.

Die beste Antwort für Familienmitglieder, die darauf bestehen, dass du »mehr essen« solltest, lautet: »Ich bin so voll, und wenn ich nur einen Bissen mehr esse, platze ich!« Das ist eine Aussage, über die sich nicht streiten lässt. Wie kannst du schließlich mehr essen, wenn du voll bist? Mach bloß nicht den Fehler, deinen Verwandten zu erzählen, die zu Aufdringlichkeit neigen, dass du »eine Diät machst« – es sei denn, du möchtest dir die Ohren mit ungebetenen Diät-Ratschlägen volldröhnen lassen!

Noch ein paar andere Strategien gegen das Überessen:

➢ In einigen Familien würdest du Grandma beleidigen, wenn du ihr Essen zurückweist, obwohl du ausdrücklich von dem fettreichen Essen abgeschworen hast, das sie dir anbietet. Um unnötige Auseinandersetzungen und verletzte Gefühle zu vermeiden, nimm einfach eine kleine Portion. Ein paar Häppchen davon werden schon nicht deine Gesundheit ruinieren, aber sie erhalten den Frieden daheim aufrecht. Wenn das Essen auf dem Tisch definitiv von deinem Speiseplan gestrichen ist – zum Beispiel Schinken oder rotes Fleisch – kannst du durchaus auf diplomatische Tricks zurückgreifen, indem du das Essen mit deiner Gabel zerdrückst, es unter einem Keks »versteckst«, den Hund damit fütterst oder mit deinem Teller in die Küche schlenderst und es unauffällig loswirst.

➢ Es ist nichts Falsches daran, wenn du über die Feiertage ausspannen und dich amüsieren willst. Wenn du dir die alten Bräuche und Leckereien vorenthältst, kann dies erst recht zu einem großen Essgelage führen. Beschränke die Leckerbissen auf die Dinge, die nur während der Feiertage erhältlich sind. Letzten Endes kannst du immer Erdnüsse oder Schokolade haben, aber Kürbiskuchen ist eine Spezialität in den Herbst- und

Wintermonaten. Ein bisschen intelligente Vorausplanung kann dir die Genugtuung verschaffen, traditionelle Gaumenfreuden zu genießen, ohne dadurch mehr auf die Waage zu bringen. Ein kluger Ersatz durch andere Nahrungsmittel hält deine Kalorien und Fettgramme unten, ohne dass du dich so fühlst, als ob dir etwas vorenthalten wurde. Hier sind ein paar Beispiele:

Anstelle von:	Nimm:
Schinken zu 350 Kalorien und 28 Gramm Fett pro 3 – 1/2 oz.	Truthahn, helles Fleisch ohne Haut, zu 160 Kalorien und 3 Gramm Fett pro 3 – 1/2 oz.
Dunklem Truthahnfleisch mit Haut zu 220 Kalorien und 11,5 g Fett pro 3 – 1/2 oz.	Helles Truthahnfleisch ohne Haut zu 160 Kalorien und 3 Gramm Fett pro 3 – 1/2 oz.
Kekse zu 90 Kalorien und 4,5 g Fett	Weizenbrötchen zu 50 Kalorien und 2 g Fett jeweils
Pekannusstorte zu 550 Kalorien und 25 g Fett pro Stück	Kürbistorte zu 300 Kalorien und 11 g Fett pro Stück

Kapitel sieben

Wie sich deine Persönlichkeit auf dein Gewicht auswirkt

Diese Diäten »von der Stange« habe ich schon immer befremdlich gefunden. Weißt du, diejenigen, die dir genau sagen, was du essen darfst und was nicht. Es gibt diese automatische Annahme, dass wir alle gleich sind, sodass jeder dieselbe Diät ausprobieren und ähnliche Ergebnisse erzielen kann. Tja, also ich bin mir sicher, dass du dir darüber bewusst bist, dass wir eben nicht alle gleich sind!

Da keiner dem anderen gleicht, ist es unwahrscheinlich, dass eine einzige Essanleitung bei jedem wirkt. Ja, natürlich können wir dem allgemeinen Rat folgen, wie beispielsweise mehr frisches Obst und Gemüse zu essen und uns regelmäßig zu bewegen. Dennoch wissen wir alle, dass solche Richtlinien nicht ausreichen, um einen dauerhaften Gewichtsverlust beizubehalten. Tatsache ist, dass die meisten Leute innerhalb von zwei Jahren nach ihrem enormen Gewichtsverlust zu einer ungesunden Essweise zurückkehren.

Eine Diät wird aus verschiedenen Gründen abgebrochen, wie einige Erfahrungen meiner Klienten gezeigt haben:

1. *Die empfohlenen Menüs beschränken einen zu sehr.* Zum Beispiel hat meine Klientin Dianna eine Hochfettdiät ausprobiert, bei der sie nur Fleisch, Käse, Eier und etwas Gemüse essen durfte. Vier Tage nach Beginn ihrer Diät hatte Dianna ein so unbändiges Verlangen nach Brot, dass sie sich kaum auf etwas anderes konzentrieren konnte. Die Essensmenge, die sie brauchte, war unverändert; Dianna hatte einfach Sehnsucht nach etwas Abwechslung in der Ernährung.

2. *Wir begehren gegen Regeln auf.* Wie die meisten von uns hasste es Brenda, dass man ihr sagte, was sie zu tun hatte. Jedes

Mal, wenn sie eine neue »Diät« begann, fühlte sie sich wie ein kleines Kind, das bestraft und beherrscht wird. Wenn Brenda bei ihren Diäten mogelte, war es ihre Art, wieder die Kontrolle auszuüben. Sobald sie sich einen Schokoriegel stibitzte, steckte Brenda in Wahrheit der unterdrückenden Diät die Zunge heraus, mit den Worten: »Ätschibätsch, du kannst mir gar nichts befehlen!«

3. *Die Diät berücksichtigt nicht unsere individuelle Lebensweise.* Harriet reist ausgiebig in ihrem Verkaufsjob und nimmt die meisten Mahlzeiten in Restaurants ein. »Alle diese Diätklubs erwarten von mir, dass ich vorgefertigte Diätprodukte zu mir nehme, und die Diätbücher wiederum wollen, dass ich meine Mahlzeiten selbst koche«, beklagt sich Harriet. »Keine der beiden Alternativen ist machbar in Verbindung mit meinem Job.«

4. *Die Diät lässt unsere unterschiedlichen Persönlichkeiten außen vor.* Wie du in diesem Kapitel lesen wirst, haben dein Temperament, deine Charakterart und dein Geschlecht alle einen Einfluss auf deinen Appetit und deine Essgewohnheiten. Wir sind multidimensional und vielschichtig, und vereinfachende Diäten sind gleichbedeutend mit dem Versuch, einen viereckigen Pflock in ein rundes Loch zu zwängen.

War Jack Sprat introvertiert?

Viele Studien haben sich eingehend damit befasst, ob unsere Persönlichkeit unser Essverhalten bestimmt. Insbesondere haben die Wissenschaftler die so genannten extrovertierten und introvertierten Menschen untersucht und die Unterschiede in ihrem Essverhalten.

Wie du sicherlich weißt, sind Extrovertierte aufgeschlossen, freundlich und gesprächig. Das sind Leute, die immer herumtelefonieren und es nicht mögen, allein zu sein. Man schätzt, dass 51 Prozent der Gesamtbevölkerung extrovertiert sind.

Wenn die Extrovertierten die Sprecher der Welt sind, sind die Introvertierten die Zuhörer. Sie sind schüchterne, etwas verschlossene und selbstzufriedene Einzelgänger. Das sind Leute, die absolut glücklich sind, allein zu sein. Keine der beiden Ausprägungen ist gut oder schlecht, richtig oder falsch. Aber es hat den Anschein, dass sie mit deinem Appetit, Essen und Gewicht in Beziehung stehen. Es erinnert mich an die Geschichte von Mutter Gans über Jack Sprat und seine übergewichtige Frau. Weißt du noch? *Jack Sprat, der aß kein Fett, sein Weib, das aß kein mageres Fleisch …*

Wie auch immer, der Vers zeichnet das Klischee des dünnen, schüchternen und reservierten Menschen und der lauten, ungestümen und dicken Person. Nun, es gibt tatsächlich Studien, die erklären, warum Extrovertierte dazu neigen, schwerer zu sein als Introvertierte! Es hat den Anschein, dass:

> *Extrovertierte aufgrund von äußeren Signalen essen.* Zum Beispiel, zeigt die Uhr: »12 Uhr Mittag«, und der Extrovertierte betrachtet dies als Signal, dass Essenszeit ist. Introvertierte essen aufgrund von inneren Signalen – einem knurrenden Magen und anderen Anzeichen von Hunger.[1]

> *Extrovertierte mehr Abwechslung in ihrer Diät erwarten als Introvertierte.*
> Nach einer eintönigen Mahlzeit fühlen sich Extrovertierte hungrig und sie sind unzufrieden, während sich ein Introvertierter mit einem gesättigten Appetit erhebt.[2]

> *fettes Essen und stark gesüßte Speisen mehr von Extrovertierten als Introvertierten bevorzugt werden.* Extrovertierte berichten davon, ein größeres Vergnügen am Essen zu haben, im Vergleich zu Introvertierten.[3]

> *bei einer reichlichen Auswahl an Essen Extrovertierte eher zunehmen als Introvertierte.* Eine Studie über Mädchen im Sommercamp hat herausgefunden, dass »nach außen« orientierte Mädchen (die beispielsweise Mahlzeiten einnehmen, weil es Zeit dafür ist statt aus Hunger) wahrscheinlich eher während ihres

Aufenthalts im Camp zunehmen als »nach innen« orientierte Mädchen (die nur essen, wenn sie Hunger haben).[4]

> *Extrovertierte wahrscheinlich eher nur deshalb essen, weil etwas Essbares vor ihnen steht.* Wenn direkt vor dir ein Teller mit Keksen steht, hast du dann plötzlich Hunger auf diese Kekse? Das ist ein Beispiel für Esssüchte, die durch äußere Reize angeregt werden, eher als welche, die durch eine Emotion hervorgerufen werden. Extrovertierte können einer greifbaren Nahrung schwerer widerstehen als jemand, der introvertiert ist.

> *Extrovertierte schon beim bloßen Betrachten von Essen körperliche Reaktionen haben.* Du hast sicherlich schon jemanden sagen hören: »Ich nehme schon zu, sobald ich nur einen Schokoriegel ansehe.« Es erweist sich, dass dies nicht all zu weit von der Wahrheit entfernt ist. Der Anblick von Essen erhöht den Insulinspiegel von nach außen gekehrten Menschen viel mehr als bei denen, die nach innen gekehrt sind.[5]

Schritte zur Appetitminderung für Extrovertierte

In welcher Weise betreffen dich diese Informationen? Wenn du extrovertiert bist (wie die meisten Menschen), ist es wichtig, sich darüber klar zu sein, wie die Orientierung nach außen ein Überessen auslösen kann. Extrovertierte ignorieren sehr häufig ihr Bauchgefühl, weil sie auf Signale aus der äußeren Umgebung eingestellt sind. Hier ist eine Strategie für Extrovertierte, die mit einem übermäßigen Appetit zu kämpfen haben:

1. *Achte auf innere Hungersignale.* Wie wir bereits besprochen haben, ist es wichtig, nicht automatisch als Reaktion auf äußere Signale zu essen. Wir können uns darauf umtrainieren, fortan auf innere Hungersignale ausgerichtet zu sein. Anstatt uns auf die Uhr zu verlassen (»Es ist Mittag, also muss ich zu Mittag essen.«), sollten wir darauf vertrauen, dass un-

ser Körper uns sagt, wann es Zeit für uns zu essen ist. Lies dir noch einmal die Schritte unter Kapitel zwei durch, die genau den Weg beschreiben, wie du emotionales Essen vermeidest.

2. *Überwinde die Gewohnheit der Mehrgang-Mahlzeiten.* Eine ausgewogene Mahlzeit braucht keine vielen Beilagenschüsseln. Dein Bedarf an Gemüse, Fett und Kohlehydraten kann durch drei oder vier Punkte auf der Speisekarte gedeckt werden. Sei besonders wachsam bei Buffets, wo die Vielfalt dich dazu verleiten kann, dich zu überessen (siehe Kapitel sechs). Als Extrovertierter bist du besonders anfällig für Essgelage am Buffet, daher solltest du dir besser zweimal überlegen, ob du einen Tisch im neuen All-you-can-eat-Restaurant reservierst. Vielleicht ist es die Versuchung nicht einmal wert.

3. *Setze dich weniger Essensreizen aus.* Der Wissenschafter Bernard Lyman, Ph. D., schreibt: »Bei extern reagierenden Menschen steigt der Insulinspiegel beim Anblick von Essen, und das steigert den Hunger. Es gab einigen Erfolg bei der Behandlung von Fettleibigen, indem man ihre Anfälligkeit für Essreize minimiert hat. Zu Hause wird nur ein geringer Vorrat an Lebensmitteln gehalten und die Betroffenen sollen keine Artikel über Essen oder Essenszubereitung lesen, Werbung für Nahrungsprodukte meiden und sich von Supermärkten fernhalten, außer wenn sie benötigte Lebensmittel kaufen wollen, aber dann nur in sehr kleinen Mengen. Die Devise ›Aus den Augen, aus dem Sinn.‹ scheint bei einigen Leuten die Nahrungsaufnahme zu vermindern.«[6]

4. *Zentriere dich, bevor du isst.* Gib deinem Bauchgefühl die Chance, über den Lärm hinweg gehört zu werden. Ich sehe es gern, wenn Extrovertierte die Gewohnheit annehmen, vorm Essen zu beten. Bevor du deine Gabel hochhebst, senke deinen Blick, atme ein, gehe in dich und sprecht ein Tischgebet auf deine Art und Weise. Dein Körper entspannt sich und deine innere Stimme belohnt dich mit wertvoller Führung und Inspiration.

Auf sein Bauchgefühl eingestimmt zu bleiben erfordert eine gewisse Geduld und Übung. Man braucht ungefähr 30 Tage, um seine Gewohnheiten zu ändern, also halt durch. Du verdienst das Beste, dazu gehören ein freier Geist und ein leichter Körper!

TEIL ZWEI

Die Deutung von Esssüchten

Kapitel acht

Wie Essen unsere Stimmung verändert

Alles, was wir über den Mund aufnehmen – ob Getränke, Nahrung oder Pillen –, hat einen Einfluss auf unseren Körper, Energieniveau, Verstand und Stimmung. Die reinen Bestandteile der Speise, des Getränks oder Medikaments haben eine Auswirkung auf uns über viele entscheidende Wege.

Sollte dies nach einer übertriebenen Aussage klingen, lass es mich untermauern. Die meisten Leute akzeptieren bereitwillig die Meinung, dass Nahrung die Leistungsfähigkeit und das Energieniveau beeinflusst. Zum Beispiel würde es nur wenigen Eltern einfallen, ihre Sprösslinge ohne Frühstück zur Schule zu schicken, da es allgemein anerkannt ist, dass Kinder eine angemessene Ernährung für optimale Leistungen brauchen.

Wissenschaftliche Studien bestätigen, dass Kinder schlecht bei Intelligenz- und Leistungstests abschneiden, wenn sie nur ein einziges Frühstück haben ausfallen lassen.[1] Andere Studien zeigen, dass eine eisen- und eiweißarme[2] oder fettreiche Kost[3] das Lernen und die Lernfähigkeit beeinträchtigt.

Die meisten Leute erkennen die Rolle an, die Ernährung beim Sport spielt. Wir beobachten Athleten, die die »Carbohydrate loading«-Methode vor einem Sportereignis anwenden, da sie wissen, dass Kohlenhydrate entscheidend für Ausdauer und Energie sind.

Medikamente und Alkohol, zwei wesentliche Stimmungsveränderer, leiten sich von Nahrung ab. Zum Beispiel ist das gebräuchliche Medikament bei der Behandlung von manischer Depression eine Natriumverbindung, genannt *Lithium*. Das stimmt, eine Art Salz beruhigt die extremste Form von Depression und Beklemmung! Alkohol wiederum wird aus vergorenen Früchten und Getreide gewonnen. Also braucht man nicht lange, um zu erkennen, dass andere Nahrungsmittel jemandes Denken, Energieniveau und Emotionen beeinflussen können. Bedenke: Wenn wir wenig Energie haben, neigen wir dazu, uns niedergeschlagen zu fühlen. Sofern wir richtig deprimiert sind, bewirkt ein niedriges Energieniveau, dass wir uns sogar schlechter fühlen.

Wenn wir zerstreut sind oder nicht klar denken können, ist es leicht, *unseren Weg* in eine schlechte Stimmung hinein zu *denken*. Wir beginnen die Angst zu hegen, dass uns andere Leute nicht mögen oder unser Leben ein schreckliches Durcheinander ist. Und diese irrigen Annahmen bilden den Kern der negativen Emotionen.

Da Gedanken und Energie zumindest teilweise von Ernährung geprägt werden, ergibt sich daraus zwingend, dass die Nahrung, die wir zu uns nehmen, unsere Stimmung verändern und beeinflussen kann. Jedes Nahrungsmittel enthält Mineralstoffe, Vitamine und Aminosäuren, die unseren gesamten Körper durchdringen und ihn in positiver oder negativer Weise beeinflussen können.

Besonders die Aminosäuren in der Nahrung haben einen großen Einfluss, da sie in zwei Kategorien unterteilt werden können: psychoaktiv (Stimmung verändernd) oder vasoaktiv (Energie verändernd). Psychoaktive Aminosäuren beeinflussen unsere Stimmung, indem sie die Gehirnchemie (»Neurotransmitter«) im Zentralnervensystem verändern. Vasoaktive Aminosäuren wirken auf unser Energieniveau, indem sie unseren Blutdruck oder die Herzfrequenz anregen oder beruhigen.

Manche Nahrungsmittel, wie einige Getränke oder Drogen, sind »stärker« als andere. Sie weisen mehr Stimmung oder Energie verändernde Eigenschaften als andere Nahrungsmittel auf. Sie erzeugen daher stärkere Veränderungen der Energie oder Stimmung als schwächere Nahrungsmittel.

Tyramin zum Beispiel ist ein mächtiges Stimulans, das man naturgemäß in reifem Käse, Schokolade und Eingelegtem findet sowie in Sojasauce, Vanillejoghurt, Bier und Wein. Tyramin ist ein

starker Vasokonstriktor (gefäßverengendes Mittel), der den Blutdruck steigert. In der Tat ist der stimulierende Effekt von Tyramin
so hoch, dass Mediziner ihre Patienten, die auf antidepressive Medikamente eingestellt sind, ermahnen (Monoaminooxidase oder
MAO Therapie), tyraminhaltige Nahrungsmittel zu meiden. Die
Wechselwirkung zwischen MAO und Tyramin kann eine
hypertensive Krise auslösen. Andere Studien zeigen, dass hochsensible Menschen unter Migräne-Kopfschmerzen leiden können,
die durch den Genuss von Nahrungsmitteln mit einem hohen
Gehalt an Tyramin verursacht werden.[4]

Esssüchte und Empfindlichkeit

Genauso wie der Wirkungsgrad der Nahrungsbestandteile
schwankt, ist es auch bei der Empfindlichkeit des Einzelnen auf
die Stimmung ändernden Auswirkungen der Nahrung. Einige
Menschen sind höchst sensibel gegenüber ihrem eigenen Stoffwechsel und haben heftige Reaktionen auf Alkohol, Schokolade,
Kaffee und Zucker. Diese Substanzen steigen ihnen zu Kopf wie
ein Schuss Morphium.

Wie sensibel bist du gegenüber deinem Stoffwechsel? Hast du
irgendeine von den folgenden Reaktionen schon bei dir festgestellt?

➤ Du fühlst dich träge nach dem Verzehr eines schweren Essens.
➤ Du fühlst dich etwas benommen, nachdem du eine Diät-
  Limonade getrunken hast.
➤ Essen beruhigt deine Nerven.
➤ Wenn du unter Stress stehst, überlegst du dir sofort, welches
  Essen oder Getränk dich ruhiger machen könnte.
➤ Du hast ein Verlangen nach Schokolade oder salzigem Essen,
  bevor du deine Tage bekommst.
➤ Du ziehst es vor, Eis zu essen, sobald du dich deprimiert fühlst.

➤ Du fühlst dich in Wärme und Freude eingehüllt, wenn du Schokolade isst.

➤ Du verträgst schlecht chinesische Gerichte, die MNG (Mononatrium-Glutamat) enthalten.

➤ Wenn du einen Energieschub brauchst, isst du einen Schokoriegel oder nimmst ein koffeinhaltiges Getränk zu dir.

Solltest du drei oder mehr Fragen mit Ja beantwortet haben, weist du Anzeichen auf, sensibel gegenüber deinem Stoffwechsel zu sein. Feinfühlige Menschen benötigen oft weniger Schmerzmittel und weniger Betäubungsmittel bei Operationen. Sie spüren auch intensiver die Auswirkungen von Adrenalin. Zum Beispiel kann sich jemand, der sensibel ist, nach einem Beinahezusammenstoß mit einem anderen Auto bis zu eine Stunde lang nach dem Vorfall zittrig fühlen als eine Folge des Adrenalinanstiegs.

Esssüchte oder Nahrungsmittelallergien?

Einige Wissenschaftler betrachten Esssüchte als ein Symptom für zugrunde liegende Nahrungsmittelallergien. Die Theorie besteht darin, dass Allergiker Nahrung anders abbauen als Nicht-Allergiker. Die Betroffenen weisen zwei gegenüberstehende Reaktionen auf: Sie sehnen sich nach der Nahrung, auf die sie allergisch sind, und sie haben psychische Reaktionen nach dem Verzehr der Nahrung. Ein Experiment, das dieser Theorie Glauben verleiht, wurde von einem Wissenschaftler namens David King durchgeführt. Er versammelte 30 Leute, die mit heftigen Esssüchten zu kämpfen hatten. King bat alle Probanden, das Lebensmittel zu benennen, nach dem sie sich am meisten sehnten, und ihre typische Gefühlsreaktion beim Verzehr dieser Nahrung offenzulegen. Er verriet den Teilnehmern nicht den wahren Zweck der Studie.

Die meistgenannte Sucht galt Weizen, Rindfleisch, Milch und Zucker. King stellte Flüssigextrakte von jedem Nahrungsmittel her und träufelte einige Tropfen davon (natürlich nacheinander) unter die Zunge jeder Testperson.

King forderte dann jeden Einzelnen dazu auf, den jeweiligen Nahrungsextrakt zu erraten und die daraus resultierenden Gefühlsreaktionen zu beschreiben. Außerdem tropfte er in wahllosen Abständen Placebo-Flüssigkeiten unter die Zunge der Probanden. (Es handelte sich um eine Doppelblindstudie, d.h., King wusste nicht, welchen Extrakt oder welches Placebo er in den Mund der Testperson tat).

Die Ergebnisse waren bemerkenswert. Die Probanden berichteten von wesentlich stärkeren Gefühlsreaktionen, einschließlich Depression und Reizbarkeit, sobald man ihnen die Nahrung verabreichte, die sie am meisten ersehnten.[5]

Die Stimmung verändernden Bestandteile der Nahrung

Manchmal werde ich missverstanden, wenn ich die chemischen Stoffe von Nahrung erörtere, die Stimmung verändernd wirken. Manche gehen davon aus, dass ich über Pestizide oder irgendwelche anderen Zusatzstoffe spreche. Daher bin ich bemüht, den Begriff *Stimmung verändernde Bestandteile* zu verwenden. Das Wort Bestandteile trifft es auch eher als chemische Stoffe, da die Nahrungsteile, die uns beeinflussen, vier verschiedene Komponenten umfassen:

1. *Die grundlegende Aminosäurenstruktur der Nahrung.* Aminosäuren sind entweder psychoaktiv (Stimmung verändernd) oder vasoaktiv (Energie verändernd). Psychoaktive Aminosäuren wirken auf die Neurotransmitter im Gehirn. Vasoaktive Aminosäuren beeinflussen den Blutdruck und die Pulsfrequenz und sind entweder gefäßverengend oder gefäßerweiternd.

Aminosäuren wirken entweder anregend oder beruhigend:

a. Anregend. Die Aminosäuren mit vasokonstriktiver Wirkung verringern die Größe der Blutgefäße, die die Blutbahn verengen und den Blutdruck erhöhen. Das erzeugt bei dir ein angeregtes Gefühl. Die stimulierenden psychoaktiven Aminosäuren steigern die Produktion von anregenden Neurotransmittern.

b. Beruhigend. Die Aminosäuren mit vasodilatorischer Wirkung vergrößern die Blutgefäße, wodurch der Blutstrom verlangsamt und der Blutdruck gesenkt wird. Die beruhigenden psychoaktiven Aminosäuren steigern die Produktion von hemmenden Neurotransmittern.

2. *Die Beschaffenheit der Nahrung.* Ob sie weich, knusprig, cremig oder zäh ist.

3. *Die inhärenten Bestandteile in der Nahrung: Fettgehalt, Geschmack, Gewürze und Zutaten.* Der Fettgehalt und die Würze einer Mahlzeit können unseren körperlichen und emotionalen Zustand umwandeln. Einige Gewürze wie beispielsweise Zimt, Zucker oder Pfefferminze sind schon allein Energie verändernd.

4. *Der Geruch.* Die Essensdüfte wirken sich auf zweierlei Art auf unsere Stimmung aus: Indem sie uns an Momente in der Vergangenheit erinnern, die wir mit dem Duft verbinden, und über Geruchsmoleküle, die unsere Hirnchemie beeinflussen.

Also lass uns einen kurzen Blick auf jede dieser vier Komponenten richten. Ich bemühe mich, weder auf die übertrieben vereinfachende noch auf die zu fachspezifische Seite zu geraten (da auch ich kein Vergnügen daran habe, mir diese beiden Vermittlungsarten zu Gemüte zu führen). Stattdessen werde ich anstreben, diese Materie sachbezogen zu halten, damit keiner sagen kann: »Was denn nun?« oder »Was hat sie gerade gesagt?«

Serotonin: Der Energie- und Stimmungsregler

In den vorangegangenen Kapiteln hatte ich bereits den Hirnstoff Serotonin erwähnt. Über die letzten 15 Jahre haben Forscher diesen flüssigen Gehirnbotenstoff als wesentlich bei der Kontrolle von Schlaf, Stimmung, Energieniveau, Esssüchten und den PMS-Symptomen identifiziert.

Hauptsächlich sendet das Gehirn elektrische Impulse aus, die hirnchemische Reaktionen auslösen, die – im Gegenzug – unseren Körper beeinflussen. Die chemischen Gehirnsubstanzen, so genannte Neurotransmitter, regulieren unsere Energie, Stimmung, unser Gedächtnis, unseren Sexualtrieb und Appetit. Neurotransmitter sind entweder anregend und stimulierend oder hemmend bzw. beruhigend. Die Produktion der Neurotransmitter wird von Dingen aus der Umgebung ausgelöst, wie Sonnenlicht, Stress oder unserer Ernährung.

Ich stelle mir Serotonin gern als Benzin im Treibstofftank vor. Bei zu viel Benzin säuft dein Motor ab und gibt den Geist auf. Bei zu wenig Benzin springt der Motor gar nicht erst an. Wenn wir zu wenig oder zu viel Serotonin haben, fühlen wir uns griesgrämig, gereizt, deprimiert oder ängstlich und haben einen Heißhunger auf Dinge wie Süßigkeiten oder Kohlenhydrate. Ein Serotoninmangel fühlt sich wie ein schrecklicher Kater an.

Dein Gehirn muss Serotonin auf täglicher Basis herstellen. Du kannst es nicht speichern oder vom Vortag aufsparen (wie der Treibstofftank eines Autos es vermag!). Wir produzieren Serotonin nachts während wir träumen. Ganz recht, während des REM-Schlaf-Stadiums (Rapid Eye Movement = rasche Augenbewegungen) produzieren wir eifrig genügend Benzin, um eine ausgeglichene Stimmung und ein stabiles Energieniveau für den nächsten Tag zu gewährleisten.

Unter normalen Bedingungen, bei denen wir ein vernünftiges Niveau von Lebensstress und eine ausgewogene Ernährung beibehalten sowie uns Sonnenlicht und Bewegung aussetzen, schlafen wir gut und wachen erfrischt auf. Wenn wir erschöpft aufwachen und uns fragen: »Hatte ich letzte Nacht eigentlich etwas Schlaf?«, steckt hinter der Lethargie gewöhnlich ein niedriger Treibstofftank von Serotonin. Etliche Faktoren können einen niedrigen Serotoninspiegel bewirken:

1. *Übermäßiger Lebensstress.* Bei jedem ist die Toleranz für Stress verschieden. Was ich als unerträglich empfinde, nimmst du vielleicht nicht so ernst. Bedeutsam ist, was *du* wahrhaftig als anstrengend empfindest. Wenn wir unter Stress stehen, machen wir körperliche Veränderungen und Verhaltensänderungen durch, die Serotonin aufzehren.

2. *Schlaflosigkeit.* Wenn du nicht genügend REM-Schlaf bekommst, hat der Körper keine Gelegenheit, seinen Serotonin-Vorrat aufzufüllen.[6]
   REM-Schlaf ist wie zur Tankstelle zu fahren; ohne diese Boxenstopps trocknet dein Tank aus.

3. *Langfristige Diäten.* Diejenigen, die ständig Diät halten und ihre Kalorienzufuhr über viele Jahre begrenzt haben, können einen niedrigeren Serotoninspiegel als »normale« Esser haben. Studien mit Ratten zeigen, dass eine kalorische Beschränkung die Serotoninkonzentration im Hirn verändert und senkt. Mit anderen Worten: Wenn du jahrelang Diäten machst, verlangt dein Körper nach Nahrung (vorwiegend Kohlenhydraten), die deinen Serotoninspiegel erhöht.[7]

4. *Wenig Sonnenlichteinwirkung.* Hast du jemals gesehen, wie ein trauriger Mensch seine Gardinen zuzieht, damit das Zimmer genauso düster wie seine Stimmung ist? Vielleicht hast du auch schon gelesen oder gehört, dass der Winteranbruch und seine kalten, dunklen Tage bei einigen Personen eine saisonal abhängige Depression (SAD), die sogenannte Winterdepression, auslösen kann? Bist du dir bewusst über die hohe Selbstmordrate in trüben, regnerischen Landesteilen wie Seattle und Portland? Wissenschaftler machen für dieses Phä-

nomen das Serotonin verantwortlich. Während des REM-Schlafs produziert der Körper Serotonin aus dem Körperstoff *Melatonin*. Melatonin wird als Reaktion auf die Sonnenlichteinwirkung gebildet. Je mehr Sonnenlicht du aufnimmst, desto mehr Melatonin entsteht – und somit Serotonin –, das dein Körper selbst erzeugen kann.

Sonnenlichteinwirkung geschieht über die Iris des Auges. Menschen, die aufgrund völliger Blindheit keine Sonnenlichteinwirkung erhalten, haben eine höhere Serotoninminderung, verbunden mit chronischer Schlaflosigkeit, Tagesrhythmusstörungen (basierend auf einem 24-Stunden-Ablauf) und Beschwerden mit dem Prämenstrualen Syndrom.

SAD-Symptome beinhalten die Sucht nach Kohlenhydraten, zwanghaftes Überessen und die Gewichtszunahme im Winter. Diese Süchte sind ein Versuch, das im Hirn aufgebrauchte Serotonin selbst zu regulieren.[8]

Die Behandlung von SAD umfasst, dass der Patient dem vollen Lichtspektrum ausgesetzt wird. Diejenigen, die während des Winters unter Depression leiden, sollten sich selbst zu Hause behandeln, indem sie sich speziellen Glühbirnen oder einem Lichtschirm aussetzen, um ihr aufgebrauchtes Serotonin zu erhöhen.

Manche Wissenschaftler glauben, dass Menschen, die in sonnigeren Gegenden leben, weniger Anzeichen von Depression aufweisen als solche, die Länder mit einer minimalen Menge an Sonnentagen pro Jahr bewohnen. Was meinst du? Bist du schon an einen sonnigen Ort gereist und hattest das Gefühl, dass sich deine Stimmung oder dein Energieniveau verändert? Wie lässt sich das mit deiner Stimmung an einem bewölkten oder regnerischen Ort vergleichen?

5. *Zu viel Alkohol, Arzneimittel oder Drogen.* Manche pharmazeutischen Produkte sind darauf ausgelegt, unser Energieniveau oder unsere Stimmung zu verändern. Das erfolgt über die Beeinflussung des Serotoninspiegels. Viele der Antide-

pressiva, die heutzutage auf dem Markt sind, wie Prozac und tricyclische Antidepressiva, bewirken, dass sich die Patienten besser fühlen, indem sie den Serotonin-Produktions-Kreislauf (auch Aufnahme- und Wiederaufnahme genannt) ändern.

Es ist sehr schwierig, den Serotoninspiegel in solch einem Grad anzuheben, dass es keinen negativen Einfluss auf die Energie oder Stimmung eines Menschen hätte. Dennoch machen viele Antidepressiva genau das. Leute, die Antidepressiva einnehmen, fühlen sich die ersten Tage gewöhnlich blendend, weil ihr Serotoninspiegel oben ist. Aber dann übertreibt das Medikament und erhöht das Serotonin zu viel. Der Patient macht anschließend deprimierende oder lebensfeindliche Gefühle durch.

Andere Arzneimittel, einschließlich Alkohol und Valium, beeinflussen das Serotonin, weil sie die Zeitspanne vermindern, die wir im REM-Schlaf verbringen.[9] Der Hauptgrund, warum du dich nach einem Trinkgelage verkatert fühlst, ist der, dass du nicht genug geträumt hast (abgesehen von den verrückten Träumen, an die du dich aus den frühen Morgenstunden erinnerst), um den Bedarf für die Serotoninproduktion zu decken.

Valium und ähnliche Beruhigungsmittel blockieren den REM-Schlaf komplett. Nicht nur das, sondern Valium hat eine »Halbwertszeit«. Nachdem du eine Valium-Tablette eingenommen hast, ist am nächsten Tag immer noch eine Hälfte davon in deinem Körper wirksam. Und wenn du eine weitere Tablette einnimmst, ist nunmehr $1^1/2$ Valium in dir wirksam.

Wenn du an den Film oder das Buch *I'm Dancing As Fast As I Can* zurückdenkst, erinnerst du dich bestimmt an die Verrücktheit, die mit dem Valium-Entzug verbunden ist. Valium-Anwender, die abrupt die Einnahme beenden, leiden oft unter Halluzinationen aus dem folgenden Hauptgrund: Alle Tage, in denen der REM-Schlaf unterdrückt worden war, versuchen die verlorene Zeit aufzuholen. Wenn du die Valium-Einnahme abbrichst, fängt dein Körper an zu träumen – selbst wenn du wach bist. Alle diese aufgestauten Träume kommen hervorgestürmt in einer Flut von Wachhalluzinationen.

6. *Menstruationszyklus und Menstruationsschwankungen.* Hormonelle Schwankungen, ausgelöst durch den Menstruationszyklus, senken den Serotoninspiegel. Einer der Hauptgründe für PMS-Symptome ist ein Zuwenig an Serotonin.[10] Dieser steckt u. a. hinter der lästigen Sucht vor den Tagen nach Schokolade, Kartoffelchips und Eis.

7. *Bewegung.* Die Menge an Bewegung, die du dir über den Tag verschaffst, besonders die Sportart Aerobic, beeinflusst den Serotoninspiegel. Studien haben gezeigt, dass Bewegung wie Aerobic die Menge an Serotonin im Gehirn bedeutend erhöht.[11] Darüber hinaus ist es unerheblich, ob du normalerweise herumsitzt oder regelmäßig Sport treibst – dein Serotoninspiegel steigt als Reaktion auf die Bewegung, egal welche körperliche Kondition du hast.[12]

8. *Typ A oder Typ B Persönlichkeit.* Es gibt einen eindrucksvollen Beweis, dass Typ-A-Persönlichkeiten – die ihrer Wut freien Lauf lassen, fortwährend die Uhr zu schlagen versuchen und hart gesottene Workaholics sind – einen niedrigeren Serotoninspiegel als ruhigere Zeitgenossen, gelassenere B-Typen, haben. Interessanterweise steigt das Serotonin viel mehr, sobald Typ A sich auf eine Art körperlich betätigt, als wenn Typ B trainiert. Wissenschaftler schließen daraus, dass A-Typen, die sich Bewegung verschaffen (wodurch ihr Serotoninspiegel ausreichend hoch gehalten wird), in der Lage sind, für eine längere Zeit Erschöpfungsgefühle zu unterdrücken und einen höheren Grad der Anspannung auszuhalten.[13]

9. *Unser aktuelles Körpergewicht.* Eine Studie verglich den Serotoninspiegel von Fettleibigen mit Normalgewichtigen. Ergebnis: Der Gehalt an Serotonin bei den Korpulenten war bedeutend niedriger als bei den schlanken Personen. Ob nun

Fettleibigkeit die Ursache oder die Folge eines niedrigen Serotoningehalts ist, lässt an dieser Stelle Spekulationen offen.[14]

Wie Nahrung das Serotonin beeinflusst

Es gibt eindeutig eine Reihe von Faktoren – die Umwelt, den Lebensstil und die Persönlichkeit betreffend –, die einen Einfluss auf die Serotoninproduktion haben. *Dennoch ist einer der Hauptfaktoren, der auf die Serotoninproduktion und den Serotoninspiegel einwirkt, die Nahrung, die wir zu uns nehmen.*

Genauso wie Drogen und Alkohol die Serotoninproduktion entweder hemmen oder anregen, wirken die molekularen Bestandteile von Nahrung. Insbesondere wird das Serotoninniveau von Vitaminen, Aminosäuren und Nährstoffgruppen beeinflusst, die die Kernstruktur der Nahrung bilden. Jede Nahrungsgruppe wird einzeln in den Kapiteln elf bis einundzwanzig betrachtet, daher wenden wir uns nun dem Thema im Allgemeinen zu.

Vitamine

Vitamin B6 (auch als Pyridoxin bekannt) ist nötig für die Serotoninproduktion sowie die Umwandlung von Tryptophan.[15] Wenn wir nicht genug Vitamin B6 haben, senkt sich unser Serotoninspiegel. Ein Mangel an Vitamin B6 und somit ein Mangel an Serotonin führt zu:

➢ Erschöpfung
➢ Unfähigkeit, sich kräftig zu bewegen[17]
➢ Reizbarkeit
➢ Niedergeschlagenheit und
➢ Schmerz, einschließlich Kopfschmerzen, Karpaltunnelsyndrom und PMS[18]

Umgekehrt lösen sich diese Symptome auf oder verschwinden sogar bei einer Nahrungsergänzung mit Vitamin B6. Eine Studie kam zu dem Schluss, dass 100 mg Vitamin B6 pro Tag genügen, um das Serotonin auf einem optimalen Niveau zu halten.[19] Der Arzt warnt jedoch davor, mehr als 200 mg davon pro Tag einzunehmen; auf diesem Niveau kann Vitamin B6 schädlich sein, wenn es über mehrere Monate eingenommen wird.[20]

Wir müssten uns allerdings viel Nahrung zuführen, um 100 mg Vitamin B daraus zu gewinnen. Selbst die Lebensmittel, die am vitaminreichsten sind, enthalten weniger als 1 mg je Portion. Lebensmittel, die einen hohen Vitamin B6-Gehalt haben, sind:

➢ Avocados (der höchste Anteil mit 0,85 mg in einer mittelgroßen Frucht)
➢ Bananen
➢ Hühnchen
➢ grüne Erbsen
➢ Kartoffeln
➢ Walnüsse und
➢ Weizenkeime

Da es schwierig ist, genügend Vitamin B6 aus der Nahrung aufzunehmen, um den Serotoninspiegel hoch zu halten, kann es sein, dass viele von uns, die kein Ergänzungspräparat einsetzen, einen Vitamin-B6-Mangel haben. Das könnte zu Esssüchten führen, weil der Körper versucht, den Bedarf an Vitamin B6 und Serotonin zu erhöhen.

Sobald der Serotoningehalt niedrig ist, wird der Körper versuchen, diesen Mangel auszugleichen. Alle Organismen sind auf Homöostase ausgerichtet; das ist der Status, in dem sich der Körper wohl und ausreichend genährt fühlt. Wenn es an einem der wesentlichen Grundstoffe mangelt, versucht der Körper das zu regulieren. Im Falle eines Serotoninmangels erfolgt die Regulierung in Form von Esssüchten. Manchmal betreffen die Süchte die oben genannten Lebensmittel, die Vitamin B6 enthalten. Aber auch viele andere Lebensmittel regen die Serotoninproduktion an, und deshalb sind unsere Süchte so vielfältig, wie du gleich lesen wirst.

Aminosäuren

Wenn du in den letzten Jahren in einem Sportstudio oder Reformhaus warst, wirst du zweifellos Aminosäuren-Ergänzungspräparate im Regal gesehen haben. Vielleicht erinnerst du dich auch an den L-Tryptophan-Skandal in den späten 1980er Jahren. Etliche Menschen starben nach der Einnahme dieses Ergänzungspräparates, und das Center for Disease Control (CDC = Amerikanische Gesundheitsbehörde) ergriff unverzüglich Maßnahmen und verbot landesweit den Verkauf. Eine Untersuchung enthüllte später, dass das unhygienische Herstellungsverfahren eines japanischen Vitaminproduzenten zu den tödlichen Vergiftungsfällen geführt hatte. Anstatt dem japanischen Hersteller den Handel in den Vereinigten Staaten zu untersagen, entfernte das CDC einfach das L-Tryptophan vom Markt.

Die Vergiftungen waren auf den Titelseiten der Tageszeitungen; jedoch als der eigentliche Grund für die Todesfälle ans Licht kam, wurde gewöhnlich auf den hinteren Seiten darüber berichtet. Als Folge daraus wurden viele Verbraucher mit dem falschen Eindruck zurückgelassen, dass Tryptophan schon von sich aus giftig sei. Tatsächlich entstand das Gift in den Pillen durch Verunreinigung, einschließlich Ausscheidungsprodukten von Schädlingen und anderen Hygieneverstößen auf Seiten des Herstellers.

Vor der Sperre von L-Tryptophan setzte ich zusammen mit vielen Medizinern, Psychologen und Hospitälern die Aminosäure bei der Behandlung von solchen Störungen wie Alkoholismus, Ängstlichkeit, Depression, Drogenmissbrauch, Essstörungen, Schlaflosigkeit und dem Prämenstrualen Syndrom ein. Diese

Zustände sind alle abhängig vom Serotoninspiegel, und das L-Tryptophan-Ergänzungspräparat schien dabei zu helfen, viele Symptome zu lindern.

Tryptophan in der Nahrung

Tryptophan (das L oder D vor dem Namen sagt nur aus, ob die Aminosäure synthetisch oder organisch ist, und hat ansonsten keine Bedeutung) ist eine Vorstufe des Serotonins. Das bedeutet, dass es als Katalysator oder Hilfswirkstoff fungiert, der zuständig für die Herstellung von Serotonin ist.

Erinnerst du dich an den Vergleich von Serotonin mit Benzin? Dass wir genug »Benzin« für den Betrieb des Autos (unseren Körper) brauchen, aber nicht so viel davon, damit der Motor absäuft? Gut, stelle dir Tryptophan als fossilen Brennstoff vor, aus dem Benzin hergestellt wird.

Nachdem wir Tryptophan aufgenommen haben, in Form einer Pille oder richtiger Nahrung, und es unsere Blut-Hirn-Schranke passiert hat (siehe den Abschnitt »Protein«, Seite 133), wird Serotonin produziert. Das Ergebnis: Wir fühlen uns großartig!

Nachfolgend findest du eine Liste der Nahrungsmittel, die das meiste Tryptophan enthalten. Gehört eines davon zu den Nahrungsmitteln, nach denen du dich sonst sehnst?

Nahrungsmittel, die viel Tryptophan enthalten

Nahrung	Tryptophan (mg)
Milchprodukte:	
Hüttenkäse, ein Becher, 1 % Fett	312
Hüttenkäse, ein Becher, 2 % Fett	346
Eis, 1 Becher Vanille	100
Milch, 1 Tasse, fettarm oder Vollmilch	113
Milch, 1 Tasse, fettfrei	118
Parmesankäse, 1 Unze	137
Schweizer Käse, 1 Unze	114

Nahrung	Tryptophan (mg)
Fisch und Meeresfrüchte	
(allesamt gegart, Portion zu 3 1/2 Unzen):	
Seebarsch	231
Dorsch	260
Schellfisch	196
Heilbutt	315
Hummer	152
Makrele	283
Lachs	270
Garnele	242
Thunfisch	247
Fleisch (alle Portionen sind gegart):	
Hamburger, 1 Bratling, 85 g, mager	303
Porterhouse Steak, 100 g, mager	297
Round Steak – aus der Keule, 111 g, mager	504
Filetsteak, 125 g, mager	373
T-bone Steak, 95 g, mager	281
Lammkotelett (alle Portionen sind gegart):	
Schulterstück, mager, 93 g	329
Lendenstück, 3 1/2 Unzen	298
Rippenstück, mager, 3 1/2 Unzen	263
Schweinefleisch (alle Portionen sind gegart):	
Speck, kanadischer, 63 g (ca. 3 Scheiben)	180
Speck, gepökelt, 5 Scheiben (je 6 g)	95
Schultersteak, 3 1/2 Unzen	323
Schinken, 3 1/2 Unzen	427
Lendenkotelett, 3 1/2 Unzen	382
Würstchen, 5 Stück (je 13 g)	100
Hack, 2 Frikadellen (je 27 g)	84
Spareribs, 6 mittlere (90 g gesamt)	198
Filet, 3 1/2 Unzen	398
Geflügel (alle Portionen sind gegart):	
Hähnchenbrust, 1/2 (86 g), ohne Haut	311
Hähnchenschlegel, 2 (88 g gesamt), ohne Haut	290
Hähnchenoberschenkel, 2 (102 g gesamt), ohne Haut	316
Ente, 100 g (3,5 oz.), ohne Haut	327
Truthahn, helles Fleisch, 100 g (3,5 oz.), ohne Haut	340
Truthahn, dunkles Fleisch, 100 g (3,5 oz.), ohne Haut	325

Nahrung	Tryptophan (mg)
Nüsse:	
Cashewkerne, geröstet (50 g), 20–25 Stück	215
Nussmischung (50 g)	236
Erdnüsse, geröstet ohne Haut (50 g)	196
Kürbiskerne (50 g)	261
Sesamkerne (50 g)	241
Sonnenblumenkerne (50 g)	180

Ist es nicht eine interessante Liste, oder? Ich habe nur Nahrungsmittel aufgeführt, die einen hohen Gehalt an Tryptophan aufweisen, und du hast vielleicht bemerkt, dass Bananen nicht auf der Liste sind. Dabei werden Bananen, genau wie Truthahn, für reich an Tryptophan gehalten. In Wirklichkeit enthält eine mittelgroße Banane nur 14 mg Tryptophan, und Truthahn weist denselben Tryptophangehalt wie Hähnchenfleisch auf.

Protein (Eiweiß)

Protein, das man in Fleisch, Fisch und Geflügel vorfindet, besteht fast vollkommen aus Aminosäuren. Daher enthält Protein eine Menge an Tryptophan. Überraschenderweise erzeugt Protein jedoch nicht viel Serotonin. Das liegt daran, dass all die anderen Aminosäuren des Proteins mit Tryptophan in Konkurrenz stehen. Um ins Hirn zu gelangen und folglich Serotonin herstellen zu können, müssen die Aminosäuren eine riesige Barriere überwinden, die »Blut-Hirn-Schranke« genannt wird. Das erfordert sehr viel Kraft und Energie.

Wenn viele verschiedene Aminosäuren alle miteinander konkurrieren, um die Hirnschranke zu passieren, ist das wie eine große Bandenschlägerei! Alle die Aminosäuren werden ganz schön verdroschen, und wenn sie die Barriere erreichen, sind sie zu erschöpft, um hinüberzukommen. Also, wenn wir eine Speise zu uns nehmen, die reich an Aminosäuren ist, wie Rindfleisch, Geflügel oder Fisch, werden wir dadurch wirklich keinen großen Tryptophan- oder Serotoninanstieg haben.

Kohlenhydrate

Verglichen mit Protein enthalten Kohlenhydrate nur wenig Tryptophan.

Das ist dennoch unerheblich. Wenn wir eine Mahlzeit zu uns nehmen, die kohlenhydrathaltig ist, wird die wütende Bande der wetteifernden Aminosäuren nicht in der Nähe sein, um das Tryptophan zu drangsalieren oder zu schwächen, das hier nicht enthalten ist.

Sobald wir Kohlenhydrate aufnehmen, schüttet unser Körper Insulin aus. Das Insulin ist wie ein frecher Teenager, der allen Bandenmitgliedern eine Spritzfahrt ins Stadtzentrum mit seinem tollen neuen Auto anbietet. Tryptophan ist nicht mit eingeladen, aber das ist in Ordnung; es würde sowieso lieber allein bleiben und zum Gehirn gehen. Insofern »lenkt« Insulin die halbstarken Aminosäuren »ab«, indem es sie zum Knochengerüst transportiert. Somit hat unser Held Tryptophan »freie Bahn«, zum Gehirn zu reisen!

Nach einer kohlenhydratreichen Mahlzeit, die überdies eiweißfrei ist, fühlen sich die meisten Leute ruhig, entspannt oder sogar müde. Das hängt mit dem Ansturm des Tryptophans aufs Gehirn zusammen und dem daraus resultierenden Serotoninanstieg.[21]

Wenn wir ungesunde, eiweißfreie Fertigkost essen, wie Süßigkeiten oder Snacks, erfahren wir einen Energieabsturz. In der Vergangenheit haben wir uns bei diesem Erlebnis auf »Blutzuckerschwankungen« bezogen; dennoch schreiben die Wissenschaftler heute dem erhöhten Serotoningehalt die Energiekrise nach dem Verzehr von Süßigkeiten zu.[22]

Pillen als Appetitzügler?

Neue Arzneimittel, die in Europa bereits verkauft und bald in den amerikanischen Drogerien erhältlich sein werden, reduzieren die Sucht nach Kohlenhydraten und Fett durch eine Erhöhung des Serotoningehalts. Erste Versuche mit *Fenfluramin* und *Dexfenfluramin*, die als serotoninerge Hilfsstoffe bekannt sind, reduzieren das Verlangen nach Kohlenhydraten um 40 bis 50 Prozent und die Fettsucht um 67 Prozent. Die Medikamente verlangsamten die Geschwindigkeit, mit der sich der Magen leerte; die Fettsucht wurde reduziert, weil das Völlegefühl des Magens länger anhielt.[23]

Die langfristige Sicherheit dieser Arzneimittel wird regelmäßig überprüft, so weit, so gut. Aber immer noch halten einige Wissenschaftler die Lehre, das Gehirn durcheinanderzubringen, für fraglich. Ist es wert, einen Hirnschaden zu riskieren, nur um suchtfrei zu leben? Zweifellos würden viele Leute antworten: »Da kannst du darauf wetten, dass es das wert ist!«

Dennoch glaube ich, dass man einen natürlicheren Ansatz verfolgen sollte. Anstatt die Süchte zu maskieren, warum sie nicht heilen? Wenig Serotonin, wie wir gesehen haben, ist das Ergebnis eines völlig gestressten Lebenswandels. Schlaflosigkeit, Sorge, Bewegungsmangel und zu viel Alkohol oder Koffein senken alle den Serotoninspiegel. Anstatt der Gleichung eine weitere Chemikalie hinzuzufügen, warum nicht den Lebensstil anpassen, damit die Serotoninproduktion von Natur aus angemessen ist?

Ich bin auch ein bisschen davon überzeugt, dass ein paar Amerikaner darauf warten, dass eine Wunderdiätpille allgemein erhältlich ist, die sie als Allheilmittel ansehen, nach dem sie gesucht haben. Viele Nachrichtensendungen im Fernsehen haben die Öffentlichkeit gereizt mit dem Glauben, dass eine »Fettpille« bereits in der Entwicklung steckt. In Wirklichkeit wird diese Medikation nur in beschränkter Form verfügbar sein. Ein Arzt muss eine medizinische Notwendigkeit für die Einnahme der Pille feststellen, und der Patient hat dann unter kontinuierlicher Beobachtung zu stehen. Die medizinische Behandlung wird in den meisten Fällen nicht von der Krankenkasse abgedeckt und wahrscheinlich ziemlich teuer sein. Mit anderen Worten: Es wird nicht so sein, dass man in die Drogerie hineinspaziert und die Diätpille über den Ladentisch kauft.

Wir sind nicht dazu bestimmt, unser Leben in Abhängigkeit von verschreibungspflichtigen Medikamenten zu leben. Unser Gehirn wurde gesund und vollkommen erschaffen, und wir haben die Fähigkeit, genug Serotonin herzustellen, um jedes andauernde Verlangen zum Verschwinden zu bringen. Anstatt uns darauf auszurichten, die Symtome eines gestressten Lebens zu verschleiern, warum nicht alle möglichen kleinen Schritte vornehmen, um unser Leben zu entstressen?

Wie Nahrung andere Neurotransmitter beeinflusst

Serotonin ist der Chef im Hirn, soweit es Neurotransmitter, die Stimmung und Energie verändern, betrifft. Dennoch gibt es andere Gehirnbotenstoffe, die darüber mitentscheiden, wie hellwach oder müde wir uns fühlen. Zu den Gehirnbotenstoffen, die die Energie regulieren, zählen Norepinephrin, Epinephrin, Noradrenalin und Acetylcholin.

Diese weiteren Neurotransmitter werden auch durch die Nahrung beeinflusst, die wir zu uns nehmen. Jeder Gehirnbotenstoff oder Neurotransmitter wird aus einer bestimmten Nahrungsquelle gebildet, die auch als »Präkursor« (Vorstufe) bekannt ist. Nachfolgend werden die Präkursoren für die Energie verändernden Gehirnbotenstoffe aufgeführt:

Neurotransmitter	Präkursor Aminosäure/Vitamine
Norepinephrin und Epinephrin	Tyrosin
Noradrenalin	Tyramin
Acetylcholin	Cholin/Lecithin

Diese Präkursoren werden aus der Nahrung bezogen. Unten findest du eine Liste von den Lebensmitteln, die große Mengen an Präkursoren für Neurotransmitter enthalten. Wenn du ein starkes Verlangen nach diesen Lebensmitteln hast, liegt es vermutlich daran, dass du übermüdet bist und eine Steigerung deines Energieniveaus anstrebst. Eine Studie hat herausgefunden, dass fettleibige Personen einen niedrigeren Norepinephrinspiegel als gewöhnlich sowie wenig Serotonin haben.[24]

Wenn diese zwei wichtigen Energieregulatoren niedrig sind, wird jemand, der korpulent ist, eher ein Verlangen nach Kohlenhydraten und auch den nachfolgend genannten Nahrungsmitteln haben, die die Norepinephrinproduktion anregen.

Nahrungsmittel, die reich an Tyrosin und Tyramin sind:
➢ Avocados und Bananen
➢ Getreide, besonders die Marken Cheerios und Life, Haferflocken und Haferbrei sowie Weizenkeime
➢ Cashewkerne und Erdnüsse
➢ Milchprodukte, besonders Cheddar-Käse, Hüttenkäse, Streichkäse; Eis und Eisshakes
➢ Eier
➢ Feigen und geschwefelte Trockenfrüchte
➢ Fleisch, besonders Leber, Wurst und Thunfisch
➢ Sauer Eingelegtes, einschl. Essiggemüse, Hering, Sauerkraut
➢ Sojaprodukte, einschließlich Lecithin und Sojasauce
➢ Wein und Bier

Nahrungsmittel, die reich an Cholin sind:
➢ Eier
➢ Mehl, besonders aus Weizen und Sojabohnen
➢ Rindfleisch und Lamm
➢ Fettreiche Milchprodukte
➢ Reis
➢ Cashewkerne

Indem du diese Nahrungsmittel begehrst und isst, versuchst du dich aufzuheitern. Ein Verlangen nach dieser Kost zu haben ist nicht anders, als einen Espresso oder ein anderes stark koffeinhaltiges Nahrungsmittel zu ersehnen. Erinnere dich, dass Esssüchte ein unbewusstes Verlangen sind, sich besser zu fühlen, entweder, indem man mehr Energie bekommt, oder mehr Trost und Vergnügen. Wir wissen intuitiv, welche Nahrung uns die gewünschte Wirkung bringt.

Die Konsistenz der Nahrung

Die zweite Komponente der Esssüchte hat mit der physikalischen Aufmachung der Nahrung zu tun. Ist sie knusprig? Oder weich? Cremig? Stückig? Dein Mund gibt bestimmte Befehle für spezielle Nahrungsbeschaffenheiten entsprechend dem gewünschten Ergebnis oder Grad der Zufriedenheit. Jede Änderung der Beschaffenheit kennzeichnet eine andere zugrunde liegende Emotion. Diejenigen, die sich nach knusprigem Essen sehnen, suchen eine Quelle der Linderung von den zwei zentralen FATS-Gefühlen Anspannung und Wut. Abwandlungen dieser Emotionen, die zu einer Sucht nach knuspriger Nahrung führen, sind Enttäuschung, Ärger, Stress oder Verbitterung. Diejenigen, die sich nach sahnigerem, weicherem Essen sehnen, haben mit den anderen zwei FATS-Gefühlen, Furcht oder Scham, zu kämpfen und suchen Trost und Beruhigung. Abwandlungen dieser Emotionen beinhalten Ängstlichkeit, Verlegenheit und Unsicherheit.

Die Sucht nach klebrig weicher Nahrung (wie Karamellbonbons oder Pizza mit Käse) zeigen eine Kombination von Gefühlen an. Diese könnten Furcht, vermischt mit Wut beinhalten (zum Beispiel war meine Klientin Barbara ärgerlich auf ihren Chef, weil er sie beauftragt hatte, eine Rede bei der nächsten Tagung zu halten), oder Anspannung, gemischt mit Scham (meine Klientin Sharon war verspannt, weil sie an ihrer Fähigkeit zweifelte, eine neue Werbekampagne für ihren Kunden zu gestalten).

Die Bedeutung von Nahrungskonsistenzen

Sucht nach knusprigem Essen = heftige Gefühle: Das sind die Emotionen, die nach außen gerichtet sind, als ob man schreien oder sich an jemandem rächen möchte, der einem wehgetan hat. Diese Gefühle beinhalten Wut, Verbitterung, Enttäuschung, Groll, Anspannung und Stress. *Die wesentlichen FATS-Gefühle, die hinter knusprigem Essen stehen, sind Anspannung und Wut.*

Sucht nach cremigem oder weichem Essen = sanfte Gefühle: Das sind die Emotionen, die nach innen gerichtet sind. Du bist auf dich selbst wütend (berechtigt oder nicht), oder du hast eine tiefes Verlangen nach Trost und Beruhigung. Diese Gefühle beinhalten Ängstlichkeit, Verrat, Niedergeschlagenheit, Verlegenheit, Furcht, Kummer, Unsicherheit, Bedauern, Traurigkeit, Selbstzweifel und Scham. *Die wesentlichen FATS-Gefühle, die hinter weichem oder cremigem Essen stehen, sind Furcht und Scham.*

Sucht nach klebrig-weichem Essen = kombinierte Gefühle: Das ist eine Kombination von heftigen und sanften Gefühlen – mit anderen Worten: Furcht oder Scham, vermischt mit Anspannung oder Wut. *Eine Kombination, bestehend aus einem heftigen (Wut oder Anspannung) und einem sanften (Furcht oder Scham) FATS-Gefühl, steht hinter der Sucht nach klebrig-weichem Essen.*

Die inhärenten Bestandteile in der Nahrung

Der dritte Faktor, der bei der Deutung von Esssüchten eine Rolle spielt, ist der physikalische Aufbau der Speise, auf die du Hunger hast. Ich werde jetzt nicht so sehr ins Detail gehen wie weiter hinten im Buch; ich habe jeder Nahrungsgruppe ein Kapitel gewidmet. Diese Kapitel hier sind dazu bestimmt, die suchterzeugenden Bestandteile von jedem Nahrungsmittel zu analysieren.

Im Allgemeinen sind einige inhärente Bestandteile in der Nahrung, die einen Einfluss auf Stimmung und Energie haben, wie folgt:

1. *Der Fettgehalt.* Ein Verlangen nach fettreichen Speisen wie Cheeseburgern, weichen Pommes frites, reichhaltigen Milchmixgetränken und Ähnlichem deutet auf das erste FATS-Gefühl hin: Furcht. Die Befürchtungen können variieren, aber generell haben sie mit einem Zögern zu tun, sich einer Sache gegenüberzustellen. Das könnte beinhalten, dich mit etwas zu konfrontieren, das du in deinem Leben nicht magst, oder zur Erkenntnis zu gelangen, dass du einige Veränderungen vornehmen musst. Diese Furcht fühlt sich an wie eine gewisse Leere, daher versucht der Fettsüchtige das Gefühl durch einen andauernd vollen Magen zu beseitigen. Fett füllt den Magen wie nichts Vergleichbares! Es verstopft im Wesentlichen die Ausführungsgänge des Magens und verzögert so die Verdauung und Leerung der Magensäfte.

2. *Der Geschmack.* Unterschiedliche Geschmacksrichtungen erzeugen eine jeweils andere Stimmung oder ein anderes Energieniveau. Um die Sucht zu deuten, ist es erforderlich, das Gefühl zu betrachten, das durch den jeweiligen Geschmack erzeugt wird. Zum Beispiel hebt Pfefferminze die Energie; Schokolade hebt die Produktion einer Droge, die sich wie Liebe anfühlt; und scharfes, würziges Essen erzeugt ein Gefühl der Aufregung, Energie und eine »schmerzunempfindliche« Haltung.

Der Geruch von Nahrung

Die menschliche Fähigkeit, Geruch zu erkennen, ist phänomenal. Wir können eine mikroskopisch kleine Geruchsänderung in unserer Umgebung wahrnehmen und sind beinahe so empfindlich wie Rauchmelder beim Erkennen von Brandgeruch.[25]

Unser Geruchssinn beeinflusst auf jeden Fall unseren Appetit und unsere Esssüchte. Du hast wahrscheinlich schon festgestellt, dass dein Appetit nachlässt bei einer verstopften Nase während einer Kopferkältung. Ein Teil des Vergnügens am Essen besteht im genussvollen Schnuppern der köstlichen Schwaden von verlockenden Wohlgerüchen. Es kommt nicht von ungefähr, dass Makler behaupten, ein Haus schneller zu verkaufen, wenn Brot oder Kekse während der Verkaufsvorführung im Ofen backen!

Biologen haben die Theorie aufgestellt, dass der Mensch diesen scharfen Geruchssinn entwickelt hat, um in der Wildnis zu überleben. Tief in unserem Unterbewusstsein haben wir sogar die Fähigkeit, den Unterschied zwischen giftiger und essbarer Nahrung mit der Nase zu erkennen.

In unserem modernen Leben beeinflusst der Geruch den Appetit auf zweierlei Arten:

1. *Durch die Erinnerungen, die er heraufbeschwört.* Unser Geruchssinn ist direkt mit unserem Gedächtnisspeicher verknüpft. Wir riechen ein bestimmtes Parfüm und sind zurückversetzt in das Erleben einer verflossenen Liebe. Wir schnuppern den Duft von Orangenblüten und befinden uns wieder auf einer Hochzeit. Wir riechen Essig und erleben erneut die Zeit des Ostereieranmalens aus unseren Kindertagen. Es gibt sehr viele Anhaltspunkte dafür, dass unser olfaktorischer Sinn – unser Geruchssinn – viel direkter mit unserem Gedächtnisspeicher verbunden ist als jeder andere Sinn.[26]

2. *Durch die psychoaktiven Substanzen, die wir beim Riechen aufnehmen.* Lebensmittel aus der Gruppe der Nüsse – einschließlich Kaffee, Schokolade und sämtliche Nussarten – verströmen einen Geruch namens *Pyrazin*. Pyrazin beeinflusst das Glückszentrum im Gehirn, indem es die Produktion vieler Wohlfühlsubstanzen anregt. Dieser Stimmung verändernde Stoff erreicht unser Gehirn über den Geruchssinn – d.h. über unsere Nase. Das ist einer der Gründe, warum der Geruch von gemahlenem Kaffee oder einer Nussmischung bewirkt, dass wir uns so gut fühlen, nachdem wir gerade die Dose geöffnet haben.[27]

Der Chicagoer Neurologe und Psychiater Dr. Alan Hirsch hat Karriere gemacht, indem er die Auswirkungen des Geruchs auf das Verhalten und die Emotionen des Menschen untersuchte. Er erklärt die Verbindung auf diese Weise: »Von allen menschlichen Sinnen hat der olfaktorische (Geruchs-)Sinn den größten Einfluss auf die Emotionen, weil das sensorische System mit dem limbischen System verflochten ist – der Teil des Gehirns, der den Gefühlen zugeordnet ist.«

Nach Hirschs Erkenntnissen:

➢ bewirkt Vanillegeruch, dass sich jemand glücklicher und entspannter fühlt.
➢ sind Zitrusaromen anregend.
➢ führt der Geruch von grünem Apfel, Pfefferminze und Banane zu einem verminderten Appetit und Gewichtsabnahme bei seinen Patienten. Je mehr sie diese Substanzen einatmeten, desto mehr Gewicht verloren sie, und der durchschnittliche Gewichtsverlust lag bei 2,1 Prozent des Körperfetts.
➢ motiviert Erdbeergeruch den Menschen dazu, sich zu bewegen.
➢ werden Männer sehr durch den Geruch von gebackenen Zimtbrötchen erregt.[28]

Interessant für mich ist, dass sich jede von Dr. Hirschs Erkenntnissen mit meiner eigenen Erfahrung deckt, genauso mit denen von anderen Wissenschaftlern. Es macht vollkommen Sinn, dass zum Beispiel der Geruch von Pfefferminze in Wechselbeziehung zu Gewichtsverlust steht. Pfefferminze ist ein Stimulans. Wenn du dich energetisiert fühlst, wirst du weniger geneigt sein, Nahrung zu suchen, die dein Energieniveau anhebt. Du wirst weniger essen und an Gewicht verlieren.

Kapitel neun

Selbsthilfe bei Esssüchten

Unser Appetit wurde erschaffen, um perfekt zu funktionieren, genau wie der Rest unseres Körpers und Verstandes. Wie du gelesen hast, sind Esssüchte Teil eines unfehlbaren selbsttätigen Systems, das in einer ganz vorhersehbaren und systematischen Weise funktioniert.

Diejenigen von uns, die mit dem Gewicht zu kämpfen hatten, sind davon ausgegangen, dass ihr unkontrollierbarer Appetit zu bedeuten hatte, etwas sei falsch mit ihnen.

Letzen Endes werden übergewichtige Personen oft beschuldigt, faul oder ohne Willenskraft zu sein. Dennoch ist nichts gestört an Esssüchten; sie sind eine natürliche Antwort auf einen hochgradig stressigen Lebenswandel und unterdrückte Gefühle.

Sobald wir versuchen, unsere Gefühle zu ignorieren oder die Kerze an beiden Enden brennen lassen (ohne genügend Treibstoff), antwortet unser Körper auf die Art und Weise, wie er seinerzeit in der »Fabrik« programmiert wurde. Wir haben ein starkes Verlangen nach der Nahrung, die unsere vom Stress ausgelaugten Hirnstoffe regulieren. Esssüchte sind so natürlich und vorhersehbar wie eine Schreckreaktion auf ein plötzlich lautes Geräusch.

Wir haben in der Vergangenheit Diäten ausprobiert in der Hoffnung, unseren Appetit zu *töten*. Aber warum wollen wir einen Teil von uns abtöten? Wie beeinflusst dieser Wunsch unser Selbstwertgefühl? Es ist so, als ob wir dem Universum gegenüber erklären: »Es gibt einen Teil von mir, der schlecht, gestört und falsch ist!« Es ist eine Form, uns selbst abzulehnen. Dies ist überdies eine unfreundliche Art, mit uns umzugehen, findest du nicht auch? Selbstwertgefühl basiert auf Selbstannahme. Anstatt zu versuchen, deinen Appetit abzutöten, lass uns daran arbeiten, deinen Appetit zu heilen.

Hier sind ein paar Empfehlungen, um Schritt für Schritt deine Esssüchte loszulassen:

➤ *Durchbrich die Gewohnheit des automatischen Essens.* Wie du durchweg in diesem Buch gelesen hast, sind diejenigen mit den stärksten Esssüchten oft nach außen gerichtete Extrovertierte und Frust-Esser. Extrovertierte richten sich nach außen, wenn sie essen, weil die Uhr sagt, dass Zeit zum Mittagessen ist und nicht etwa ihr Magen Hunger anzeigt. Frust-Esser laufen vor der Erkenntnis ihrer unangenehmen Gefühle weg. Je mehr sie weglaufen, desto stärker werden ihre Esssüchte.

Tief im Inneren kennen Frust-Esser die Quelle ihres Unglücklichseins, aber sie haben entschieden, dass es mehr Unannehmlichkeiten bereiten würde, sich diesen Gefühlen zu stellen. Es ist eine Art Alles-oder-nichts-Denken, die ein Kennzeichen für einen Abhängigen ist. (Gewöhnlich gibt es diverse verschiedene Möglichkeiten für jemanden, der sich einem Problem direkt zuwendet. Du hattest diese erfreuliche Wahrnehmung sicherlich schon selbst.)

Automatisches Essen bedeutet, dass du isst, sobald dir der Gedanke »Ich habe Hunger« durch den Kopf fährt. Um den Appetit zu heilen, müssen wir den Esssüchten ein paar Minuten gestatten, uns ihre Botschaft vorzutragen. Daher möchte ich dich bitten, mindestens 15 Minuten zu warten, bevor du etwas isst oder trinkst.

Damit die Neigung zu emotionalem Essen geheilt werden kann, sollten wir die Gewohnheit annehmen, nach innen auf die Stille zu lauschen, die leise Stimme in uns. Anstatt unseren Bauch voll Essen zu schütten, um ihn zum Schweigen zu bringen, müssen wir darauf hören, was unser Bauch uns zu sagen versucht.

➤ *Deute deine Esssüchte.* Während dieser 15-minütigen Wartezeit ergründe die Ursache für dein gefühlsmäßiges Unbehagen, indem du dich rückwärts vorarbeitest. Du kannst dazu die Graphik im hinteren Teil des Buches verwenden, du kannst auch das Kapitel lesen, das sich auf deine Esssucht bezieht, oder du könntest die Bestandteile selbst deuten.

Zunächst fange mit der Konsistenz der Nahrung an:

➤ *Wenn sie knusprig ist,* ist dein Kerngefühl entweder Anspannung oder Wut. Abwandlungen dieser zwei Gefühle beinhalten Groll, sich betrogen oder überwältigt fühlen, sich benutzt fühlen, Verbitterung und Reizbarkeit.
➤ *Wenn sie weich oder cremig ist,* ist dein Kerngefühl entweder Furcht oder Scham. Abwandlungen dieser Gefühle beinhalten Ängstlichkeit, Verlegenheit, Unsicherheit, das Hochstapler-Syndrom, sich unwürdig und schuldig fühlen
➤ *Wenn sie klebrig-weich ist,* ist dein Kerngefühl eine Kombination, bestehend aus entweder Furcht oder Scham, vermischt mit entweder Wut oder Anspannung. Abwandlungen dieser Gefühlskombinationen beinhalten Eifersucht (Furcht und Wut); Verwirrung (Anspannung und Scham); die Furcht, dass etwas Schreckliches passieren wird (Furcht und Anspannung) und Selbstekel (Wut und Scham).

Nahrung besteht oft aus einer Kombination von Beschaffenheiten; zum Beispiel hat Rocky Road Eis alle drei Konsistenzen. Das Eis ist cremig, die Nüsse sind knackig und die Marshmallows sind speckig. Mit dieser Mischung an Konsistenzen betrachte die vorherrschende erste von ihnen. Das ist die drängendste deiner Emotionen. Dann werfe einen Blick auf die zweitauffälligste Konsistenz, dann die dritte. Diese Vorgehensweise wird dir wie ein Spiegel dienen, sodass du erkennen kannst, welche Emotion dich im höchsten Maße quält.

Sorge dich nicht, ob du richtig oder falsch bei der Entscheidung liegst, welche Konsistenz am meisten vorherrscht oder auffällt. *Du* bist der einzige, der entscheiden kann, dass eine bestimmte Konsistenz bei der Nahrung am meisten hervorsticht. Zum Beispiel kann jemand, der süchtig nach Rocky Road Eis ist, der Meinung sein, dass die knackigen Nüsse die auffälligste Konsistenz darstellen. Das liegt daran, dass seine oder ihre emotionalen Probleme anders geartet sind als deine. Diese Person ist mehr geplagt von Anspannung und Wut als von jeder anderen Art von Gefühl.

Wenn dich das momentan noch verwirrt, lies weiter. Die Methoden, die ich bei der Deutung von Esssüchten anwende, sind in der Tat ziemlich direkt und einfach. Wenn du mit der Lektüre fortfährst, werden sie klarer für dich werden. Dennoch kannst du, wenn du es vorziehst, die Graphik hinten im Buch benutzen, anstatt eine Selbstanalyse durchzuführen.

➤ *Als Nächstes betrachte die Nahrungsart, auf die du versessen bist.* Jedes Kapitel listet die Gründe für die verschiedenen Nahrungsarten auf, die gewöhnlich ersehnt werden. Sehnst du dich nach Nüssen, würzigem Essen, Käse, Schokolade oder Nudeln? Jeder Nahrungstyp steht für eine andere zugrunde liegende Emotion. Wenn du ein Verlangen nach einer Kombination von Nahrungsmitteln hast, wie in unserem Beispiel vom Rocky Road Eis, dann kombinierst du die emotionale Bedeutung von der Sucht nach Vanilleeis, Nüssen und klebrig-weichem Karamell und Marshmallows wie folgt: Du bist ärgerlich wegen deines zu engen Terminkalenders und deiner großen Pflichten (Nusssucht); du willst einfach nur entspannen (Eissucht) und Spaß haben (Nusssucht), aber befürchtest, dass dies noch mehr Probleme mit sich bringt (Sucht nach Karamell und Marshmallows).

➤ *Stelle dir die Frage: »Bin ich bereit, dieses Problem jetzt anzugehen?«* Stehe oder sitze ganz still, damit du die Antwort besser vernehmen kannst. Augenblicklich wird dir dein Appetit etwas mit-

teilen wie: »Natürlich!« oder »Ja!« oder »Ich habe Angst, es zuzugeben, aber ich bin aufgebracht.« Sobald du dir deine Gefühle eingestanden hast, spürst du einen herrlich warmen
Strom der Erleichterung (der sich sogar besser als Essen anfühlt!). Du fühlst dich leichter, weniger niedergeschlagen. Und
du wirst *so* glücklich sein, wenn du erst von den unkontrollierbaren Esssüchten frei bist.

Die Freiheit, die ich erlebte, als ich meine eigenen Esssüchte
deutete und spürte, wie sie verschwanden, kann man damit
vergleichen, eine völlig laute Umgebung zu verlassen und sich
zu einem friedlichen und ruhigen Ort zu begeben. Was für eine
Erleichterung!

➢ *Handle JETZT!* Was kannst du heute tun, was dazu beiträgt,
deine Bürde zu erleichtern? Probleme verschwinden nicht von
allein; oft werden sie sogar schlimmer. Anstatt die Dinge auf-
zuschieben und die Last dieser Probleme zu tragen, überlege dir
einen Weg, um Abhilfe zu schaffen. Wenn keine Antworten
sichtbar werden, meditiere, bete oder beruhige ansonsten den
Aufruhr in deinem Körper und Geist. Dann sprich die Affirmation: *»Alle Weisheit des Universums ist genau in diesem
Moment in mir. Ich vertraue darauf, dass mein göttlicher Plan
jetzt in Ordnung und wirksam ist. Ich lasse jegliche Angst und
Zweifel los und höre auf meine innere Führung.«*

➢ *Halte Ausschau nach den »Schmetterlingsgefühlen« der Liebe.* Wie
in Kapitel drei besprochen, ist das Schmetterlingsgefühl das
kleine Geflatter der Liebe, Aufregung und der guten Gefühle,
die immer in deinem Bauch zu Hause sind. Es ist so, wie als
Kind an einem Festtag oder Geburtstag aufgeregt zu sein. Finde dieses Gefühl und bitte darum, dass es sich ausbreitet und
dich in das Empfinden der Freude eines freien Sinns einhüllt.
Du kannst dieses Gefühl zu einem höheren Bewusstsein und zu
erhöhter Emotion aufsteigen lassen, so leicht wie ein Drachen
auf einer Windbö gegen die Sonne reitet. Diese scheinbar einfache Übung versetzt dich in ein Gefühl, als ob du dich über

beide Ohren in den wundervollsten Menschen überhaupt verliebt hättest. Und als Folge daraus wird sich dein Appetit verringern. (Sobald du die Übung ausprobiert hast, wirst du wissen, was ich meine.)

Indem du dich entspannst und dich in Liebe einhüllst, hat dein Magen keinen Platz mehr, um Furcht zu beherbergen oder ihre Erscheinungsformen Anspannung, Wut oder Scham. Eine negative und eine positive Emotion können nicht gleichzeitig bestehen. In diesem stillen und ruhigen Zustand der Liebe, kannst du dein Bauchgefühl vernehmen. Bald wirst du wissen, was du tun musst, um deine Lage zu verbessern. Lasse weiter deine Ängste los und tue, was du tun musst, um dein Leben zurück in geistige Ordnung und Harmonie zu bringen.

Kapitel zehn

Seelennahrung: Den Ursprung des stetigen
Hungergefühls heilen

Wie ich bereits erwähnt habe, und ich werde es immer und immer wieder sagen: Ein übermäßiges Verlangen nach Essen ist ein Zeichen, dass etwas in unserem Leben uns Kummer bereitet. Der reinste Teil von uns, den ich die »Seele« nenne, ist sehr ehrlich und gibt immer zu, wenn etwas nicht stimmt. Dieser reine und unverfälschte Teil von dir spricht unablässig mit dir, führt dich und hilft dir. Wenn wir zu beschäftigt sind oder voller Zweifel sind, auf unsere Seele zu hören, hat sie keine andere Wahl, als deutlichere Botschaften zu überbringen, in Form von Süchten, Schmerz oder Schlaflosigkeit. Unser wahres Selbst tief in uns will, dass wir aufwachen und ihm Aufmerksamkeit schenken.

Die in diesem Kapitel beschriebenen Methoden werden dein Verlangen schmälern bis zu dem Punkt, an dem du die freie Wahl und Selbstbeherrschung wiedererlangst. Anstatt dich zu fühlen, als ob du Schokolade brauchst, bist du frei, zu wählen, ob du sie isst oder eben nicht. Deine Begierden werden keine Macht mehr über dich haben; *du wirst* die Verantwortung haben, was du dir in den Mund steckst. Wenn du dieselben Süchte auf einer gleich bleibenden Grundlage hast, gibt es einige zugrunde liegende Faktoren zu untersuchen. Im Wesentlichen ist ein andauerndes Verlangen eine Schallplatte mit einem Kratzer darauf. Die Platte hängt und spielt immer und immer wieder dieselben drei Töne des Songs. Na, und dein stetiges Verlangen ist so wie das sich wiederholende Auf-der-Stelle-Tanzen dieser selben drei Töne.

Zu 99 Prozent ist »Heilung« damit verbunden, eine gewisse Veränderung in deinem Leben vorzunehmen – eine Änderung deiner Beziehungs- oder Kommunikationsgewohnheiten; eine Änderung deines Arbeitsverhaltens; eine Änderung deiner Sportgewohnheiten; eine Änderung deiner Schlafgewohnheiten.

Es besteht kein Zweifel daran, dass Veränderung schwierig und beängstigend sein kann!

Eine Menge Überlegung, Geduld und Übung sind dazu nötig. Manchmal bringt diese Veränderung Diskussionen mit anderen Leuten mit sich, wenn wir unsere verletzlichen Gedanken oder Gefühle einem anderen gegenüber eingestehen müssen. Veränderung löst Ängste aus, dass wir Liebe verlieren. Kein Wunder, dass wir es lieber vermeiden, sogar uns gegenüber die Situation einzugestehen!

Die Wahrheit ist, dass, wenn wir in Liebe handeln, mehr Liebe in unser Leben kommt. Das ist das Gesetz vom Säen und Ernten: Wir empfangen, was wir umsonst geben. Wenn wir Furcht durch Liebe ersetzen, ziehen wir nur positive Situationen und Menschen in unser Leben. Erinnerst du dich an das letzte Mal, als du heftig verliebt warst? Erschien die Welt nicht besonders schön? Haben dir andere Leute gesagt, dass du leuchtest? Wenn du verliebt bist, bist du auf vielerlei Ebenen unwiderstehlich.

Mit »Verliebtheit« meine ich jedoch nicht unbedingt eine Liebesbeziehung. Ich denke an das Leben in einem Zustand der Liebe. Du lebst in Liebe, wenn du das »Schmetterlingsgefühl« ausweitest und stetige spirituelle Arbeit wie Meditation, Gebet und Affirmationen betreibst.

Ein stetiges Verlangen signalisiert, dass eine Situation einer Korrektur bedarf. Unsere Seele schlägt auf unseren Magen wie jemand, der verzweifelt versucht, unsere Aufmerksamkeit zu erregen. Die Seele schreit uns an: »Du musst etwas tun!« Aber wir haben große Angst vor dem Risiko, dass alles nur noch schlimmer wird, wenn wir etwas ändern. Die andauernden Begierden sind also innere Kämpfe zwischen unseren Ängsten und unserer Seele.

Wenn wir emotional hungrig sind (wie in den Kapiteln zwei und drei beschrieben), fühlt sich die Gier nach Essen an, als ob wir verhungern. Obwohl du gerade eine volle Mahlzeit verspeist hast, lässt dich ein plötzlicher Anfall von emotionalem Hunger glauben, dass dein Magen absolut leer ist. Du verspürst Hunger!

Wie du gelesen hast und wie ich zum wiederholten Male in diesem Buch gesagt habe, ist nicht dein Magen hungrig. Es sind dein Herz und deine Seele, die sich hungrig, benachteiligt oder leer fühlen.

Jede Art stetiges Verlangen deutet auf verschiedene unerfüllte Bedürfnisse hin, die Spaß, Zuneigung, Anerkennung, Romantik und Entspannung betreffen. Wenn diese Bedürfnisse nicht erfüllt werden, sind prinzipiell Furcht oder ihre Abwandlungen Anspannung, Wut oder Scham beteiligt:

➢ *Furcht* hält uns davon ab, Veränderungen vorzunehmen, die unser Leben verbessern könnten. Das beinhaltet die Furcht vor Versagen, Verlassenwerden, Zurückweisung, unwürdig zu sein oder als Hochstapler angesehen zu werden.

➢ *Anspannung* ist die körperliche und emotionale Erscheinungsform von Lebensstress. Jeder erlebt Stress, dennoch erfahren wir mehr Lebensstress, sobald wir uns von unserem Lebenswerk und dem göttlichen Pfad wegbewegen. Solange wir in Eintracht mit unserem Zweck arbeiten, hilft uns das Universum weiter. Wir fühlen uns stark, energetisiert und erneuert.

➢ *Wut* stammt von unseren unerfüllten Bedürfnissen. Das trifft besonders zu, wenn wir für unsere Umstände einer äußeren Macht die Schuld zuweisen, die uns daran hindert, unser Leben zu verbessern. Einige Leute machen ihren Ehepartner verantwortlich, Kinder, ihre Erziehung, mangelnde Bildung, ihr Geschlecht, ihre Rasse oder ihre Finanzen. Diese Schuld hat ihre Wurzeln in der Furcht, die Verantwortung dafür zu übernehmen, etwas zu ändern. Es ist viel einfacher, die äußeren Einflüsse zu bezichtigen, unsere Pläne zu durchkreuzen.

➤ *Scham* bedeutet sich unwürdig fühlen, unsicher, untauglich oder unzulänglich. Das heißt, dass du an deinen Fähigkeiten oder deinem Gutsein zweifelst. Manchmal stammt Scham von Schuldgefühlen wegen tatsächlicher oder eingebildeter Missetaten. Die einzige Missetat, die es wert ist, Energie in sie zu geben, ist diese: Decke auf, ob du auf deine innere Stimme hörst, die dich führt, oder nicht. Wenn wir uns von dem entfernen, was wir als richtig erachten, leidet unsere Selbstachtung. Scham ist die Folge.

Gewöhnlich ist der rote Faden bei jedem andauernden Verlangen ein Bedürfnis nach »Seelennahrung«.

Nun möchte ich nicht auf frittiertes Essen aus dem Süden verweisen, sondern auf liebevolle Gedanken und Gesten, die du dir selbst, deiner Seele, gegenüber erweist – die Handlungen, die bewirken, dass du dich so fühlst, als ob du gute Gefühle ausstrahlst. Hier sind ein paar Wege, dir Seelennahrung zuzuführen:

➤ *Suche spirituelle Anregung.* Erinnerst du dich daran, als du noch jünger warst und diese tiefsinnigen Gespräche über den Sinn des Lebens hattest? Das war ein gutes Gefühl, nicht wahr? Das war eine Art Seelennahrung, die du – wenn du wie die meisten viel beschäftigten Leute bist – schon länger nicht mehr erlebt hast.

Viel beschäftigte Erwachsene müssen Wege *planen*, um spirituelle Anregung zu erlangen. Wie bei den meisten Zielen geschieht nichts zufällig. Hier kommen ein paar Vorschläge, wie du dein Fortschreiten auf dem spirituellen Pfad voranbringen kannst:

➤ *Schüttet euch gegenseitig euer Herz aus in einem Gespräch* mit deinem Ehepartner, besten Freund(in) oder Zimmerkameraden. Dadurch werdet ihr euch näher kommen, und emotionale Vertrautheit ist eine Form von Seelennahrung.

> *Trete einem spirituellen Lesezirkel bei.* Viele Lokalzeitungen veröffentlichen Annoncen von Gruppen, die sich mit dem Werk *Ein Kurs in Wundern*, der Bibel oder großen philosophischen Schriften befassen und darüber diskutieren. Such dir etwas aus! Alles, was deine Seele anregt und dein Herz mit Liebe und kindlicher Ehrfurcht öffnet, ist eine Form von Seelennahrung.

> *Lies oder höre etwas Spirituelles.* Ich würde irgendeines von Marianne Williamsons Büchern oder auf Band gesprochenen Vorträgen vorschlagen (die im Original bei meinem Verlag Hay House Inc. erhältlich sind). Besonders gern mag ich ihre Bücher *Rückkehr zur Liebe* und *Illuminata*, die wirklich große spirituell-metaphysische Werke darstellen, die mit einer Menge an praktischen Ratschlägen versehen sind. Genauso wie unser Körper sich durch regelmäßige Bewegung verändert, verhält es sich auch mit unserem Bewusstsein als Reaktion auf regelmäßiges Beten und Meditation, so Marianne Williamson. Sie hebt hervor, dass, selbst wenn wir die körperliche Bewegung nicht genießen, unser Körper dennoch einen Nutzen davon hat. Bei Gebet und Meditation ist es genauso und »können nicht nicht wirken« sagte sie mir. »Indem du betest, erlangst du Seelenfrieden.«[1]

> *Lege dir ein kreatives Hobby zu.* Sie sind äußere Ventile für den kreativen Ausdruck deiner Seele. Wenn du normalerweise ein kreativer Mensch bist, der sich in letzter Zeit nicht künstlerisch betätigt hat, wirst du die Hochstimmung lieben, die bei dir entsteht, sobald du dich mit diesem Teil deiner selbst wieder verbindest! Sollten kreative Projekte nicht deine Sache sein, gibt es auch dutzende von Volkshochschulkursen. Suche dir einen aus, der dich interessiert, und melde dich noch heute an!
> Andere kreative Hobbys zum Ausprobieren sind: Malen, Fotografieren, Bildhauen, Tiffany Stil Glaskunst, Nähen, Kunsthandwerk, Schmuck basteln, ein Musikinstrument spielen, Tanzen, Schreiben, Filmdrehen, Schönschreibkunst und Patchwork.

- ➤ *Erschaffe dir eine Oase des Alleinseins.* Gibt es einen kleinen Raum oder ein gemütliches Stübchen, das nur dir gehört? Falls nicht, würde ich dir vorschlagen, dass du dir einen schaffst. Wenn du mit anderen Menschen zusammenlebst, brauchst du eine Oase des Alleinseins – einen Platz, wo du in Ruhe sitzen und nachdenken, schreiben oder lesen kannst. Jedes Heim, egal wie klein, hat irgendein kleines Eckchen, wo du einen Tisch und einen gemütlichen Stuhl (für wenig Geld in jedem Gebrauchtmöbelmarkt erhältlich) hinstellen könntest. Betrachte dies als eine Investition in dich selbst! Schmücke diese Ecke oder Raum mit Dingen, die deine Seele widerspiegeln, d.h. nur mit Fotos, kleinem Zierrat, Stofftieren oder Zeichnungen, die dich wirklich erfreuen.

- ➤ *Gönne dir jeden Tag eine Auszeit.* Wir alle brauchen eine Verschnaufpause, eine Auszeit, in der wir meditieren und einfach allein mit unseren Gedanken und Gefühlen sein können. Den ganzen Tag lang wirst du vom Lärm und den Energien so vieler Leuten erschlagen – von deinem Chef, deinen Gören, den Verkäufern, Kunden, dem Hund! Nun brauchst du eine Art Dusche, um deine Seele von all dem Lärm zu reinigen.

  Während deiner Auszeit gib Acht, dass du nicht versuchst, deine Gedanken oder Gefühle mit Essen oder anderen Ablenkungen zu blockieren. Ziehe dich allein für wenigstens fünf Minuten zurück. Wenn du etwas Zeit für dich schwer erübrigen kannst, setze dich eben in dein Auto, mache einen kurzen Spaziergang zum Briefkasten oder halte dich im Badezimmer auf.

- ➤ *Mache eine Negativitäts-Diät.* Diejenigen von uns, die hochsensibel sind, nehmen Negativität aus ihrer Umgebung auf. Selbst wenn du ein sehr starker Mensch bist, der klug und bewusst ist, können dennoch negative Einflüsse in dein Herz, deinen Verstand und deine Seele eindringen. Genauso wie einige körperliche Krankheiten als ansteckend gelten, verhält es sich bei der geistigen Krankheit von negativen, ungesunden Ansichten. Wenn du dich lange genug mit negativen Menschen und Einflüssen umgibst, beginnst du die Welt mit ihren Augen zu sehen. Du wirst ihre ungesunden »Ist das Leben nicht schrecklich«-Standpunkte annehmen und feststellen, dass sie auch dir in Fleisch und Blut übergehen.

Du kannst wirklich sagen, wie viel Negativität du absorbiert hast, wenn du eine Negativitäts-Diät machst. Als ich es das erste Mal tat, konnte ich das Ergebnis kaum fassen! Ich fühlte mich so leicht und glücklich, und das Leben schien mich mit kleinen Wundern zu belohnen. Ich empfehle dir, dass du es eine Woche lang probierst und beobachtest, ob du dich nicht um viele Pfunde leichter fühlst. Dies ist eins der mächtigsten Therapiemittel, das ich jemals verwendet habe. Jeder von meinen Klienten, der sich der Negativitäts-Diät unterzogen hat, berichtete von großen Erfolgen: verbesserte Beziehungen, gesteigertes Selbstvertrauen und weniger Sorgen und Ängste. Wie bei jeder Diät kannst du sie auf deinen Lebensstil und deine Ziele zurechtschneidern. Eine radikale Negativitäts-Diät wird die schnellsten Ergebnisse liefern, aber sie erfordert auch die meiste Disziplin, sich daran zu halten. Eine moderate Negativitäts-Diät ist weniger strikt, aber die Ergebnisse sind auch nicht so gewaltig. Hier erfährst du, wie du Negativität fasten kannst:

➢ *Vermeide jeglichen Kontakt mit negativen Medien.* Halte dich von jedem Fernseh- oder Radioprogramm, jeder Geschichte in Zeitschriften oder Zeitungen und jedem Kinofilm fern, der ein »Ist das Leben nicht schrecklich«-Thema enthält oder über die neueste Krise, Krankheit oder Verbraucherbetrug berichtet. Wenn es etwas wirklich Wichtiges gibt, das du wissen solltest, wird dich schon jemand warnen.

Später, wenn du die negativen Medienbeiträge in deine Diät »zurückrechnest«, wache über deine Gedanken. Wir können wählen, objektiv zu sein und den Presserummel nicht als die ultimative Wahrheit zu schlucken. Jawohl, Hysterie fördert den Absatz von Zeitungen und die 11-Uhr-Nachrichten. Aber hilft es tatsächlich deiner Seele, Trost zu finden?

➤ *Wie ich bereits erwähnt habe, meide negative, kritische oder wertende Menschen.* Ihre spirituelle Krankheit kann ansteckend sein! Verweise diese Leute an einen professionellen Helfer, wenn du das Gefühl hast, dass sie eine Schulter zum Ausweinen brauchen. Meide ihre Gesellschaft und halte dir ihre Anrufe für eine Woche (wenn nicht ständig) vom Hals, denn deine Seele braucht einige Zeit Abstand von ihrem negativen Einfluss. Du wirst erstaunt über den Unterschied sein, den dieser Schritt bei der Steigerung deines Energieniveaus bewirkt!

Viele meiner Klienten klagen mir: »Aber es ist mein Ehepartner, der negativ ist! Wie soll ich denn Negativität vermeiden, wenn ich mit einem negativen Menschen zusammenlebe?« Ich gebe dann zu bedenken, dass eine negative Beziehung ein gegenseitiges Übereinkommen darstellt. Solltest du mit einem negativen Partner dein Leben teilen, sei dir klar darüber, dass er oder sie teilweise auf dein Verhalten reagiert. Richtig oder falsch: Die meisten Ehepartner neigen dazu, deine Fröhlichkeit oder Traurigkeit persönlich zu nehmen. Wie ich in meinem Buch *In the Mood* geschrieben habe, fühlt sich dein Lebensgefährte großartig, wenn du glücklich bist. Sofern du unglücklich bist, fühlt sich der oder die andere verletzt. Wenn du durch deine Negativitäts-Diät vor Glück strahlst, wird dein Partner von dir angezogen und fühlt sich bestätigt und erleichtert, weil er oder sie sieht, dass du deine Zufriedenheit zum Ausdruck bringst.

Im Endeffekt hast du die Macht, sehr viel von der Negativität in deiner Beziehung zu heilen. Gleichzeitig würde ich dir nicht die Schuld für irgendeinen Missbrauch oder die Feindseligkeit deines Partners geben wollen. Vielleicht war zu einer Zeit dein Selbstwertgefühl etwas niedrig, sodass du einen Partner angezogen hast, der einen Mangel an Selbstwert bestätigte. Indem du stärker wirst, werden sich schließlich auch deine Beziehungen ändern. Die Dinge, die es wert sind, bewahrt zu werden, sind heilsam. Die anderen werden gewöhnlich langsam verblassen. Und dir wird es gut gehen, wenn du alle diese Veränderungen akzeptierst, wohl wissend, dass du sicher und stark bist und geliebt wirst.

➢ *Vermeide es, negative Gedanken zu hegen oder negative Worte zu sprechen.* Unsere Gedanken sind Magneten und Boten. Achte auf das, was du denkst, und sende nur Botschaften aus, die Liebe, Optimismus und Erfolg beinhalten. Auf diese Art und Weise ziehst du diese Qualitäten in dein Leben. Vermeide es eine Woche lang, dich zu beklagen, etwas zu kritisieren oder zu bewerten oder etwas oder jemanden »schrecklich« zu finden (auch keinen Tratsch über Filmstars!). Deine Seele wird erleichtert aufatmen, da es nicht länger die negativen Einflüsse durch ständiges Verlangen zurückdrängen muss.

➢ *Wende Affirmationen an.* Dies ist der Hauptgang des Seelennahrungs-Menüs. Affirmationen sind *das* entscheidende Werkzeug, um die Angst vor Veränderung zu überwinden. Unsere Ängste stammen gewöhnlich von einem Mangel an Selbstvertrauen; einem mangelnden Glauben an unsere Talente, Intelligenz oder Fähigkeiten; eine Annahme, dass wir es nicht besser verdienen; die Befürchtung, dass, wenn wir »für Aufruhr sorgen« oder uns beklagen, die anderen uns verlassen, feuern oder sich von uns scheiden lassen werden; die Angst, ein Schwindler zu sein, der keinen Erfolg verdient; die Sorge, dass die Dinge schlimmer werden und wir nicht mehr in der Lage sind, zu unserer jetzigen Sicherheit zurückzukehren; und die Angst, dass unsere Ziele unmöglich und unerreichbar sind.

Nach einer Weile fängst du an, diesen Ängsten Glauben zu schenken, aber diese Befürchtungen stammen von einem Misstrauen gegenüber deinem Bauchgefühl, das dir dazu rät, Änderungen in deinem Leben vorzunehmen. Wir bezweifeln, dass wir genug Zeit, Kreativität, Intelligenz oder Geld haben, um unser Bauchgefühl zu beachten.

Affirmationen werden dir helfen, dich an die Wahrheit über dich zu erinnern. Nämlich dass Gott dir niemals eine Aufgabe übertragen würde, ohne sie auch mit Talent abzusichern. Gott ist vollkommen, ganz und vollendet, und du wurdest nach seiner Vorstellung und seinem Ebenbild erschaffen. Wenn du die Ziele nach deinem Bauchgefühl anstrebst, ist damit immer ein höherer Zweck verbunden, der anderen Menschen einen Vorteil bringt.

Kürzlich sind Affirmationen durch ein paar Medien in Verruf gebracht worden, die sie als naiv und einen Auswuchs der Zwölf-Schritte-Bewegung verspottet haben. Also ich habe Affirmationen vor vielen Jahren angewendet, um mein Leben radikal zu verändern. Wenn die Affirmationen nicht gewesen wären, würde ich immer noch eine engstirnige und furchtsame Frau sein, eine dicke, unglückliche, ungebildete Hausfrau, die sehr niedergeschlagen war, weil sie wusste, dass sie nicht das Leben lebte, für das sie bestimmt war. Ich habe noch im Gedächtnis, mich wie ein Auto gefühlt zu haben, das im Dreck feststeckt, mit Reifen, die sich bei Vollgas ins Leere drehten. Daher stopfte ich Essen in mich hinein, um meine Verzweiflung zu verbergen. Jedoch durch meine metaphysische Erziehung (ich bin eine Metaphysikerin in 3. Generation), hatte ich von der unbeschreiblichen Macht von Visualisierungen und Affirmationen erfahren. Ich visualisierte meinen Traum, eine Bestseller-Autorin und Psychologin zu sein, und weil ich früher zu arm war, mir eine aufgenommene Affirmationskassette zu kaufen, nahm ich mir selbst eine auf. Das Band besprach ich mit vielen Konzepten der Selbstliebe und ergänzte diverse positive Gedanken über meine Karriere und mein Gewicht.

Zu einigen meiner Affirmationen zählte: »Ich bin eine Bestseller-Autorin«, »Ich trete in landesweiten Talkshows auf« und »Meine Figur ist sehr anziehend.« Glaube mir, zu dieser Zeit erschienen diese Affirmationen wie Zeilen aus einem Science-fiction-Film; sie waren so unendlich weit von der Wirklichkeit meines Lebens entfernt! Dennoch waren es meine tief verborgenen Wahrheiten. Diese Affirmationen stellten das Leben dar, das ich haben sollte.

Ich lauschte diesem Band Tag und Nacht. Es war meine Seelennahrung, und ich war so ausgehungert nach den liebevollen Gedanken, die dieses Band bot! Anfangs klangen die positiven Worte fremdartig, und der Klang meiner eigenen Stimme war mir einerlei! Das war ein Zeichen dafür, wie niedrig mein Selbstwertgefühl war! Nach ein paar Wochen des täglichen Hörens begann ich die positiven Botschaften in meinem Kopf zu »hören«, sogar ohne dass das Band lief. Ich konnte in einem Laden sein und in meinem Gedächtnis liefen immer noch diese positiven Botschaften über mich, eine nette Person zu sein, die liebevolle Freunde anzieht.

Diese positiven Botschaften wurzelten sich tief in mein Denken ein, und ich entwickelte eine gesunde, liebevolle Beziehung zu mir selbst. Ich hatte keinen Grund mehr, Eis in mich hineinzuschlingen, da ich nicht länger niedergeschlagen war. Ich hörte auf, knusprige Englische Muffins, die vor Fett trieften, zu essen, da ich mich nicht mehr gestresst fühlte.

Ich hoffe, dass du die Wahl triffst, deine Selbstliebe und dein Selbstvertrauen zu steigern, indem du eine Affirmationskassette benutzt. Am Ende jedes der nachfolgenden Kapitel habe ich Affirmationen aufgeführt, die sich auf die jeweilige Esssucht beziehen. In der Aufstellung über die Esssüchte im letzten Kapitel wirst du dutzende von Affirmationen finden, die auf die Heilung deines Appetits ausgerichtet sind.

Wenn wir überwältigenden Hunger nach einem bestimmten Nahrungsmittel verspüren, sind die eigentlichen Emotionen Furcht, Anspannung, Wut und Scham. Die Emotionen zu bekämpfen ist nutzlos; sie werden nur stärker und versuchen zurückzuschlagen. Verschwende keinen wertvollen Moment, indem du versuchst, diese Emotionen zu bekriegen oder außer Acht zu lassen!

Die einzige Lösung besteht darin, »Ersatz«-Emotionen zu affirmieren. Lade positive emotionale Gäste in dein Herz ein, und die negativen Gäste werden das Weite suchen. Noch einmal nenne ich dir diese wunderbare Affirmation, um Licht und Liebe in dein Seelenhaus einzuladen:

Ich Vergebe, Akzeptiere und Traue mir Selbst.

Dies ist mein Ersatz für das FATS-Kurzwort. Außerdem reduziert es sofort den Appetit!

Ich betrachte die Affirmationen gern als einen Weg, deine »mentale Verdauung« zu fördern. Sie sind in der Tat Appetit zügelnde Gedanken.

TEIL DREI

Die Wissenschaft der Esssüchte

Kapitel elf

Schokoladensucht: Hunger nach Liebe

Jedes Jahr geben Amerikaner fünf Billionen Dollar pro Jahr für Schokolade aus. Ironischerweise ist das etwa die Summe, die für Maßnahmen zum Abnehmen aufgewendet werden. Offensichtlich sind wir ein Land der Schokoholiker. Aber für tausende von Menschen (besonders Frauen) ist die Sucht nach Schokolade kein Witz. Sie ist ein ernsthaftes Problem und beeinflusst das Gewicht und Selbstwertgefühl.

Du hast vielleicht gehört, dass Schokolade denselben chemischen Stoff enthält, den das Gehirn erzeugt, wenn wir verliebt sind. Dieser chemische Stoff namens *Phenylethylamin* (abgekürzt: PEA) weist dieselben Bestandteile auf, ob er nun in Schokolade gefunden wird oder im Gehirn.

PEA verändert so stark die Stimmung, dass es seinerzeit eine vorgeschriebene Arznei war! Bis Anfang der 1980er Jahre war PEA der Hauptwirkstoff in einer Pille namens MDMA. Dann wurde sie als illegale Droge deklariert und vom Markt genommen. Heutzutage wird dieselbe Tablette auf der Straße als »Ecstasy« oder »X« verkauft.

MDMA löst ein Gefühl der Euphorie aus. Man sagt, dass man zwei Todfeinde in denselben Raum stecken könnte, ihnen MDMA gäbe und sie sich innerhalb von einer Stunde in den Armen lägen und die dicksten Freunde wären. Eheberater pflegten Ehepaaren MDMA zu verabreichen, um ihre Anspannung und Feindseligkeit zu mildern. Die Tablette bewirkte, dass die Paare herzliche Gefühle für den anderen hatten und sie sich bald küssten und vertrugen.

Heute ist Ecstasy eine beliebte Schwarzmarktdroge. Da es sich dabei um eine Form von Methamphetamin handelt, riskieren diejenigen, die Ecstasy nehmen, ernsthafte Herz-Kreislauf-Probleme. Gegenwärtig untersuchen Forscher an der University of California in Davis MDMA auf der Suche nach nutzbringenden oder therapeutischen Verwendungsmöglichkeiten dieser Droge.

Mit MDMA als Inhaltsstoff ist es kein Wunder, dass die Schokoladensucht so durchdringend ist!

Schokolade: die Königin der Süchte

In meinen Befragungen von Klienten und Publikumsmitgliedern ist Schokolade bei den Süchten immer das Lebensmittel Nummer eins. »Wenn ich doch nur kein Verlangen mehr nach Schokolade hätte, könnte ich viel abnehmen«, ist ein Satz, den ich unablässig zu hören bekomme. Andere Wissenschaftler sind überdies zu dem Schluss gekommen, dass Schokolade den Spitzenplatz bei Esssüchten, besonders bei Frauen, einnimmt.[1]

Warum sehnen wir uns dermaßen nach Schokolade? Warum haben gerade Frauen mit der Sucht nach Schokolade zu kämpfen? Es gibt vier mögliche Gründe:

1. Liebe und emotionale Beziehungen sind Frauen sehr wichtig, und Schokolade erzeugt das Gefühl, geliebt zu sein, geschätzt und verstanden.
2. Die Hormonverschiebung während unseres Menstruationszyklus' löst Süchte aus (siehe Kapitel acht).
3. Mehr Frauen als Männer suchen Hilfe bei Depression, und Schokolade ist ein hervorragendes, wenn auch kurzzeitiges, Antidepressivum.
4. Frauen, die zu viel tun und versuchen, das Leben einer Powerfrau zu führen, benutzen manchmal Schokolade, um ihre Energie zu steigern.

Frauen, die sich nach Liebe sehnen

Im Jahre 1993 gab ich 150 Frauen eine schriftliche Befragung, um zu ermitteln, welche Bestandteile des Lebens ihrer Meinung nach zum größten Glück führten. Es waren Mitglieder von sozialen Organisationen wie den Soroptomisten oder der American Association of University Women (AAUW), die sich bereiterklärten, mir bei meiner Studie zu helfen. Die Befragten waren derzeit nicht in Behandlung, und alle von ihnen beschrieben sich als »glücklich mit ihrem Leben«. Die meisten waren College-Absolventinnen, die in Berufen wie Lehrer, Manager oder Unternehmensinhaber beschäftigt waren.

Ich bat die Damen, die Faktoren aufzulisten, die ihnen »am allerwichtigsten« und »am zweitwichtigsten« für ihre derzeitige Zufriedenheit seien. Unter »am allerwichtigsten« führte die Mehrheit von ihnen »hohes Selbstwertgefühl« als den wesentlichsten Bestandteil von Glück auf. Die zweithäufigste Antwort – und das überraschte mich – lautete »ein guter Ehemann oder Liebhaber«. »Kinder« war die dritthäufigste Antwort, die gewählt wurde. Indem ich alle Antworten zusammenfasste, die diese Frauen als den größten, zweitgrößten und drittgrößten Faktor für Glück genannt hatten, stellte sich der »gute Ehemann oder Liebhaber« als Hauptantwort heraus!

Ich stellte den Teilnehmerinnen darüber hinaus zwei andere Fragen, die interessante Resultate lieferten:

1. Was ist gerade der Hauptfaktor, der dein Glück oder Unglück in deinem Leben beeinflusst?
2. Was, wenn überhaupt, meinst du, fehlt gerade in deinem Leben?

Was, meinst du, waren die Hauptantworten auf diese zwei Fragen?

Du kannst es dir wahrscheinlich schon denken: Diese Frauen – alle in erfolgreichen Berufen – hielten Beziehungen, Liebe und

Ehe für die wichtigsten Einflüsse auf ihr Glück oder Unglück, *vor allen anderen Faktoren!*

Gewiss sehnen sich auch viele Männer nach emotionaler Vertrautheit, Romantik und Liebe. Einige Studien zeigen, dass heutzutage mehr Männer als jemals zuvor ihren Wunsch nach Bindung und Heirat ausdrücken. Und stell dir vor: Diese Männer sind oft Schokoladensüchtige.

Du siehst also, dass Schokoladensucht ein Schrei nach Liebe ist, Innigkeit und Romantik. Es ist das perfekte Antidepressivum für jemanden mit Liebeskummer. Betrachte einmal den Schmelztiegel der Wohlfühleigenschaften von Schokolade:

➢ Der hohe Fettgehalt lindert die Gefühle der Leere, Unsicherheit oder Einsamkeit

➢ Ihr hoher Kohlenhydratgehalt löst die Produktion des Glückshormons Serotonin im Gehirn aus.

➢ Sie enthält auch einen dem Serotonin ähnlichen Stoff namens *Diphenylamin*, der anscheinend Ruhe und Gelassenheit fördert.

➢ Die Stimulanzien in Schokolade – PEA, Theobromin und Tyramin – sind sofortige Muntermacher.

➢ Die Anziehungskraft von Schokolade kann teilweise darauf beruhen, dass sie ein Aroma hat, das süße, salzige, bittere und saure Geschmacksnuancen in vollkommener Ausgewogenheit gleichmäßig miteinander verbindet.

➢ Pyrazin, ein Stoff, der im Duft von Schokolade festgestellt wird, regt das Glückszentrum im Gehirn an.[2]

➢ Die Beschaffenheit kann cremig sein, wenn du Trost brauchst, oder knackig, wenn du wütend über dein Liebesleben bist.

Wenn ich über den Hunger nach Liebe spreche, reagieren die Leute manchmal abwehrend und insistieren: »Nein, das ist nicht wahr!« Es ist schwer einzugestehen, dass unser Liebesleben nicht erfüllend ist, weil mit diesem Eingeständnis das Anerkenntnis verbunden ist, dass wir etwas ändern müssen. Wir alle sträuben uns natürlich gegen Veränderung, weil wir befürchten, dass die Dinge noch schlimmer werden, als sie ohnehin schon sind. Anstatt Änderungen vorzunehmen, behandeln wir unsere Liebesmisere mit Schokolade. Cynthia ist ein Beispiel dafür:

Cynthia, ein Mitglied des Studiopublikums bei einer Fernseh-Talkshow, in der ich Esssüchte erörterte, stand auf und sagte, dass sie ständig ein Verlangen nach Schokolade hatte. »Was ist die Ursache dafür, und wie kann ich es kontrollieren?«, wollte sie wissen.

Cynthia hatte mir dem üblichen Ansatzpunkt für die Deutung von Esssüchten geliefert – indem sie das Objekt ihrer Begierde genannt hatte – Schokolade. Eine Schokoladensucht zeigt fast immer das unerfüllte Bedürfnis nach Liebe an. Aber da dieses Bedürfnis viele verschiedene Formen annehmen kann, erkundigte ich mich bei Cynthia nach dem zweiten Faktor – Beschaffenheit –, um mehr herauszufinden.

»Welche Schokoladensorte muss es bei dir sein?«, fragte ich sie. Cynthia erklärte, dass sie gewöhnlich tafelweise knackige, knusprige Schokolade in sich hineinstopfte. Eine knackige Konsistenz zeigt oft Enttäuschung oder Wut im Liebesbereich an, daher stellte ich Cynthia die nächstlogische Frage:

»Wie steht's mit deinem Liebesleben?«

»Ausgezeichnet«, entgegnete sie ohne jeden Gesichtsausdruck. Ich bemerkte, dass ihr Mund zuckte, als sie das Wort sprach.

Bingo! Cynthias Esssucht war ein Werk ihrer eigenen Verleugnung. Als sie zusagte, dass ihr Liebesleben ausgezeichnet sei, hatte ich genau auf das richtige Problem gezielt. Ich habe noch nie einen Schokoladensüchtigen getroffen, der völlig zufrieden mit seinem Liebesleben gewesen ist.

»Das ständige Verlangen nach knackiger Schokolade steht gewöhnlich für Enttäuschung oder Wut über das Liebesleben«, klärte ich sie auf.

»Passt das zu deiner Situation?« Die ganze Zeit filmten die

Kameras diese Unterhaltung und die Bilder wurden live ausgestrahlt. Ich hatte schon wieder meinen Hals riskiert, aber ich war nun einmal von meiner Studie über die Deutung von Esssüchten überzeugt.

»Nun …« Cynthia blickte zu Boden. Dann platzte sie mit ihrer Geschichte heraus. Sie war frisch verheiratet mit einem Militärpflichtigen, der sich zwei Wochen nach ihrer Hochzeit einschiffen musste. Cynthia war äußerst wütend über diese Situation, dennoch meinte sie, dass ein Eingeständnis dieser Gefühle sich gegenüber eine sinnlose Geste wäre. In diesem Moment schien sie indes sichtlich erleichtert zu sein, über ihre Gefühle zu diskutieren, und sie nahm Platz mit einem Lächeln.

Wie ich bereits erwähnt habe, ist Schokolade überwiegend ein Suchtmittel von Frauen. Dennoch habe ich auch mit vielen Männern gearbeitet, die mit ihrem überwältigenden Verlangen nach dem Kakaoprodukt zu kämpfen hatten. Männer, genau wie Frauen, die dem Schokoladengenuss frönen, sind die Romantiker auf dieser Welt. Schokoladensüchtige sind gewöhnlich diejenigen, die sich wünschten, dass das Leben ein langer Liebesroman wäre. Oft haben wir unrealistische Erwartungen von Beziehungen, indem wir rote Rosen, Liebeslieder und Poesie erhoffen. Wenn diese Erwartungen zerplatzt sind, fühlen wir uns oft getäuscht.

Einige schokoladensüchtige Romantiker sind unglücklich über ihr Liebesleben, weil sie immer wieder ungeeignete oder unpassende Partner wählen. Manche, wie mein Klient Ted, sind unzufrieden in der Liebe, weil Furcht und Scham sie davon abhalten, überhaupt erst einen Liebespartner zu suchen.

Als mittlerer Manager von 28 Jahren in einem führenden Produktionsbetrieb ist Ted fleißig, gewandt und freundlich. Außer wenn er unter Frauen kommt – dann ist er verschlossen wie eine Auster. »Ich habe solche Angst, sobald ich in der Nähe von einer attraktiven Frau bin«, gestand er mir.

Anstatt die Beziehung anzustreben, die er sich wünscht, stürzt sich Ted in seine Arbeit. Er hat 50 Pfund Übergewicht, was er seinem ständigen Verlangen nach Reese's Erdnussbutter Pralinen zuschreibt. »Wenn ich doch nur aufhören könnte, diese Süßigkeiten zu naschen, würde ich bestimmt abnehmen«, klagte Ted. Er hatte herkömmliche Diäten ausprobiert, aber hatte immer sein Gewicht zurückerlangt, sobald sein Verlangen nach Erdnussbutter und Schokolade wieder Oberhand gewann.

Teds Sucht nach Schokolade und Erdnussbutter kennzeichnen seine Sehnsucht nach Liebe bzw. Spaß. Im Wesentlichen arbeitete Ted den ganzen Tag und ging jeden Abend direkt nach Hause. Er hatte die Tür vor Liebe und Spaß verschlossen und musste einige Änderungen in seinem Leben vornehmen, wenn er jemals im Begriff sein wollte, beide Bedürfnisse zu erfüllen. Das hieß, sich zu interessanten Kursen und Sportaktivitäten anmelden, um die Gelegenheit zu erhalten, neue Freunde kennen zu lernen und vielleicht die Frau seiner Träume zu treffen. Sobald seine Bedürfnisse nach Liebe und Spaß erfüllt wären, könnte Ted sein Verlangen nach Reese's Schokolade überwinden.

Die Verbindung zwischen Schokolade und Liebe wurde von Margorie Schuman an der California School of Professional Psychology untersucht. Schuman stellte fest, dass Leute, welche Schokolade einsetzen, um damit ihre Depression, Anspannung oder Erregbarkeit zu behandeln oder zu verdecken, zu gewissen Charaktermerkmalen tendieren:

> - Sie sind dramatisch, großspurig und haben ein großes Bedürfnis, im Zentrum der Aufmerksamkeit zu stehen.
> - Sie haben regelmäßig Stimmungsschwankungen.
> - Sie neigen dazu, sich leichter als andere zu verlieben.
> - Sie sind am Boden zerstört, sobald sie in der Liebe zurückgewiesen werden.

➤ Sie reagieren überempfindlich auf die Zustimmung oder Missbilligung durch andere.[3]

Süchtig nach Liebe?

In ihrem Buch *A Natural History of Love* erörtert Diane Ackerman, wie die Abhängigkeit von einem natürlich hohen Gehalt an
PEA (dem Hirnstoff, der auch in Schokolade festgestellt wird) zu
Beziehungsproblemen führen kann:

Wenn sich zwei Menschen gegenseitig anziehend finden, lässt
das ihre Körper mit einem Schwall von PEA erbeben, einem
Molekül, das den Informationsfluss zwischen den Nervenzellen
beschleunigt. Als ein amphetaminähnlicher Stoff treibt PEA das
Gehirn zu einem Rausch der Erregung, weshalb sich Liebende
euphorisch, verjüngt, optimistisch und energetisiert fühlen und
glücklich dabei sind, sich die ganze Nacht hindurch zu unterhalten oder stundenlang zu lieben. Da Amphetamin oder »Speed«
süchtig macht – sogar das vom Körper selbst erzeugte Speed –,
werden einige Menschen zu dem, was Michael Liebowitz und
Donald Klein des New York State Psychiatric Institutes als »Reiz-
Junkies« bezeichnen, die eine romantische Beziehung brauchen,
um sich vom Leben angeregt zu fühlen.

Getrieben von einem hormonellen Hunger, wählen sie unpassende Partner. Bald darauf zerbröckelt die Beziehung oder sie sehen sich zurückgewiesen. In beiden Fällen gequält von liebeskranker Verzweiflung, stürzen sie in eine grausame Depression, die sie
mit einer neuen Verliebtheit zu kurieren versuchen. Liebowitz und
Klein meinen, dass diese Achterbahn durch ein Verlangen nach
PEA angetrieben wird. Als sie den Reiz-Junkies den Hemmstoff
MAO verabreichten – ein Antidepressivum, das PEA und andere
Neurotransmitter unterdrücken kann –, waren die Wissenschafter
überrascht, festzustellen, wie schnell sich bei ihren Patienten eine
Besserung einstellte. Ohne das bisherige Verlangen nach PEA war

es ihnen möglich, ruhiger und realistischer bei ihrer Partnerwahl vorzugehen. All das deutet stark darauf hin, dass unser Gehirn, wenn wir uns verlieben, von PEA durchtränkt wird, einer Substanz, die bei uns Gefühle von Freude, wilder Aufregung und Wohlbefinden auslöst. Eine süße Dosis Liebe.[4]

Wenn wir verliebt sind, verschlägt uns das oft den Appetit, weil wir unsere Emotionen als vorrangig gegenüber allen anderen banalen Problemen empfinden. Die Autorin und Dozentin Marianne Williamson nennt dieses Gefühl einen Zustand der »positiven Verleugnung«, indem wir die wahrhafte Perfektion in uns selbst und unserem Partner erkennen.[5]

Wir sind gierig nach Schokolade, weil wir uns nach diesem hoch schwingenden Gefühl der Liebe sehnen. Meine Klientin LeAnne bemerkte, dass sie weniger aß, sobald sie verliebt war:

Wenn LeAnne keinen Freund hatte, backte und futterte sie jeden Tag Brownies. Ihre Schokoladensucht hing davon ab, ob sie eine Liebesbeziehung am Laufen hatte oder nicht! LeAnnes Gewicht schwankte rauf und runter um 20 Pfund, je nach Zustand ihres Liebeslebens. Ihre Diätmethode bestand darin, dass sie versuchte, ihr Verlangen nach Schokolade zu beherrschen, indem sie verliebt blieb. Und so machte sie es: LeAnne pflegte sich sehr schmeichelhafte und aufreizende Kleider anzuziehen. Dann besuchte sie einen Nachtclub und bändelte mit einem attraktiven Mann an. LeAnne war nicht auf der Suche nach einer festen Beziehung; stattdessen wollte sie lediglich einen Mann finden, der als ihr Liebesobjekt fungierte. Es war unerheblich, wie sich der Mann benahm, wie er aussah oder was für einen Beruf er hatte. Was zählte, war die Tatsache, ob er einen romantischen Impuls bei ihr auslöste, damit sie von der Schokoladensucht loskam.

Ihr Leben war chaotisch, als sie das erste Mal zur Therapie kam. Sie hatte so viele Männer, die sie besuchten, und dennoch war LeAnne nicht »verliebt«, wie sie es sich wirklich ersehnte. Sie benutzte diese Männer, um sich auf diese Weise an ihre Diät zu halten, und ihre kurzzeitige Vernarrtheit war ein armseliger Ersatz für die Liebe, die sie sich wünschte.

In der Therapie entdeckte LeAnne, dass diese Vernarrtheit wie Junk-Food war, während Liebe echte Nahrung darstellt.

LeAnne lernte, wie sie die Liebe, die sie für sich und ihr Leben empfand, ausdehnen konnte, und sie war in der Lage, ganz natürlich von ihrer Schokoladensucht zu lassen.

Notlösungen gegen Schokoladensucht

Schokoladensucht, die auf einer unerfüllten Sehnsucht nach Liebe basiert, verwandelt sich in ein körperlich bedingtes Verlangen, wenn wir uns auf eine lieblose Art behandeln. Unsere Serotonin- und Energiereserven werden aufgezehrt durch stressreiche Tage, einen zu engen Terminkalender, ungesundes Essen und Bewegungsmangel. Wir greifen dann zu Schokolade, um uns besser zu fühlen.

Der Heißhunger auf Schokolade kann vorübergehend durch den Verzehr von Getränken überlagert werden, die dieselben anregenden Eigenschaften haben wie Schokolade:

> *Ginger Ale.* Sein hoher Tyramingehalt kann ein Verlangen nach Schokolade lindern.

> *Orange Pekoe-Tee.* Ist reich an Theobromin, dem anderen anregenden Stoff in Schokolade; Tee wirkt gleichzeitig beruhigend und anregend.

> *Sojamilch.* Enthält hohe Mengen an Tyramin sowie viele Vitamine und Mineralstoffe.

> *Diät-Limonade.* Es gibt einigen Hinweis darauf, dass Phenylalanin, eine Aminosäure in Aspartam (NutraSweet) die Herstellung von Phenylethylamin im Gehirn anregt (derselben »Liebesdroge«, die in Schokolade festgestellt wurde).[6] Ich empfehle dir nicht, literweise Diät-Limonade zu trinken, aber eine 12-oz.-Dose pro Tag kann vorübergehend deine Sucht eindämmen.

➤ *Kaffee*. Der bloße Geruch von Kaffee kann das Verlangen nach Schokolade lindern. Wenn du die Dose öffnest oder dir eine Kanne davon aufbrühst, ist das ein angenehmes Sinneserlebnis, weil ein Stoff namens Pyrazin über deine Nase ins Gehirn eintritt. (Hast du jemals bemerkt, dass Kaffee besser riecht als er schmeckt? Deshalb!) Pyrazin beeinflusst das Glückszentrum deines Gehirns, und sein Duft kann bei allen Nusssorten sowie Kaffee und Schokolade festgestellt werden.[7]

Hier sind ein paar andere Notlösungen für außer Kontrolle geratene Schokoladensucht:

➤ *Iss fettfreie Schokolade*. Einige Leute bekämpfen ihre Schokoladensucht, indem sie gefrorenen Schokoladenjoghurt ohne Fett, fettfreie Brownies oder Schokoladenkekse naschen. Dir ist wahrscheinlich schon bekannt, dass fettfrei nicht unbedingt kalorienarm bedeutet. In Hinblick auf Kalorien ist Joghurt wohl die beste Wahl bei den fettfreien Schokoladenprodukten, und viele Frauen schwören darauf als Mittel gegen Schokoladensucht vor der Menstruation.

➤ *Beweg dich*. Bewegung wie Aerobic steigert deinen Serotonin-Spiegel, verbessert deine Stimmung, hilft bei Krämpfen vor der Regel und unterdrückt allgemein deinen Appetit. Bewegung erhöht auch die Geschwindigkeit des Stoffwechsels, d. h., dass du effizienter Kalorien während des ganzen Tages verbrennst. Die Erhöhung des Stoffwechsels kann bis zu zwölf Stunden nach dem Training andauern.[8]

Schokoladensucht heilen

Wie mein Klient Ted erkannte, kommt die einzige dauerhafte Heilung der Schokoladensucht von innen heraus. Das bedeutet, dein Bedürfnis nach Liebe zu erfüllen, indem du dich wie den allerwichtigsten Menschen auf der ganzen Welt behandelst (der du bist!). Es bedeutet, deinem Partner beizubringen, was du in einer Beziehung akzeptierst und was nicht. Es bedeutet auch die Weigerung, sich mit einer Beziehung zufriedenzugeben, die in irgendeiner Weise missbrauchend ist.

Bleibe verliebt in dein Leben, indem du die »Schmetterlingsgefühle« in deinem Bauch ausweitest. Immer wenn du anfängst, dich ungeliebt zu fühlen, gehe an einen ruhigen Ort und konzentriere dich ganz auf deinen Bauch. Suche nach dem leisesten Anzeichen für einen Schmetterling darin; dem Gefühl kurz bevor du ein wundervolles Geschenk öffnest oder als ob du gerade im Lotto gewonnen hast. Weite dieses Gefühl bewusst aus, als ob du das Schmetterlingsgefühl in die Luft aufsteigen lässt. Bald wirst du ein weiches und warmes Gefühl in deinem Herzen wahrnehmen und dich wie frisch verliebt fühlen. Das ist das Gefühl, was du versuchst nachzuahmen, wenn du Schokolade isst. Mit etwas Übung wirst du in der Lage sein, den ganzen Tag in einem Zustand romantischer Liebe zu bleiben, und zwar jeden Tag. In diesem Zustand der Liebe kannst du deinen Appetit unterdrücken; und dein Gesicht, deine Handlungen und Worte werden vor Freude leuchten. Wie selbstverständlich wirst du so liebevolle Menschen in dein Leben ziehen.

Vor allem sage dir immer und immer wieder diese Affirmationen. Du wirst den größten Nutzen haben, wenn du sie zweimal am Tag wiederholst, täglich einen Monat lang:

AFFIRMATIONEN BEI SCHOKOLADENSUCHT

➤ Ich verdiene Liebe.
➤ Ich bin Liebe, und die Liebe scheint durch mich.
➤ Ich bin voller Liebe, durch und durch.
➤ Ich erfahre einen Zustand des Glücks überall in meinem Körper.
➤ Ich bin liebenswert und werde geliebt, genau in diesem Moment.

- ➤ Ich ziehe liebevolle Menschen in mein Leben.
- ➤ Meine Freunde sind liebevoll, gebend und aufmerksam.
- ➤ Ich verdiene Liebe, einfach weil ich ich bin.
- ➤ Ich bitte um das, was ich in meiner Beziehung brauche.
- ➤ Ich erbitte, empfange und höre auf die göttliche Führung in Hinblick auf meine Beziehungen.

Im nächsten Kapitel betrachten wir die verschiedenen Formen von Schokoholismus mit Hilfe von einem Test, der die Ausprägung deiner Schokoladensucht genau aufzeigen wird. Sobald du verstehst, warum und in welcher Weise dein Heißhunger auftritt, wirst du besser gewappnet sein, um ihn zu überwinden.

Kapitel zwölf

Bist du ein Schokoholiker? (Ein Test)

Hast du jemals zu dir gesagt: »Ich könnte ja abnehmen, wenn da nicht all das Schokoladenzeug und Eis wäre, das ich nasche«? Betrachtest du dich als Schokoholiker?

Seit langem sind Schokoholiker Gegenstand schlechter Witze gewesen und mit Argwohn beäugt worden. »Das ist nur eine Ausrede für das Futtern der vielen Schokoriegel«, behaupten die Nicht-Schokoholiker manchmal.

»Setze einfach deine Willenskraft ein und iss nur *eine* Schokolade«, bekommen wir immer wieder zu hören.

Leicht gesagt für *sie* – das ist so, als ob man einem Alkoholiker empfiehlt, nur ein Bier zu trinken! Für viele Schokoholiker gibt es nichts dergleichen wie nur *eine* Schokoladenbuttercreme, *eine* Tafel Milchschokolade oder *ein* Stück Schokoladenkuchen. Die meisten Leute wissen, ob sie Schokoholiker sind oder nicht. Aber falls du nicht ganz sicher bist oder nicht weißt, in welchem Ausmaß du betroffen oder was für eine Art Schokoholiker du bist, bitte mache diesen Test:

Wahr oder falsch:

1. Ich sehne mich häufig nach Schokolade.
2. In meinem Lieblingsessen ist Schokolade drin.
3. Ab und zu gebe ich mich einer Schokoladenorgie hin und vertilge eine ganze Packung Schokoladeneis, einen Beutel Schokoladenplätzchen, fast einen ganzen Schokoladenkuchen oder eine riesige Menge an Schokoladensüßigkeiten.

4. *Nur bei Frauen*: Ich bin versessen auf Schokolade direkt bevor meiner Regel.

5. Es scheint so, dass ich immer im Winter mehr Schokolade esse, und als Ergebnis lege ich während der kalten Jahreszeit an Gewicht zu.

6. Ich habe weite Strecken auf mich genommen, um meine liebsten Schokoladensüßigkeiten aufzuspüren (z.B. mehrere Meilen Weges zurückgelegt; Geld ausgegeben, das ich mir nicht leisten konnte etc.).

7. Ich falle immer dann über Schokosüßigkeiten her, wenn niemand in der Nähe ist, und ich verstecke sogar das leere Einwickelpapier, damit andere nicht merken, was ich gegessen habe.

8. Nachdem ich Schokolade gegessen habe, fühle ich mich schuldig und bin wütend auf mich.

9. Schon das Sehen oder Riechen von Schokolade reicht aus, um mein Verlangen danach zu wecken.

10. Ich glaube, dass ich ein hoffnungsloser Romantiker bin; ich verliebe mich leicht, und ich kann gar nicht genug von Liebesromanen und -filmen bekommen.

11. Das Beste an Schokolade ist der köstliche Geschmack.

12. Wenn ich auf einer einsamen Insel stranden würde, müsste auf jeden Fall Schokolade ein Teil des Proviants in meinem Überlebenspack sein.

13. Ein Leben ohne Schokolade würde nicht viel Spaß machen.

14. Das letzte Mal, als ich mich von einem Liebhaber getrennt habe, war ich tagelang bedrückt und habe deshalb mehr Schokolade gegessen.

15. Es scheint wirklich so, dass ich mich am meisten während der Ferien nach Schokolade sehne.

16. Immer wenn ich einen Bissen Schokolade nehme, verliere ich völlig die Kontrolle über meinen Appetit, und ich will jedes bisschen Schokolade futtern, das ich zwischen die Finger bekomme.

17. Ich habe festgestellt, dass ich mich richtig gut fühle, wenn ich Schokolade esse. Es ist wie ein natürliches High.

18. Andere haben mich aufgezogen oder die Bemerkung gemacht, dass ich Schokolade anscheinend mehr als »normale« Leute mag.

19. Manchmal benutze ich Schokolade als Muntermacher, wenn ich mich erschöpft oder niedergeschlagen fühle.

20. Ich habe zärtliche Kindheitserinnerungen, die mit dem Genuss von Schokolade verbunden sind.

21. Um von der Kindheit zu sprechen, versteckte ich mich gewöhnlich als Kind, wenn ich Schokolade aß. Ich verriet niemals meinen Eltern oder Geschwistern, dass ich Süßigkeiten naschte.

22. Anscheinend kann ich das niedrige Gewicht nur bis zu den Herbstferien zwischen Halloween bis zum Neujahrstag halten. Während dieser Jahreszeit wird einfach so viel Schokolade herumgereicht, dass ich immer zunehme.

23. Für mich gilt: Je mehr Schokoladengeschmack, desto besser. Ich nehme immer »Double Fudge« Schokoladeneis anstatt leichte Milchschokolade oder (hach!) einfach Vanille.

24. Bei Schokolade denke ich immer an »schlechtes« Essen – schlecht für mein Gewicht, schlecht für meine Gesundheit – aber so köstlich, dass ich mir gestatte, »ungezogen« zu sein und welche zu essen.

25. Ich kann dem Geschmack von Carob (Johannisbrot) nicht widerstehen. Für mich ist es ein Schokoladenersatz.

26. Wenn meine Mom mich früher gefragt hat, was für einen Kuchen ich gern zu meinem Geburtstag hätte, wollte ich *immer* Schokoladenkuchen mit Schokoguss.

27. Ich mag Schokolade lieber als alle anderen in meiner Familie.

28. Ich gebe mir Schoko-«Kicks«; d.h., ich mag eine ganz bestimmte Schokolade und esse nur diese Sorte, bis ich sie satt habe. Dann suche ich mir eine andere Sorte aus, bis ich auch diese satt habe.

29. Ich überesse mich nur dann mit Schokolade, wenn sie raffinierten Zucker enthält, so wie ein Schokoriegel, Kuchen oder Eis. Ich habe keine Lust zum Überessen bei zuckerfreien Pralinen, Eismilch oder gefrorenem Joghurt.
30. Nach einem Streit mit meinem Partner sehne ich mich nach Schokolade oder esse welche.
31. Ich bin glücklich oder aufgeregt, kurz bevor ich die Schokoladensüßigkeiten esse, die ich am liebsten habe.
32. Wenn jemand anderes wüsste, wie viel Schokolade ich wirklich esse, wäre mir das peinlich, ja ich wäre sogar beschämt.
33. Für mich ist Schokolade eine Nahrung für die Sinne. Ich habe bemerkt, dass Konsistenz und Geschmack von Schokolade mein sexuelles Verlangen erregen.
34. Wenn ich ins Kino gehe, esse ich eher Pralinen als Popcorn.
35. Sobald mein Partner meine liebsten Schokoladensüßigkeiten (Eis, Bonbons, Kekse etc.) nach Hause mitbringt, kann ich nicht anders und sehe es als Liebesbeweis.

Wie du deinen Test auswertest:
Zähle die Anzahl der »wahren« Antworten, die du hast, zusammen und dann schaue, welche Kategorie unten auf dich zutrifft:

0 bis 10:
Du magst gelegentlich Schokolade genießen, aber du bist kein Schokoholiker. Du kannst welche nehmen oder eben nicht, und wenn du dir eine Tüte Eis oder gefrorenen Joghurt bestellst, verlangst du oft Vanille oder Fruchtgeschmack. Wenn du Süßigkeiten isst, handelt es sich häufig um Bonbons oder Gebäck. Mit anderen Worten: Schokolade ist wirklich keine große Sache für dich. Du kennst oder liebst vielleicht einen Schokoholiker, dennoch ist für dich dieses ganze Thema ein Rätsel oder ein Witz.

11 bis 20:
Du bist ein Schokoholiker »an der Grenze« – d. h., dass du Scho-

kolade zwar sehr magst, aber sich nicht dein ganzes Leben darum dreht. Stattdessen hast du wahrscheinlich bemerkt, dass Schokolade etwas ist, das du in regelmäßigen Abständen genießt, vielleicht wenn jemand zufällig welche auf die Arbeit oder zu dir nach Hause mitbringt. Du würdest sie nicht ablehnen, sofern sie dir angeboten wird, aber auch keinen Riesenumweg machen, um sie extra aufzutreiben. Du hast deinen Anteil an Pralinen und Kuchen gegessen, und bei einer Diät hast du von allen Süßigkeiten und Desserts abgeschworen. Aber wie bei anderen, die Schokolade mögen, hast du festgestellt, dass, wenn sie dir angeboten wird, viele deiner Abnehmversuche zum Scheitern gebracht wurden.

21 bis 29:
Du bist mit Sicherheit ein Schokoholiker und weißt es auch. Du ziehst Schokolade allen anderen Geschmacksrichtungen vor, und dir würde nicht im Traum einfallen, eine Tüte mit Vanilleeis zu bestellen. Du bist quer durch die ganze Stadt gefahren, um deine liebste Schokoladensüßigkeit zu bekommen, auch wenn du wenig Zeit hattest und knapp bei Kasse warst. Du hast Schokolade gegessen, um gute Zeiten zu feiern und dich genauso in schlechten Zeiten zu trösten.

In bestimmten Phasen deines Lebens hattest du das Gefühl, in der Nähe von Schokolade die Kontrolle zu verlieren, wie ein Alkoholiker in der Nähe von Alkohol; und es gab viele Momente, in denen du einfach nicht aufhören konntest, Pralinen oder Kekse zu naschen, die vor dir standen. Dir ist klar, dass du süchtig nach Schokolade bist, zumindest psychisch, und du verabscheust Diäten, weil sie dich dazu bringen, von deiner Lieblingsspeise zu lassen.

30 bis 35:
Du bist der »ultimative« Schokoholiker – ein harter Süchtiger, der für den Geschmack und Geruch von Schokolade lebt. Jeden Tag,

wenn nicht sogar *mehrmals* am Tag, sehnst du dich nach Schokolade und isst welche. Du richtest deinen Tag danach aus, genug Zeit dafür zu haben, kurz beim Supermarkt oder der Eisdiele bzw. dem Laden mit gefrorenem Joghurt zu halten, um deine liebste Schokoladensüßigkeit zu bekommen.

Andere Leute nehmen dich wahrscheinlich wegen deines Schokoladenticks hoch, aber das stört dich nicht – jedenfalls nicht genug, um jemals mit dem Naschen aufzuhören. In der Vergangenheit hast du schon Schokolade abgeschworen, aber du glaubst eigentlich, dass es eine verlorene Schlacht ist und du ein hoffnungslos unheilbarer Schokoholiker bist.

Was für eine Art Schokoholiker bist du?

Nachdem du nun das Ausmaß deiner Schokoladensucht gedeutet hast, ist es wichtig, zu bestimmen, was für eine Art Schokoholiker du bist. Die Leute neigen dazu, sich auf unterschiedliche Weise und aus einem Haufen von Gründen mit Schokolade zu überessen.

Der erste Schritt, der dazu führt, wieder die Kontrolle über deinen Appetit auf Schokolade zu erlangen, ist der, herauszufinden, welche Art Schokoholiker du bist, weil jede Änderung in deinem Essverhalten mit deiner Persönlichkeit und deinem Verhaltensmuster korrespondiert. Ich kann es gar nicht oft genug betonen: Nicht alle Schokoholiker sind gleich!

Um die für dich zutreffende Gruppe herauszubekommen, wirf nochmals einen Blick auf die Antworten, die du auf die Wahr-oder-falsch-Fragen gegeben hast, und gleiche sie mit den nachfolgenden Beschreibungen ab:

Der emotionale Schokoladenesser. Wenn du von den Fragen Nr. 10, 14, 30, 33 und 35 drei oder mehr mit »wahr« beantwortet hast, bist du ein emotionaler Schokoladenesser. Ein emotionaler Schokoladenesser ist jemand, der ein starkes Bedürfnis nach Romantik und Liebe hat. Dieser Mensch ist versessen auf die positiven Emotionen, die durch den Verzehr von Schokolade hervorgerufen werden, d.h., die Gefühle, die durch PEA erregt werden, demselben Stoff, den dein Gehirn während der Anfangsphase der Verliebtheit absondert.

Der situationsabhängige Schokoholiker. Wenn du von den Fragen Nr. 4, 5, 15, 22 und 26 drei oder mehr mit »wahr« beantwortet hast, bist du ein situationsabhängiger Schokoholiker. Es gibt drei wesentliche Unterkategorien der situationsabhängigen Schokoholiker:

1. Eine Frau, die sich direkt vor ihrer Regel nach Schokolade sehnt aufgrund von hormonellen Schwankungen.
2. Jemand, der nur während der kalten Wintermonate ein Verlangen nach Schokolade hat aufgrund einer saisonbedingten Depression.
3. Jemand, der einfach dann Appetit auf Schokolade hat, wenn sie zufällig in der Nähe ist, besonders während der Ferien.

Der zügellose Schokoladenesser. Wenn du von den Fragen Nr. 3, 6, 16, 28 und 29 drei oder mehr mit »wahr« beantwortet hast, bist du ein zügelloser Schokoladenesser. Dieser Mensch kann buchstäblich keinen Bissen Schokolade zu sich nehmen, ohne sich komplett einer Fressorgie hinzugeben. Manche von ihnen verlieren nur dann die Kontrolle über ihren Appetit, wenn die Schokolade bestimmte Inhaltsstoffe enthält, wie raffinierten Zucker oder Nüsse. Andere wiederum überessen sich mit einer bestimmten Sorte von Schokosüßigkeiten, wie Eis oder Kuchen.

Der begeisterte Schokoladen-Fan. Wenn du von den Fragen Nr. 9, 13, 17, 19 und 31 drei oder mehr mit »wahr« beantwortet hast, bist du ein begeisterter Schokoladen-Fan. Der Schokoladen-Fan erfährt völliges und äußerstes Glück beim Genuss von Schokolade. Dieser Mensch beschreibt gewöhnlich das Schokoladeessen als ein »absolut vollkommenes Erlebnis«, und der Schokoladen-Fan könnte dir schwerlich sagen, welcher Aspekt von Schokolade verlockender ist: der Geschmack, der Geruch oder die Konsistenz. Alles in allem erlangt der Schokoladen-Fan ein ausgeprägtes »High« durchs Schokoladeessen.

Der heimliche Schokoholiker. Wenn du von den Fragen Nr. 7, 8, 21, 24 und 32 drei oder mehr mit »wahr« beantwortet hast, bist du ein heimlicher Schokoholiker. Dieser Mensch hat gewöhnlich große Schuldgefühle, sobald er etwas mit dem Etikett »Dickmacher« verzehrt, was Schokolade mit einschließt. Der heimliche Schokoholiker versteckt sich oft, während er seine liebsten Schokosüßigkeiten nascht. Er oder sie lässt womöglich das Einwickelpapier der Schokoriegel im Auto oder in der Handtasche verschwinden oder wartet, bis die Familie zu Bett gegangen ist, damit der Schokoladenkuchen oder das Eis in seliger Einsamkeit genossen werden kann.

Schokolade – eine Hassliebe

Einige Schokoholiker sind eine Mischung von mehr als nur einem Typ. Andere fallen in jede Gruppe der Schokoladensucht. Wenn du in eine oder mehr Gruppen gehörst, kann es tröstlich für dich sein, dass du nicht allein bist. Dennoch bist du wahrscheinlich frustriert über den Vor-und-zurück-Effekt von Schokolade in deinem Leben.

Auf der einen Seite willst du nicht ohne Schokolade leben. Auf der anderen Seite fühlst du, dass Schokolade der Hauptschuldige hinter deinem unkontrollierten Essverhalten ist.

Wie wir im letzten Kapitel behandelt haben, ist das tatsächliche Problem jedoch der Wunsch nach mehr Liebe und Aufregung in deinem Leben. Viele genesende Schokoholiker stellen fest, dass, sobald sie beginnen, Selbstliebe zu praktizieren und sich mit Dingen zu beschäftigen, die ihnen mehr Kreativität und Inspiration bieten, sie in der Lage sind, sich vom Einfluss, den Schokolade über sie ausübt, zu lösen!

Kapitel dreizehn

Sucht nach Milchprodukten: Die antidepressive Kost

Als Kleinkinder verlangten und tranken wir große Mengen Milch. Einige Wissenschaftler sind der Ansicht, dass unser frühestes Verlangen nach Milch in Wahrheit eine Sucht nach der süßen Laktose ist, die in Molkereiprodukten vorkommt.[1] Laktose ist eine Form von Zucker, und wir haben gesehen, wie alle Neugeborenen süßen Geschmack allem anderen vorziehen. Tatsächlich tritt eine Laktoseunverträglichkeit niemals vor dem Alter von einundeinhalb Jahren auf.[2]

Aber es gibt andere Eigenschaften von Milchprodukten, die sogar bedeutender sind als ihr von Natur aus süßer Geschmack. Wenn du die Inhaltsstoffe dieser aus Milch hergestellten Erzeugnisse zerlegst, findest du ein frei erhältliches Antidepressivum – ohne Rezeptpflicht!

Wirf einfach einen Blick auf die massenhaft Stimmung ändernden Bestandteile von Milchprodukten:

> ➤ *Tyramin*, eine vasoaktive Substanz, die reichlich in Käse vorhanden ist, wirkt als Stimulans.
> ➤ *Cholin*, ein Hauptinhaltsstoff der Milch, hat eine besänftigende Wirkung auf den Körper.
> ➤ Ein anderer inhärenter Bestandteil der Milch ist *L-Tryptophan*. Wenn Milchprodukte mit Kohlenhydraten kombiniert werden (damit die wetteifernden Aminosäuren nicht stören), löst L-Tryptophan die Produktion des chemischen Hirnstoffs Serotonin aus. Das erzeugt ein angenehmes Wohlbefinden. Eine Kombination aus Milch und Kohlenhydraten ist beispielsweise Eis, aromatisierter Joghurt, Pizza, Käse-Nachos und Pasta Alfredo.

➢ Außerdem steigert der Zucker in Milchprodukten die Energie und Stimmung, und die cremig-feine Konsistenz ist wohltuend.

Die antidepressiven Wirkungen von Milchprodukten

Inhaltsstoff/Eigenschaft	Wirkung auf die Stimmung/Energie
Cholin	besänftigend
L-Tryptophan	beruhigend
(Sofern mit Kohlenhydraten kombiniert)	
Zucker oder Laktose	vorübergehend Energie liefernd
Cremige Beschaffenheit	wohltuend

Gewöhnlich bezieht sich ein Verlangen nach Milchprodukten auf Eis, Käse, Sourcream, Alfredo Sauce, cremigen Salatdressing, wie z. B. Ranch-Dressing, Roquefort- und Blauschimmelkäse-Dressing. Lass uns z. B. Roses Sucht anschauen:

Diese 33-jährige Marketing-Direktorin und Mutter zweier Kinder frönte ihrer Lust auf Milchprodukte in Salatbars. Sie würde rational erklären, dass sie gesunde, fettarme Kost zu sich nahm. Indes waren Roses Salate aber zusammengestellt aus einer kleinen Portion Kopfsalat, ein paar Sprossen, Champignons und Cherrytomaten. Der Großteil ihres Salats bestand aus geriebenem Käse, zerbröckeltem Blauschimmelkäse und Ranch-Dressing – ein Antidepressivum-Salat!

Da sie sich über Milchprodukte in einer knackigen Form (durch das Salatgemüse) hermachte, entsprach Roses Esssucht-Profil jemandem, der gleichzeitig niedergeschlagen und ebenso frustriert oder wütend war. Die Milchprodukte ihrer Wahl enthielten auch noch ordentlich viel Fett. Das hatte zu bedeuten, dass sie wahrscheinlich mit gewissen schmerzlichen Gefühlen der Leere zu kämpfen hatte.

Ich fragte Rose: »Welcher Teil von deinem Leben ärgert dich und bewirkt, dass du dich gerade niedergeschlagen fühlst?«

Sie sah mich an und erschrak, indem etwas Farbe aus ihrem Gesicht wich. Ich hatte eben ihre »Deckschicht« weggeblasen – die Fassade, die alle glauben machen wollte, dass ihr Leben vollkommen war. Die Deutung von Esssüchten vermag das! Sie dringt direkt ins Herz der Emotionen vor, ohne um den heißen Brei herumzureden.

Rose schluckte, als ob sie ihren Stolz herunterwürgte, während sie zugab, dass sie sich mit ein paar völlig normalen Gefühlen auseinandersetzte. »Ich glaube, dass ich verärgert über meinen Mann bin.«

»Welche deiner Bedürfnisse werden im Moment nicht erfüllt?« forschte ich weiter. »Ich würde gern zu Hause bei meinen Kindern sein, aber er sagt, dass wir uns das nicht leisten können ...« Ihre Stimme verebbte, und sie wandte ihr Gesicht ab, um sich die Tränen abzuwischen, die über ihre Wangen strömten.

Roses Kummer, ihre Unfähigkeit, ihren Traum von einer Vollzeitmutter zu verwirklichen, hatte sich in Verbitterung gegen ihren Mann dargeboten. Unter ihrem Groll rumorten diese anhaltenden Klagen: »Dan sollte mehr Geld verdienen, um uns alle zu versorgen. Ein richtiger Mann würde erkennen, wie wichtig das ist! Wenn er nur *irgendetwas* täte, damit ich zu Hause bei unseren Kindern sein könnte, wo ich hingehöre!«

Verbitterung und Enttäuschung, wenn sie ignoriert werden, können sich in Depression verwandeln. Das war bei Rose der Fall. Anstatt sich auf mögliche Lösungen zu konzentrieren, sich ein Ziel zu setzen, Affirmationen zu verwenden und vernünftige Diskussionen mit ihrem Mann zu führen, hatte Rose einen anderen Weg gewählt. Ihre Geisteshaltung bestand darin, sich als Opfer zu sehen und ihren Ehemann als Gefängniswärter.

Ich habe ihren Mann sogar in ihren gemeinsamen Therapiesitzungen getroffen, und es gab keinen Hinweis auf Missbrauch von seiner Seite. Rose hatte auch niemals irgendwelche Andeutungen über eine seelische oder körperliche Misshandlung gemacht.

Stattdessen hatte Rose Angst, sich mit der Vorstellung auseinanderzusetzen, dass ihre Ziele der Wirklichkeit ihres jetzigen Lebens widersprachen. Sie fürchtete, die Notwendigkeit für eine Veränderung anzuerkennen, sofern sie ihre Träume realisieren wollte – entweder müsste sie sich in ihrer Lebenshaltung einschränken oder sich einen Weg überlegen, wie sie Geld von zu Hause aus verdienen könnte.

Ich bat Rose, Beruhigungsmethoden anzuwenden (siehe Kapitel sieben), damit sie die Führung ihres Bauchgefühls vernehmen könnte. Sie war dermaßen überrascht über das, was sich ihr zeigte, als sie meinen Rat befolgte. Sie offenbarte mir bei ihrer nächsten Sitzung, dass sie ihrer Eingebung entsprechend ihre eigene Marketingfirma von zu Hause aus aufmachen sollte.

Die Heilung ihres Appetits ebenso wie die Gründung und der Betrieb eines Heimunternehmens erforderten denselben spirituellen Ursprung: überwinden von Furcht und Wut. Dies sind die Affirmationen, die sich Rose auf Kassette anhörte, um Furcht und Wut durch Vergebung und Akzeptanz zu ersetzen:

➤ Ich vertraue auf Gottes Pläne für mich, und ich weiß, dass mir Talent, verbunden mit meiner Aufgabe, verliehen wurde.
➤ Wenn ich den Weg beschreite, der für mich richtig ist, wird für alle Einzelheiten gesorgt.
➤ Ich kann mich in Gottes Armen ausruhen, genau wie meine Kinder sich in meinen ausruhen.
➤ Alles ist vollkommen in diesem Augenblick.
➤ Wenn ich mich darauf ausrichte, großartige Ergebnisse zu sehen, erledigt sich das Wie und Warum zwischendurch von ganz allein.

Andere Strategien zur Linderung von Depression

➤ *Hole dir ggf. professionelle Hilfe.* Depression kann zum Krebs der emotionalen Krankheit werden, wenn sie unbehandelt bleibt. Sie kann tödlich sein, also sollte sie nicht ignoriert werden! Wenn du überhaupt schon einmal an Selbstmord gedacht hast oder im Nichts zu verschwinden, bitte lege dieses Buch jetzt beiseite, rufe die Auskunft an und lass dir eine Telefon-Hotline für Selbstmordgefährdete geben. Glaube mir, Hilfe bekommen fühlt sich so gut an! Es ist ein Zeichen von Stärke, um Unterstützung zu bitten, und du wirst dich fragen, warum du so lange gewartet hast. Auch wenn keine Selbstmordgedanken bestehen, erfordert eine ernsthafte Depression immer noch professionelles Eingreifen.

Bitte vereinbare einen Termin bei einem Arzt oder Therapeuten, sofern du regelmäßig fünf oder mehr von diesen Symptomen in den letzten zwei Wochen erfahren hast: Depression; vermindertes Interesse oder fehlende Freude am Leben; erheblicher Gewichtsverlust oder Zunahme (über 5 Prozent des Körpergewichts); Schlaflosigkeit oder Tagesmüdigkeit (Verschlafenheit); körperliches Zittern oder Schwerfälligkeit; täglich Energiemangel; Gefühle der Wertlosigkeit oder übertriebener Schuld; Konzentrationsschwierigkeiten; wiederkehrende Gedanken an Tod und Selbstmord. Wenn du fünf oder mehr von diesen Symptomen hast, genießt du dein Leben nicht gerade. Du kannst dich von diesem Zustand wegentwickeln, indem du einen Spezialisten aufsuchst, auf den du dich während dieser schweren Zeit verlassen kannst. Mache es jetzt gleich!

➤ *Leiste Trauerarbeit, falls erforderlich.* Depression kann von Trauer nach einem großen Verlust stammen. Egal ob der Verlust klein oder groß ist, wenn wir uns gegen den Trauerprozess wehren, zögern wir den Kummer hinaus. Anstatt gegen diese normale menschliche Haltung aufzubegehren, die sogar die stärksten, klügsten und überaus spirituellen Menschen durchmachen, warum trittst du keiner Trauer-Selbsthilfegruppe bei?

Im Lokalteil einer Zeitung werden dutzende von öffentlichen Selbsthilfegruppen für praktisch jeden erdenklichen Verlust aufgelistet. Kannst du nicht eine Gruppe finden, die zu deiner Situation passt? Besuche wenigstens eine Trauer-Selbsthilfegruppe (viele Probleme in Bezug auf Trauerhilfe treffen quer durch die Bank zu) oder gründe deine eigene, indem du eine hiesige Journalistin anrufst und ihr deine Geschichte erzählst.

➤ *Achte auf eine ausgewogene Ernährung.* Manchmal rührt eine Depression von einem Vitamin- oder Mineralstoffmangel her. Wissenschaftler der McGill University entdeckten, dass manche Depression die Folge eines Folsäuremangels sein könnte. Die Forscher gaben den depressiven Probanden daher 200 mg Folsäure pro Tag und stellten fest, dass ihre Depression daraufhin nachließ (dabei kann in Studien wie diesen, selbst wenn sie gut überwacht werden, manchmal die Betreuung und Zuwendung der Forscher die Stimmung der Probanden heben). Dennoch weisen viele Studien auf die Notwendigkeit hin, auf seinen Körper zu achten. Das ist die Sache mit der Eigenliebe, die man praktizieren soll.

➤ *Schreibe deine Gefühle in einem persönliches Tagebuch auf.* Manchmal wird eine Depression durch Verwirrung oder widersprüchliche Gefühle ausgelöst. Wenn du dich auf dem Papier durch deine Gedanken arbeitest, springen dabei die unvernünftigen Ideen, die die Verwirrung erzeugen, manchmal von der Seite! Beim Tagebuchschreiben lasse jegliche Belange über Grammatik, Zeichensetzung oder Schreibweise außer Acht.

➤ *Beweg dich.* Das ist eindeutig eine der besten Methoden, die ich kenne, um die Depression zu besiegen. Viele Studien zeigen, dass jegliche Art von Bewegung, die du vornimmst – Gehen, Laufen, Fahrrad fahren –, deine Stimmung steigert. Du erzeugst nicht nur körperliche Fitness, sondern auch seelische Fitness![3]

In einer drastischen Studie wurden klinisch depressive Probanden in drei Gruppen aufgeteilt, wo sie zehn Wochen lang eine der folgenden Behandlungen erhielten: Aerobic, Entspannungsübungen oder gar keine Behandlung. Die Probanden, die Aerobic machten, hatten eine bedeutend höhere Minderung ihrer Depression im Vergleich zu den anderen zwei Gruppen.[4]

> ➢ Ich bin sicher und geborgen.
> ➢ Ich gebe mir die Erlaubnis zu entspannen.
> ➢ Für alle meine Bedürfnisse wird in diesem Augenblick gesorgt.
> ➢ Es ist in Ordnung, wenn ich meinen Schutzschild sinken lasse.
> ➢ Ich lasse zu, das mein wahres Selbst durchschimmert.

Kapitel vierzehn
Salziges Knabberzeug: Stress, Wut und Ängstlichkeit

Bist du ein Stress-Esser? Mampfst du mehr, wenn du unter Spannung stehst als eine Folge des Berufs, von finanziellem oder familiärem Druck? Hattest du im Test unter Kapitel drei eine hohe Punktzahl im Abschnitt »Stress-Esser«?

Wenn du diese Fragen mit Ja beantwortet hast, dann bist du versessen auf und überisst dich wahrscheinlich mit knusprigen Knabbereien, wie zum Beispiel Kartoffelchips, Popcorn und Crackern. Die knusprige Konsistenz bietet ein erlösendes Ventil für all die Anspannung, wegen der du die Zähne zusammenbeißt. Sie wirkt wie eine Art Boxsack! Wir lassen unsere Anspannung und Wut an jedem knusprigen Bissen aus. Sogar das knackende Geräusch wirkt beruhigend, indem es uns an unsere Kraft erinnert, da wir jeden Bissen mit unseren Zähnen zermalmen.

Stress-Essen

Verzehren Stress-Esser mehr Nahrung als andere Leute? Oder erfahren sie einfach nur mehr Stress?

Eine Studie berichtete, dass jugendliche Überesser 250 Mal mehr Fälle von Lebensstress erfahren hatten (wie zum Beispiel Scheidung der Eltern, Umzug in eine neue Stadt etc.) als andere Halbwüchsige, die normal aßen.[1]

Studien mit Ratten bestätigen ebenfalls die Theorie vom größeren Lebensstress. Ein Forscher verglich die Essgewohnheiten und Muster der Gewichtszunahme von Ratten, die unter Stress gesetzt wurden, mit welchen, die nicht unter Stress standen. Die Wissenschaftler erzeugten Stress, indem sie den Ratten sechsmal am Tag in den Schwanz kniffen (autsch!). Die Nager, die unter Stress standen, lieferten sich komplette Fressorgien und legten durchschnittlich 63 Gramm zu. Die stressfreien Artgenossen fraßen normal und nahmen nur 17 Gramm an Gewicht zu.[2]

In einer ähnlichen Studie mit Menschen (nein, sie wurden nicht gekniffen), gab man den Probanden eine fast unlösbare, schwierige Aufgabe zu erfüllen. Das würde die meisten von ihnen in Stress versetzen, nicht wahr? Die Testpersonen hatten außerdem freien Zugang zu Knabberartikeln. Je nachdem wie ihre Stressmenge zunahm, war das auch bei der Menge an Knabberartikeln der Fall, die die Probanden verzehrten.[3]

Frauen neigen dazu, bei Stress mehr zu essen als Männer, so der Forscher Richard Straub von der University of Michigan. Straub bat die Gruppe von Männern und Frauen, sich einen Film anzusehen, der dazu vorgesehen war, stressreiche Gefühle auszulösen, sowie einen beruhigenden Reisefilm. Während des stressreichen Films aßen die Männer weniger und die Frauen mehr. Die Männer langten hingegen mehr beim Reisefilm zu (vielleicht weil der Gedanke ans Reisen bei Männern mehr Stress hervorruft?). Straub kam zu dem Schluss, dass sich viele Frauen auf unnatürliche Weise beim Essen einschränken, um dünn zu bleiben. Aber unter Stress knicken sie ein und geben sich dem Essen hin.

Warum werden wir zum Stress-Esser?

Es gibt zwei Haupttheorien, die erklären, warum wir mehr in Stresszeiten essen:

1. *Die Ablenkungstheorie.* Wenn wir eine Million Dinge im Kopf haben – den Chef, die Rechnungen, die Kinder – ist unsere Aufmerksamkeit abgelenkt. Wir sind dann weniger mit unserem Körper in Einklang, wodurch wir weniger innere Anzeichen von Hunger und Sättigung erkennen. Wenn wir gestresst sind, geben wir uns dem »automatischen Essen« hin

(siehe Kapitel neun), und wir sind weniger geneigt, zu bemerken, wenn unser Magen ziemlich voll ist.[4]

2. *Die Opiat-Theorie.* Unter Stress produziert unser Körper schmerzstillende Opiate. Diese Opiate regen zum Überessen an. Forscher haben Stress-Essen bei Ratten unterdrückt, indem sie ihnen einen Opiatblocker namens »Naloxon« injizierten.[5] Ich habe gesehen, dass dieselbe Substanz erfolgreich Drogen- und Alkoholsüchte minderte, wahrscheinlich blockiert sie aus denselben Gründen das Essverhalten bei Stress.

Sucht nach Salzigem

An sich ist nichts falsch daran, ein Verlangen nach Salz zu haben, da Natrium überlebensnotwendig ist. Ich erinnere mich an einen Jungen, mit dem ich zur Schule ging. Seine Mutter hatte ihn aus irgendwelchen exotischen Gesundheitsmotiven auf eine salzfreie Diät gesetzt. Seine Persönlichkeit veränderte sich merklich ab dem zweiten Tag seiner salzfreien Diät. Am dritten Tag, vielleicht wegen der nun verlockenden Gerüche der normalerweise nicht so verlockenden Kantinengerichte, wurde David im Speisesaal ohnmächtig. Ich weiß noch, dass die Krankenpflegerin der Schule erklärte, dass Davids zu strikte Diät verantwortlich für seine Bewusstlosigkeit war.

Alle Tiere haben den inneren Trieb, Salz zu begehren. Jeder, der mit Farmtieren gearbeitet hat, weiß, dass ein Salzleckstein – ein großer Salzblock – ebenso zur Umgebung einer Farm gehört wie Heu und Dünger.

Unser Körper strebt nach einer Selbstregulation des Verhältnisses Wasser/Blut in unserem Körper. Wenn wir kein Salz mehr zu uns nehmen, reagiert unser Körper, indem er Wasser austreibt, damit wir dasselbe Verhältnis aufrechterhalten können. Dieser Mechanismus ist mit Präzision tödlich, wenn wir Natrium komplett von unserem Speisezettel streichen, letztendlich würden wir an Austrocknung sterben. Wir *brauchen* Salz zum Überleben.[6]

Manchmal, so wie es bei meinem Schulkameraden David der Fall war, ist das Verlangen nach Natrium oder Salz körperlich bedingt. Studien zeigen, dass Tiere alles nur Erdenkliche tun, um ihren Natriumbedarf zu decken. Zum Beispiel haben Stachelschweine einen großen Bedarf an natriumhaltiger Kost. Während des Winters, wenn die verfügbare Vegetation nicht ausreichend Salz bietet, riskieren Stachelschweine buchstäblich ihr Leben, um ihren Salzanteil aufrechtzuerhalten. Zu dieser Jahreszeit gibt es nur zwei Bezugsquellen, wo Salz vorkommt: an den Seitenwänden von Scheunen, die noch Salz vom Winterschnee übrig haben, und auf Straßen, die mit Salz bei Glatteis gestreut wurden. Stachelschweine setzen sich der Gefahr durch LKWs, Autos und Farmern mit Schrotflinten aus, wenn sie Salz vom Straßenrand und Scheunen auflecken.[7] (Das lässt dagegen unsere Abstecher zu Seven-Eleven für einen Beutel Doritos ganz schön harmlos wirken, oder?)

Das menschliche Verlangen nach Salz taucht das erste Mal im Alter von ungefähr vier Monaten auf. Vor dieser Zeit zeigen Säuglinge keinerlei Vorliebe für Salz, wahrscheinlich weil ihre Geschmacksknospen noch nicht genügend entwickelt sind, um salzigen Geschmack zu unterscheiden.[8]

Sucht nach Knusprig-Knackigem

Denke dir ein Tier, das einen Knochen benagt, und du wirst ein treffendes geistiges Bild davon haben, wie ein Verlangen nach knackigem Essen ist. Ob du dich nun nach Stangensellerie oder Kartoffelchips sehnst, der eigentliche Grund ist derselbe: Es gibt ein biologisches und seelisches Bedürfnis, etwas zu zerbeißen und zu zerkauen.

Einer der Hauptgründe, warum Diäten versagen, liegt darin,

dass sie nicht genügend knackige Nahrung anbieten, um Sättigung hervorzurufen. Alle Lebewesen, die Menschen eingeschlossen, haben ein physiologisches Bedürfnis danach, jeden Tag x-mal zu kauen. Iss fade, weiche Kost und du wirst dich frustriert fühlen. Deshalb können sich die meisten von uns nicht an Diättypen mit Hüttenkäse und Joghurt halten. Unsere Zähne finden keine Erfüllung!

Obwohl unsere Ahnen aus der Steinzeit eine Notwendigkeit darin sahen, auf Knochen zu beißen, um ihre Zähne zu schärfen, hat die moderne Grundlage für die Sucht nach Knackigem mit dem Stress des 21. Jahrhunderts zu tun. Dein Boss schreit dich an. Der Bericht fällt durch. Deine Ziele sind nicht erreicht. All diese Stressfaktoren nagen an dir und bewirken, dass du im Gegenzug an etwas Knusprigem nagen willst.

Eine Brezel. Etwas Popcorn. Taco-Chips. Intuitiv weißt du, dass es so befriedigend ist, in etwas Hartes zu beißen, was deinen Zähnen Widerstand bietet. Wie auf einen Boxsack einzudreschen, kannst du deinen Frust und Stress an der »Beute« in deinem Mund auslassen. Lies nur von dem Dilemma meines Klienten Bradley durch seine Sucht nach Knusprigem:

Als Streifenpolizist war er dazu abkommandiert, einige der rauesten Straßen im Süden Kaliforniens zu überwachen. Er arbeitete in der Spätschicht und ließ Betrunkene und Kriminelle am Straßenrand halten. Bradleys Job war durch und durch stressig.

Stelle dir vor, dass du in einem Polizeiauto sitzt und einen berauschten Fahrer entdeckst. Du schaltest deine Scheinwerfer und die Sirene ein und hältst den Autofahrer an. Du steigst aus deinem Wagen aus und bist dir nicht sicher, ob du nun erschossen oder beschimpft wirst. Der betrunkene Fahrer entscheidet sich ständig für die letztere Art der Konfrontation und rebelliert gegen deine Autorität und Macht. In Momenten wie diesen fragst du dich, warum du dich damals entschlossen hast, bei der Polizei zu arbeiten.

Nach einem aufreibenden Abend wie diesem kommt Bradley um ein Uhr in der Frühe nach Hause. Seine Frau und Kinder schlafen schon, daher besteht seine Gesellschaft aus frühmorgendlichen Fernsehshows und einer großen Tüte Kartoffelchips oder Brezeln. Innerhalb eines Jahres nahm er so 25 Pfund an Gewicht zu.

»Mir ist klar, dass ich Chips und Brezeln in mich hineinstopfe, um mich zu beruhigen, wenn ich von der Arbeit nach Hause komme«, erzählte mir Bradley. »Aber was soll ich denn sonst machen? Soll ich mir lieber einen Schlummertrunk genehmigen?«

Anspannung wie bei Bradley ist das zweite Dickmach-Gefühl, das zu emotionalem Überessen führt. Es ist äußerst unangenehm, sich mit Furcht, Anspannung, Wut und Scham (FATS) zu konfrontieren. Wir essen, um uns besser zu fühlen, dazu beizutragen, unsere machtvollen Gefühle zu entschärfen und unser Energieniveau zu erproben und anzukurbeln. Wie ich bereits erwähnte, ist Überessen selten eine Reaktion auf ein körperliches Bedürfnis wegen Hungers. Stattdessen ist es eine Reaktion auf emotionalen Schmerz.

Die Wut wegknabbern

Abgesehen von Anspannung als Ursache, sehnen wir uns nach knusprigem Essen, wenn wir von Wut überwältigt werden. Hinter den Heißhungerattacken auf Kartoffelchips verbirgt sich eine enorme Wut, die einschüchternd ist. Viele meiner Klienten geben diese zugrunde liegende Wut zu. Dabei fällt mir meine Klientin Cindy ein:

Die hübsche junge Mutter von drei Kindern konnte die anwachsende Wut in ihrem Inneren spüren – »Es ist wie ein Vulkan in mir, der gleich ausbricht.«

Jedoch reichte das bloße Bewusstsein über die Wut nicht aus. Cindy hatte panische Angst, dass sie sich zerstörerisch verhalten würde, wenn sie ihrer Wut freien Lauf ließe. »Ich habe das Gefühl, dass ich, sobald ich meine Wut herauslasse, schließlich alle Mauern dieses Gebäudes niederreiße. Ich würde meinen Mann anschreien und vielleicht sogar meine Kinder schlagen. Mein Chef bekäme Ohrfeigen von mir, weil er so ein Idiot ist. Ich glaube nicht, dass es mir besser ginge, nachdem ich alles Wertvolle in meinem Leben zerstört hätte!«

Cindy hatte das Gefühl, die Wahl zwischen Allem oder Nichts zu haben. Entweder hielt sie die Wut in Schach, indem sie ständig Cracker und Popcorn vor sich hin mampfte, *oder* sie würde auf jeden in ihrem Leben einprügeln. Kein Wunder, dass sie sich entschied, ihre Wut zu unterdrücken! Ihr Schwarzweißdenken ließ sie annehmen, dass sie das kleinere der beiden Übel gewählt hatte.

Cindy und ich diskutierten über andere Möglichkeiten, Dampf abzulassen.

Der effektivste, aber zugegebenermaßen schwierigste Weg, mit Wut umzugehen, ist, die Ursache des Problems zu heilen. In Cindys Fall war sie wütend auf ihre Familie und den Chef, weil sie »einen Vorteil daraus zogen, dass ich ein so netter Mensch bin«.

Sie schilderte, wie ihr Mann und die Kinder nie beim Kochen, Saubermachen oder Einkaufen halfen; wie ihr Chef Überstunden von ihr erwartete, ohne Vorankündigung, Sondervergütung oder gar ein Dankeschön. Und wie ihre Kollegen auf sie einwirkten, damit sie deren Arbeit zu Ende machte. Cindys Selbstbildnis war das eines »Märtyrer-Opfers«.

Laut Dr. Helene Parker, Autorin des Buches *If This Is Love, Why Do I Feel So Bad?*, hat es den Anschein, dass das Märtyrer-Opfer den anderen ausgeliefert ist. Aber in Wirklichkeit ist das Märtyrer-Opfer ein kontrollierender und egozentrischer Mensch. Dr. Parker schreibt: »Eine häufig anzutreffende Auswirkung von Ichbezogenheit ist das »Märtyrer-Syndrom«. Es tritt auf, wenn jemand selbst keine Freude anstrebt und dann anderen die Schuld für die daraus resultierende Traurigkeit gibt. Der Märtyrer versucht, Schuld bei den anderen hervorzurufen, um die Kontrolle zu haben, sich gebraucht und geliebt zu fühlen. Leider hat das Märtyrer-Syndrom niemals gute Gefühle oder positive Liebe zur Folge.«[9]

Diese Erklärung beschrieb Cindys Situation perfekt, daher arbeitete ich mit ihr daran, die Ursachen für ihren Stress herauszufinden.

Wir arbeiteten an einfachen, aber nutzbringenden Lösungen für ihre Probleme, wie beispielsweise eine Hausarbeitenliste für ihre Kinder zu erstellen und die anfänglichen Diskussionen mit ihrem Mann über die Teilung der Verantwortung zu führen. Ich ermutigte Cindy, bestimmt gegenüber ihrem Chef und den Arbeitskollegen aufzutreten. Obwohl Cindy die Konsequenzen fürchtete, wenn sie Nein sagte, war sie sehr zufrieden mit den Ergebnissen aufgrund ihres neuen Verhaltens.

»Ich dachte immer, dass um Hilfe bitten ein Zeichen von Schwäche wäre. Ich hatte Angst, dass mich die anderen zurückweisen würden, wenn ich nicht ›perfekt‹ bin oder nicht immer das Mädchen für alles spiele«, erklärte sie.

Cindy erinnerte sich, wie schwierig es war, eine lebenslange Gewohnheit, so zu tun, als ob man glücklich ist, zu ändern. »Anfangs war es entsetzlich, anderen Leuten zu sagen, was ich wirklich dachte. Ich fühlte mich so, als ob mein Mann mich verlassen und ich meinen Job verlieren würde. Ironischerweise hätte ich letztendlich meine Ehe und den Job hinter mir gelassen, wenn ich eben nicht meine Meinung gesagt hätte. Die Situationen waren beide unerträglich, und mir war elend zumute!

Nun bin ich viel ehrlicher zu jedem, wo meine Grenzen liegen. Und das fühlt sich für einen Wechsel verdammt gut an!«

In Cindys Fall hätte keine introspektive Therapie der Welt so sehr geholfen wie der anscheinend einfache Kurs, den wir nahmen: aktiv werden. Cindy musste sich einen Schubs geben, um ihre Hilfsbedürftigkeit in Worten auszudrücken. Wenn sie erst einmal eine positive Reaktion von ihrem Mann, den Kindern, Kollegen und dem Chef erhalten hatte, war es unendlich leichter, sich das zweite und dritte Mal Gehör zu verschaffen. Sie begann Respekt und Unterstützung zu gewinnen und verspürte im Gegenzug kaum das Bedürfnis, andauernd Knabberzeug zu kauen.

Gegen sich selbst gerichtete Wut ergibt Depression

Du kennst wahrscheinlich die Redensart: »Depression ist nach innen gerichtete Wut.« Es ist eine geradezu simple Aussage, dennoch trifft sie in vielen Fällen von Depression absolut zu. Insbesondere Frauen wurde von der Gesellschaft vermittelt, dass die Äußerung von Wut *schlecht* sei. Sie lernten früh, dass die Methode, um Mommy, Daddy und dem Lehrer zu gefallen, leise zu lächeln ist und ganz gewiss nicht für Ärger zu sorgen. Als junge Mädchen lernten sie, dass sich die Jungen mehr von ihnen angezogen fühlen, wenn sie lächeln anstatt finster dreinzublicken.

Die erwachsenen Frauen lernen nie, wie sie diese überaus machtvolle Emotion wirksam bändigen können. Daher entschließen sie sich, sie hinunterzuschlucken und vorzugeben, dass sie nicht existiert – als ob es ein Zeichen von Schwäche wäre, Wut zu empfinden!

Dennoch ist Wut eine normale, natürliche Emotion bei beiden Geschlechtern. Wie ich in meinem Buch *Losing Your Pounds of Pain* geschrieben habe, ist Wut die Emotion Nr. 1, die zwanghaftes Überessen auslöst. Wir sind wütend, wenn wir geboren werden, aufgrund des Geburtstraumas. Wir sind wütend als Babys, wenn wir hungrig, durstig, nass oder müde sind. Als Kinder empfinden wir Wut gegen Klassenkameraden, die uns verprügeln, oder gegen kleine Brüder, die unser Spielzeug wegnehmen.

In seinem Reinzustand ist Wut der Treibstoff für die ausnehmend schöne Emotion, die wir »Leidenschaft« nennen. Hast du dich jemals leidenschaftlich für eine Sache, an die du zutiefst glaubtest, mit Wort und Tat eingesetzt? Hast du dich jemals von einem leidenschaftlichen Redner bewegt gefühlt, der ernsthaft hinter seiner Sache stand? Denke an Martin Luther King, John F. Kennedy und Gloria Steinem *(Anm. der Übersetzerin: US-amerikanische Feministin und Journalistin)*. Ihre leidenschaftlichen und fesselnden Reden – ob man nun der jeweiligen Meinung zustimmt oder nicht – sind Paradebeispiele für die beeindruckende Schönheit der Wut, die auf etwas Bedeutsames gerichtet ist.

Die hässliche Seite der Wut tritt in Erscheinung, wenn sie zurückgehalten wird. Dann verwandelt sich Wut in eine verfaulte, heruntergekommene Ausführung seiner selbst. Unterdrückte Wut verwandelt sich in Groll, Verbitterung, Frust und Depression. Vergleiche das geistige Bild eines leidenschaftlichen Sprechers mit einer ältlichen Person, die verbittert und frustriert wegen ihrer verpassten Chancen ist. Welches Bild würdest du für dich selbst vorziehen?

Fett und aufgebracht

Die Autorin Dr. Judi Hollis schreibt in aller Schärfe darüber, wie Essen unsere Wut verdeckt. Ihr stationäres Essstörungszentrum betreten viele der Patientinnen mit einem gezwungenen »Alles ist einfach gut«-Grinsen. Aber in Wahrheit ist alles eben nicht gut bei diesen Patientinnen – deshalb suchen sie ja auch Unterstützung bei ihrem Gefühlsschmerz. Aber da Essen vorübergehend so ein wirksames Betäubungsmittel für Emotionen ist, können sich diese Frauen die Tiefe ihres Schmerzes nicht eingestehen.

In ihrem Buch *Fat and Furious: Women and Food Obsession* beschreibt Hollis die anfänglichen Tage einer Patientenbehandlung:

Die meisten meiner Patientinnen werden ins Krankenhaus mit der Diagnose Depression eingewiesen. In der Tat! Wer wäre nicht depressiv beim ausweglosen Kreislauf des Zunehmens und Abnehmens von hunderten an Pfunden. Viele ahnen, dass sie deprimiert sind, weil sie so weit abseits von der wahren Botschaft ihres Herzens gelebt haben. Sie haben so wenig Kontakt zu ihrer Seele, sind dermaßen von ihrem inneren Selbst abgekommen, dass sie trotz ihres manchmal übermenschlichen Tuns extrem depressiv geworden sind.

Bei vielen wird die Depression erst am vierten oder sechsten Tag ihrer Behandlung an die Oberfläche kommen. Das ist der Zeitpunkt, wenn die Entwöhnung vom Zucker am schlimmsten ist. Zahllose Patientinnen beginnen die Behandlung mit einem breiten Lächeln und voller Dankbarkeit, indem sie uns sagen, wie reizend der Aufnahmeberater war, wie sehr sie das Pflegepersonal mögen und dass sie das frühe Aufstehen kaum erwarten können, um Sport und Meditation zu treiben.

Aber seien wir ehrlich: Die meisten von ihnen haben ihr »letztes Abendmahl« mindestens eine Woche bevor sie kamen eingenommen, daher ist dieses Lächeln wirklich auf die wandernde Glucoseflasche geheftet. Diese Tropfflasche geht ungefähr am vierten Tag zur Neige, und eine tobende, wütende und feindselige Gegnerin erwacht. Dann hasst sie das Pflegepersonal und empfindet, dass »sie mir alle nachjagen« und hat eine ellenlange Beschwerdeliste, wie schlecht unsere Einheit geführt wird.

Aber wenn sie diesem Gefühlssturm standhält, geht er vorüber, und innerhalb weniger Tage ist es ihr peinlich und sie entschuldigt sich. Das ist beides unnötig. Das ist das Naturell der Bestie. Depression ist nach innen gekehrte Wut ...[10]

Neun Wege, um das Verlangen nach salzigem Knabberzeug zu verringern.

Wenn diese frustrierende Sehnsucht dich dazu drängt, Chips, Cracker, Popcorn oder Brezeln zu essen, sind hier ein paar Strategien, um deinen Appetit zu mindern:

1. *Beiße auf knackigem Gemüse herum, das du in kalorienar-mes, fettfreies Salatdressing dippst.* Anstelle von Kartoffelchips mache dich über Karottenstäbchen her, die dekadent vor schmackhaftem Dressing tropfen. Bewahre Karotten- und Selleriestäbchen sowie Broccoli- und Blumenkohlröschen griffbereit im Kühlschrank auf, damit du keine Ausrede hast, diese gesunde Alternative zu umgehen.

2. *Frage dich selbst: »Sehne ich mich wirklich nach knusprig-salzi-gem Essen, oder habe ich stattdessen ein Verlangen nach Fett?«* Träumst du von knusprigen Pommes frites, fettigen Kartof-felchips oder frisch frittierten Zwiebelringen? Wenn es nur ein fettreicher oder frittierter Knuspersnack sein darf, dann hat dein Verlangen vermutlich wenig mit Knusprig-Salzigem, sondern eher mit dem Fettgehalt zu tun.

3. *Wenn du auf jemand anderen wütend bist, erkenne, dass es kei-nen Sinn macht, dich zu bestrafen, indem du ungesundes Zeug isst.* Du verschlingst diese salzigen, fettigen Kartoffelchips, also musst du wissen, dass du der Einzige bist, der die Aus-wirkung, sich träge, aufgebläht und übergewichtig zu fühlen, zu erdulden hat. Beseitige deine Wut auf gesunde und nütz-liche Weise (wie beispielsweise Bewegung) anstatt dich selbst anzugreifen.

4. *Gehe die Ursache für deinen Stress, die Anspannung oder Ängst-lichkeit an.* Was den Umgang mit Süchten betrifft, ist die beste Lösung, die Ursache des Problems zu beheben. Was erzeugt deinen Stress? Welche Schritte – auch wenn sie nur klein sind – kannst du unternehmen, um etwas davon abzubauen? Selbst wenn diese Schritte ein wenig beängstigend wirken soll-ten, dränge dich dazu, ein paar von deinen unbehaglichen Ge-fühlen jetzt sofort zu lösen. Tief drinnen weißt du bereits, was diese Schritte mit sich bringen, aber du hast Angst vor den Konsequenzen. Du befürchtest, dass du die Dinge verschlim-mern wirst anstatt sie zu bessern. Visualisiere, wie ein besseres Leben aussehen würde, und sage den anderen, was du akzep-

tieren wirst und was nicht. Du tust dir einen unglaublichen Gefallen damit, und du wirst dich handlungsfähig fühlen, direkt nachdem du positive Maßnahmen ergriffen hast.

5. *Streue eine winzige Menge Salz über das Essen, nachdem du es aufgetragen hast, anstatt das Salz in den Kochtopf zu geben.* Man neigt dazu, Salz mehr herauszuschmecken, wenn es auf dem Gericht ist anstatt als eine der Zutaten mitgekocht wurde. Das hängt damit zusammen, dass Salz während des Kochvorgangs seinen salzigen Geschmack verliert – aber nichts von seinem Natriumgehalt. In einer Studie gab man den Probanden salzfreie Kost sowie unbegrenzten Zugriff auf Salzstreuer. Die Testpersonen fügten nur 20 Prozent von der Salzmenge hinzu, die normalerweise bei jedem Gericht als Zutat beim Kochen enthalten gewesen wäre.[11] Ein Forscher folgerte, dass, wenn es zu einem Verlangen nach Salzigem kommt, »… die Salzigkeit, die der Mund erfährt, und nicht die wirklich aufgenommene Menge an Natrium dafür verantwortlich ist, wie sehr jemand ein salziges Essen bevorzugt.«[12]

6. *Beweg dich!* Auf lange Sicht wird es bewirken, dass du dich *viel* besser fühlst als mit einer Schüssel Popcorn, Chips oder Brezeln. Bist du bereit, die Beherrschung gegenüber deinem Mitbewohner, Ehemann oder Chef zu verlieren? Anstatt den Küchenschrank oder die Kühlschranktür zu öffnen, gehe aus der Haustür hinaus und mache einen langen, flotten Spaziergang. Führe ein langes Selbstgespräch im Geiste über deine Probleme, Gefühle und möglichen Lösungen.

7. *Wirf das Knabberzeug weg oder halte dich davon fern, während du dich mit der Ursache für deinen Stress oder deine Wut befasst.* Früher einmal war ich wütend, weil meine zukünftige Schwiegermutter die Exfreundin meines Verlobten besuchen gegangen war. Mein Kopf beruhigte mich: »Es gibt keinen Grund, eifersüchtig zu sein.«, aber mein Herz schmerzte durch angstbasierte Gefühle wie: »Sie mag die Exfreundin lieber als mich.«

Während ich versuchte, diese widerstreitenden Gedanken und Gefühle in Einklang zu bringen, stand ich direkt neben einer Schüssel mit Party-Crackern. Ich war schockiert, als ich feststellte, dass ich dabei war, geistesabwesend die Cracker wegzuknabbern. Sie schmeckten nicht gerade großartig, aber ihre Konsistenz bot ein kleines Ventil für meinen Frust. Sobald ich sah, was ich tat, ergriff ich die vermeidende Maßnahme und schüttete die Cracker in den Müll. Ich wusste, dass es ein Akt der Selbstliebe war, jegliche Quelle der Versuchung zu entfernen, bis ich meine Gefühle geklärt hatte. (P.S. Ich löste später das Problem, indem ich die Angelegenheit mit meinem Verlobten und seiner Mutter besprach.)

8. *Ruf jemanden an.* Mit einem Berater, engen Freund oder Verwandten zu sprechen wird etwas von der aufgestauten Wut abbauen und hilft, dich beruhigt zu fühlen. Du wirst außerdem in der Lage sein, dir ein paar Lösungsmöglichkeiten zu überlegen, wodurch du zuversichtlicher bei deiner Lage wirst.

9. *Schreibe deine Gefühle auf.* Dr. Sandra Thomas folgerte aus einer 1994 von der University Tennessee durchgeführten Studie an 535 Frauen, dass diejenigen Frauen, die ihre wütenden Gedanken in einem Tagebuch festhielten, die Gesündesten in ihrer Studie waren. Sie waren weniger anfällig für übermäßiges Essen, Kopfschmerzen oder Magenschmerzen als Frauen, die kreischten, wenn sie wütend waren, oder die gänzlich ihre Wut unterdrückten. Meine Gefühle in Worte zu fassen ist meine eigene persönliche Wahl, um Gefühlsstörungen zu bewältigen. Ich fühle mich sehr viel besser, wenn ich jeden Gedanken und jede Emotion, deren ich mir bewusst bin, auf einem Blatt Papier oder auf dem Bildschirm meines Computers notiere. Ich habe niemals ein offizielles »Journal« oder Tagebuch benutzt, Aber viele meiner Klienten mögen so etwas. Die Schönheit des »Aufzeichnens« besteht darin, dass es keine Regeln gibt, die eine richtige oder falsche Art des Schreibens vorgeben. Es hat nicht wie in »Grundlagen der

Anglistik« zu sein. Stattdessen ziehst du einfach ein Stück Papier hervor und fängst an, alles aufzuschreiben, was du denkst und fühlst. Mach dir keine Sorgen über Rechtschreibung, Ordentlichkeit, Grammatik oder irgendwelche »Schreibregeln«. Schreib einfach drauflos, und es wird dir unendlich besser bei deiner Situation gehen.

AFFIRMATIONEN BEI DER SUCHT NACH KNABBERZEUG

➤ Alle Anspannung hat meinen Körper verlassen.
➤ Ich vergebe mir und anderen.
➤ Ich gebe mir die Erlaubnis, Schuld loszulassen.
➤ Ich sorge ausgezeichnet für mich.
➤ Meine Freunde sind liebevoll, fürsorglich und gebend.

Kapitel fünfzehn

Würziges Essen: Der Drang nach Aufregung

Würzt du deine Speisen, bevor du sie probierst? Ist deine Essensphilosophie: »Je würziger desto besser«? Schwärmst du für mexikanische, thailändische oder würzige chinesische Küche und hasst fades Essen wie englische oder traditionell amerikanische Gerichte?

Essen ist wahrscheinlich nicht der einzige Bereich in deinem Leben, den du lieber anregend magst. Du kannst dich auch in deinem Arbeits- und Liebesleben sowie in deiner Freizeit nach Aufregung und starker Intensität sehnen. Wenn dir nicht genügend Nervenkitzel geboten wird, kann es sein, dass du die Enttäuschung darüber in ein starkes Verlangen nach würzigen Speisen umwandelst. Der Psychologe, Forscher und Autor Bernard Lyman beschreibt »sensationslüsterne Menschen« als Leute, die »offensichtlich mehr Aufregung brauchen und oft Gefallen daran finden, ein Risiko einzugehen. Die Sucht nach Nervenkitzel wird an den Antworten auf Fragen gemessen, die die Wahl zwischen hoher und niedriger Aktivität oder zwischen Gefahr und Sicherheit mit sich bringen ... der Drang nach Aufregung ist mit etlichen Verhaltensmustern einschließlich Kriminalität in Zusammenhang gebracht worden. Man nimmt an, dass Gesetze brechen und die Gefahr, geschnappt zu werden, den zusätzlichen Reiz verschafft, nach dem sie sich sehnen.«[1]

Verschiedene Forscher haben »Sensationsgier« mit dem Verlangen nach würzigen, knusprigen oder sauren Speisen in Beziehung gesetzt; Feinschmeckerkost und ausgefallenen, exotischen Gerichten. Eine andere Studie folgerte, dass übergewichtige Frauen besonders anfällig für die Sucht nach stark gewürzten Speisen waren.[2] Anhänger des scharfen Essens haben ein starkes Verlangen nach Neuem und Veränderung – eine Art »bis an die Grenzen gehen« über exotische Esserlebnisse.

Scharfe fernöstliche Gerichte

Mononatriumglutamat (*MSG – MonoSodium Glutamate*) ist ein Stimulans, das reichlich Verwendung in der chinesischen Küche findet, außer wenn du den Koch bittest, es wegzulassen (selbst dann frage ich mich immer …). MSG ist ein Natriumsalz einer Aminosäure, die bekanntlich den Geschmack von jedem Essen, dem es zugefügt wird, verstärkt. Es hat außerdem einen besonderen Eigengeschmack.

Hast du jemals ein China-Restaurant verlassen und dich merkwürdig gefühlt? Manchmal machen Leute Witze darüber, innerhalb einer Stunde nach dem chinesischen Essen schon wieder Hunger zu haben. Solche Witze enthalten gewöhnlich einen Kern Wahrheit, oder nicht? Teilweise stammt der Hunger eine Stunde später von dem geringen Fettgehalt der chinesischen Gerichte. Solltest du an fettreiche Nahrung gewöhnt sein, wirst du dich zunächst nicht voll oder satt fühlen, wenn du zu fettarmen Speisen übergehst. Es braucht ungefähr einen Monat, sich an eine solche Ernährungsweise anzupassen.

Aber ein anderer Teilaspekt für den Hunger nach dem China-Restaurantbesuch ist emotional, ein Versuch, sich besser zu fühlen. MSG erzeugt eine Reaktion, die als »China-Restaurant-Syndrom« oder »Kwoks Krankheit« bekannt ist. Die Symptome können stark oder schwach ausgeprägt sein, und dazu zählen Kopfschmerzen, Übelkeit, Schwindelgefühl, Schwitzen Gesichtsmuskelstarre oder Nackensteifheit.[3] Hast du jemals ein paar von diesen Symptomen erlebt?

MSG wirkt als Stimulans. Eine Studie hat gezeigt, dass MSG in extrem hoher Dosierung die Gehirnnervenzellen so sehr reizen kann, dass dies zum Tode führen könnte.[4] Nervenkitzelsucher, die bei Reizen zur vollen Entfaltung kommen, sind angezogen von chinesischem Essen wegen der Sinneseindrücke, die MSG und scharfe Gewürze hervorrufen.

Menschen, die grollend und gestresst sind, weil ihr Leben nur aus Arbeit und keinem Vergnügen besteht, und besonders diejenigen, bei denen Spaß grundsätzlich aufregend sein muss, sehnen sich oft nach würzigem Essen, gemischt mit Nüssen. Bei chinesischem Essen heißt das übersetzt Kung-Pao-Huhn, einer Mixtur nach Szezuan-Art, bestehend aus Chilischoten, Hühnchen und Erdnüssen in einer leicht süßlichen Sauce. Es wird über besonders knackiges Gemüse gegeben, wodurch das Nagebedürfnis der gestressten, frustrierten oder grollenden Person befriedigt wird.

Menschen, die bei einem adrenalinreichen Lebensstil richtig aufblühen – besonders Profis aus der Unterhaltungsindustrie, Börsenmakler und Händler – haben oft einen Heißhunger auf scharfe fernöstliche Nudelgerichte, wie beispielsweise Thai-Gerichte. Der Pfeffer gibt dir Auftrieb, während die Nudeln dich beruhigen – eine Speise, die eine hervorragende Metapher für den Achterbahn-Lebensstil dieser Personen ist.

Eine interessante Studie wurde seinerzeit in fernöstlichen Restaurants durch ein sehr angesehenes Forschungsteam durchgeführt. Die Forscher setzten sich neben die Eingangstür von jedem Restaurant und notierten die Körpergröße von jedem Gast, der das Lokal betrat. Jeder Gast wurde entweder als »fettleibig« oder »nicht fettleibig« eingestuft.

Als Nächstes beobachteten die Forscher, welche Gäste Stäbchen zum Essen ihrer Mahlzeiten benutzten. Sie stellten fest, dass fast ein Viertel der Nichtfettleibigen aber nur 5 Prozent der Fettleibigen ihre Mahlzeiten mit Hilfe von Stäbchen verzehrten. Die Wissenschaftler folgerten, dass die Fettleibigen größere Bissen wollten, als Essstäbchen es zulassen.[5]

Viele würzige mexikanische Gerichte sind mit scharfen Chilischoten abgeschmeckt. Diese Peperoni geben den Scharfessern den Auftrieb, nach dem sie verlangen – tatsächlich steigt die Körpertemperatur als Reaktion auf den Verzehr von Chilischoten an.

Auf diesen Anstieg der Körpertemperatur folgt eine Abkühlphase, wodurch ein Heiß-Kalt-Effekt erzeugt wird, der nützlich in Gegenden mit extrem heißem Klima ist. Für Scharfesser ist das Rauf und Runter der Körpertemperatur aufregend. Es kurbelt den Ausstoß von Adrenalin an.[6]

Chilischoten sind gewöhnlich so scharf, dass man sich schmerzhaft den Mund verbrennt. Dieser Schmerz ist anziehend für manchen Nervenkitzelsucher, der einen höheren Grad als normalerweise zur Anregung braucht. Manche Scharfesser mögen gern ihre Härte unter Beweis stellen, indem sie sich tatsächlich auf Wettbewerbe einlassen, um zu sehen, wer die größte Jalapeño-Chilischote herunterbekommt, ohne Wasser zu trinken.

Andere Leute genießen ein eher privates Mundverbrennungs-Erlebnis, bei dem die Sinnesempfindung »scharf« die Ausschüttung von Adrenalin, Hormonen und Opiaten als Reaktion auf den Schmerz auslöst. Wann immer der Körper Schmerz erfährt, sondert das Gehirn das Hormon Cortisol ab (das in synthetischer Form »Cortison« genannt und in Spritzen enthalten ist, die man Sportlern gegen den Schmerz verabreicht). Das Cortisol fließt überall durch den Körper als Reaktion auf das bestimmte Unbehagen. Auf diese Weise wird jemand, der schmerzhaft scharfe Chilischoten isst, mit einem umhüllenden Gefühl von schmerzbetäubendem Cortisol belohnt.

Indem sie scharfe Chilischoten essen, behandeln sich Scharfesser selbst. Die Frage ist, ob sie sich selbst behandeln, weil sie körperlichen Schmerz empfinden, oder versuchen, eine Art emotionalen Schmerz ruhig zu stellen?

Die Beziehung zwischen Gewürzen und Persönlichkeit

Extreme Scharfesser haben eine Persönlichkeit, die so stark ist wie das Gewürz auf ihrem Essen! Manchmal ist ihre Persönlichkeit erdrückend.

Manche der extremen Scharfesser haben abgestumpfte Geschmacksknospen. Alkohol oder übermäßiges Rauchen beeinträchtigen die Fähigkeiten ihrer Geschmacksknospen, salzige, saure oder würzige Geschmacksqualitäten wahrzunehmen. Eine Studie stellte fest, dass Kinder von Alkoholikern weniger Geschmacksnerven als normal haben, was eine Frage nach der Henne und dem Ei hervorbringt.[7] Wenn du weniger Geschmacksnerven hast, bist du weniger empfindlich gegenüber kräftigen Geschmacksrichtungen, einschließlich denen in Alkohol. Extreme Scharfesser verlangen mehr Gewürze auf ihrem Essen, einfach um den Grad zu erreichen, den die meisten als normal ansehen würden.

Ein Bekannter von mir ist mustergültig für einen extremen Scharfesser. Hank ist Journalist von Beruf mit einer romantischen Vorstellung von sich als einem modernen Hemingway. Als solcher bleibt Hank den ganzen Tag über betrunken. Es ist kein Zufall, dass er auch ein Glas Würzsalz mit sich herumträgt. Er fürchtet sich immer, dass das Essen, das ihm im Restaurant oder bei einem Freund serviert wird, nicht würzig genug sein könnte. Daher streut er ungeniert großzügige Mengen an Würzsalz über jedes Gericht, das ihm vor die Nase gestellt wird. Er kostet niemals das Essen vor, um zu sehen, ob es salzig oder würzig genug ist. Hank mit seinen durch den Alkohol betäubten Geschmacksknospen unterstellt immer, dass die Speisen extra Würze brauchen. Manchmal ist das Verlangen nach würzigem Essen eine Abwehr gegen einen allzu anregenden Lebensstil.

Denise, eine Frau, die ich einst kannte, war eine zierliche, blonde

Highway-Streifenpolizistin. Als Tochter eines Polizeiwachtmeisters, entschied Denise als kleines Mädchen, später eine Gesetzeshüterin zu sein. Sie fühlte, dass ihr Dad enttäuscht war, weil sie kein Junge war. Um seine Liebe zu gewinnen, spielte Denise die Rolle des »perfekten Sohns«. Sie spielte ihre natürliche Schönheit und Weiblichkeit herunter und wurde ein androgyner Polizeibeamter.

Jeden Tag war Denise mit Gefahr konfrontiert, die zu ihrem tückischen Job gehörte, und sie war vollgepumpt mit Adrenalin, immer wenn sie mit Herzklopfen zu einem Auto hinüberging, das sie angehalten hatte. Der Preis, um ihrem Vater zu gefallen, war ziemlich hoch, und es lohnte sich auch nicht gerade, wie beabsichtigt! Ihr Dad hatte immer noch nicht gesagt: »Ich bin stolz auf dich«, die Worte, die sie so sehnlichst gern gehört hätte. Vielleicht, wenn sie eine Beförderung im Dezernat erhielte …

Denise wurde mit ihrem übertrieben aufregenden Leben fertig, indem sie zu Tabascosauce griff. Sie schüttete diese scharfe Sauce über alles, was sie aß – sogar Eiskrem! Bei Denise wirkte dieses Würzmittel offensichtlich als ein Betäubungsmittel. Sie regte ihre Hirnstoffe an, um ihren emotionalen Schmerz zu lindern, indem sie absichtlich körperlichen Schmerz in Form eines verbrannten Mundes erzeugte! Eine Art unmittelbare Akupunkturmethode, würdest du das nicht auch sagen?

Extreme Scharfesser sind oft sehr erfolgreiche Personen. Da sie den Rausch lieben, der mit dem Eingehen enormer Risiken verbunden ist, sind dies die Menschen, die gewöhnlich mit hohen Einsätzen spielen, was ihre Karriere anbelangt. Diejenigen, die gewinnen, sind oftmals extreme Scharfesser, so wie Phil Donahue, Geraldo Rivera und Sally Jessy Raphael. Woher ich das weiß? Na ja, ich habe von allen dreien die Esssucht-Persönlichkeit im hiesigen Fernsehen gedeutet. Viele Leute, die sehr erfolgreich in unbeständigen Branchen sind, so wie den Medien, sind extreme Scharfesser.

Begeisterung: Das dauerhafte Hoch

Diejenigen Personen, die ziemlich erfolgreich sind, die lang andauernden Erfolg lieben, werden gewöhnlich durch ihre eigene natürliche Treibstoffquelle motiviert. Dieses Ergebnis resultiert daraus, dass sie auf ihr Bauchgefühl achten, das ihnen sagt, welchen Beruf und Lebensweg sie einschlagen sollen. Wenn deine Handlungen in Harmonie mit deiner inneren Führung und deinen Überzeugungen schwingen, hast du Zugriff auf unbegrenzte Energie und Begeisterung. Du wachst morgens auf und kannst kaum erwarten, etwas zu tun!

Diejenigen, die sich unter Wert verkaufen und sich in Aktivitäten einbringen, von denen sie wissen, dass sie bedeutungslos oder unredlich sind, fühlen sich ausgelaugt und lustlos. Sie können vielleicht Aufregung in künstlicher oder synthetischer Form suchen, wie würzigem Essen.

Aufregung ist ein körperliches Hoch, das vom Adrenalin herrührt. Sie ist kurzlebig und letztendlich sehr auslaugend. Begeisterung hingegen bietet ein dauerhaftes Hoch und ergibt vermehrte Energie. Aufregung wird von äußeren Quellen bezogen, zum Beispiel indem man würzige Speisen verzehrt, Achterbahn fährt oder sich in eine gefährliche Situation begibt. Begeisterung kommt von einer Quelle im Inneren, zum Beispiel indem du Schritte vornimmst, um deine Träume zu erfüllen.

Gewürze, die schmerzhemmend sind

Richtig scharfe Gewürze regen das Gehirn an, schmerzlindernde Substanzen abzugeben, die den ganzen Körper überschwemmen und betäuben. Es ist ein natürlicher Weg, emotionale Betäubung zu suchen, aber es ist dennoch eine Art Pflaster, eine vorübergehende Maßnahme. Frage dich selbst: »Was stört mich wirklich?« und: »Was möchte und brauche ich eigentlich?«

Sobald die Antworten auftauchen, ist es ein Teil von Selbstverantwortung und Eigenliebe, die Schritte vorzunehmen, um diese Wünsche zu erfüllen. Auch bevor du deine endgültigen Ziele erreichst, wirst du dich so viel besser fühlen!

Das Wissen darüber, dass du in Richtung deiner Träume fortschreitest, ist ein so beruhigendes Gefühl, das jegliches Verlangen, dich mit Chilischoten selbst zu behandeln, ablösen wird.

AFFIRMATIONEN FÜR DIE SUCHT NACH SCHARFEM

➢ Zeit ist eine Quelle, die reichlich und unbegrenzt vorhanden ist.
➢ Ich habe genug Zeit, um für alle meine Bedürfnisse zu sorgen.
➢ Ich erfülle alle meine Träume jetzt und sofort.
➢ Ich besitze die Intelligenz und Kreativität, um alles fertig zu bringen, was ich mir in den Kopf setze.
➢ Ich lausche meiner inneren Stimme und folge ihr.
➢ Ich verdiene das Leben zu haben, das ich mir wünsche.
➢ Ich stelle sicher, dass ich allen meinen Bedürfnissen nach Spannung und Anregung gerecht werde.

Kapitel sechzehn

Das Verlangen nach Flüssigem:
Das Auf und Ab des Energiekreislaufs

Manchmal finden Leute, dass sie ein ständiges Verlangen nach Flüssigem haben. Wie es auch der Fall bei fester Nahrung ist, enthalten die meisten Getränke stimmungändernde Bestandteile, die denjenigen zusagen, die umgehend Schutz vor emotionalem Schmerz suchen. Die drei Getränke, die hauptsächlich ersehnt werden, sind Diät-Limonade, Kaffee und Alkohol.

Diät-Cola und Heißhungerattacken

Ich habe mich stets darüber gewundert, wie viele meiner Klienten eine Dose Diät-Cola mit zur ersten Therapiesitzung bei mir brachten. Gabrielle war ein typisches Beispiel:

Die hübsche Brünette betrat schüchtern mein Besprechungszimmer, in der Hand eine glänzende rotweiße Aluminiumdose mit Diät-Cola. Sie nippte daran, während sie meine anfänglichen Fragen beantwortete, warum sie zu mir gekommen war. Die kleinen Schlückchen wurden zu Schlucken, als Gabrielle begann, die Einzelheiten ihres Lebens vor mir auszubreiten.

Sie erzählte von ihrem Wieder-und-Wieder-Nicht-Freund und nahm einen kräftigen Schluck. Dann sprach sie über ihre mehrfach geschiedene Mutter und stürzte den Großteil der in der Dose verbliebenen Flüssigkeit hinunter.

Für Gabrielle und die meisten meiner anderen Klienten, die Diät-Cola in sich hineinschütteten, stellte die Flüssigkeit ein

Sicherheitsventil dar – etwas, woran man sich festhalten konnte, das Energie und Aufregung bot, und zwar ohne die »Bindung« an Fett oder Kalorien. So eine Art perfekter Freund.

Diät-Cola ist eines der bevorzugten Aufputschmittel von chronischen Diäthaltern. Das ist nicht als Beleidigung oder Anschuldigung gemeint, nur aus der Sicht eines Beobachters des wahren Lebens. Außerdem war ich einmal unter ihren Reihen! Als ich das College besuchte, »benutzte« ich Diät-Cola – manchmal trank ich zwei Liter pro Tag –, um mich während des nächtlichen Lernens wach zu halten. Inzwischen ist mein Verlangen nach Cola Vergangenheit. Ich trinke niemals dieses Zeug und habe wahrscheinlich nur eine Dose in den letzten fünf Jahren gehabt. Ich bin glücklich, zu verkünden, dass ich sie auch nicht vermisse (außerdem habe ich viel reinere Haut als eine Folge, dass ich mir all diese künstlichen Substanzen abgewöhnt habe!).

Die austretende Kohlensäure in der Diät-Cola (Karbonation genannt) ergibt, dass das Koffein und der künstliche Süßstoff, NutraSweet, viel schneller anfangen zu wirken. Sie ist ein Erfrischungsgetränk und macht dich voll. Viele Frauen benutzen Diät-Cola als einen Ersatz für Mahlzeiten und Nahrung. »Ich brauche kein Mittag- oder Abendessen; ich trinke einfach diese Diät-Cola«, würden sie sagen.

NutraSweet ist zusammengesetzt aus zwei Aminosäuren: Asparaginsäure und Phenylalanin. Beide Aminosäuren haben eine hochgradig stimulierende Wirkung und lösen die Produktion von erregenden Neurotransmittern aus. Asparaginsäure im Besonderen wird mit erhöhter Ausdauer und Durchhaltevermögen sowie verminderter Erschöpfung in Verbindung gebracht. So ist es kein Wunder, dass Diät-Cola das Lieblingsgetränk von Frauen auf der Überholspur ist – all die stimulierenden Inhaltsstoffe lassen sie weitermachen.

Aber viele Studien zeigen, dass diese Null-Kalorien-Drinks später am Tage zu Fressattacken auf kalorienreiche Kost führen könnten. Süßesser fühlen sich vom süßen Geschmack angezogen, selbst wenn Zucker nicht das enthaltene Süßungsmittel ist. Dennoch sind andere Leute hochempfindlich gegenüber dem chemischen Geschmack von künstlichen Süßstoffen. Sie würden nichts essen, was nach Saccharin oder NutraSweet schmeckt.

Nichtsdestotrotz liebt die Mehrheit der Süßesser allgemein einen süßen Geschmack, ungeachtet seiner Herkunft. Diverse Studien haben dieses Verhalten registriert, das zeigt, dass Fressattacken oft als Reaktion auf den Genuss von süß schmeckenden Speisen eintreten. In diesen Studien kam es zu einem Überessen, selbst wenn das Süßungsmittel künstlich oder diätetisch war. Tatsächlich überessen sich manche Leute mit »diätetischer« Nahrung, indem sie so viel davon in sich hineinschlingen, dass eine Gewichtszunahme oder sogar Fettleibigkeit die Folge ist. Etliche Wissenschaftler sind der Ansicht, dass künstliche Süßstoffe den Appetit anregen und eigentlich die *Auslöser* für die Fressattacken sind![1]

Es ergibt Sinn, dass ein künstlicher Süßstoff, so wie Aspartam (als »NutraSweet« vermarktet) Völlerei auslösen könnte. Wie vorher erwähnt, ist einer der zwei Hauptbestandteile eine Aminosäure namens Phenylalanin. Es wurde als ein »natürlicher« Süßstoff vertrieben, da Aminosäuren naturgemäß in Eiweißprodukten vorkommen.

Dennoch reagieren viele Menschen empfindlich auf Phenylalanin. Vielleicht hast du schon die kleinen Warnhinweise an der Seite der Diät-Coladosen und Flaschen bemerkt, die allen, die an PKU leiden, vom Genuss dieses Getränks abraten. Dieser Begriff bezieht sich auf *Phenylketonurie*, eine Krankheit, unter der ungefähr eines von 20 000 Kindern leidet. Diese Kinder sind ohne das Enzym zur Welt gekommen, das notwendig ist, um die Aminosäure Phenylalanin umzuwandeln. Da das Kind diese Substanz nicht verstoffwechseln kann, reichert sie sich im Körper an, was zu einer unumkehrbaren und hemmenden Retardierung führt. Zahlreiche Menschen, die nicht von PKU betroffen sind, erfahren dennoch Nebenwirkungen auf diese Aminosäure. Es gibt

viele belegte Beschwerden von Personen, die über Schwindel-
gefühle, Energielosigkeit, Überspanntheit oder Benommenheit
nach der Aufnahme von Phenylalanin in Form von NutraSweet
berichten.[2]

Ich habe festgestellt, dass Getränke mit Kohlensäure sich allge-
mein psychologisch auswirken. Das Kohlenmonoxyd kann mit
dem Sauerstoff konkurrieren oder kann die Auswirkungen von
Koffein und NutraSweet beschleunigen. Einige Frauen haben von
Panikattacken berichtet nach unzumutbarem Lebensstress in Ver-
bindung mit dem Trinken großer Mengen an Diät-Cola. (Die
Karbonation steht im Verdacht, zu diesen Attacken beizutragen.)
Es ist schließlich wohlbekannt, dass alkoholische Getränke mit
Kohlensäure schneller zu einem Rausch führen als welche, die
kohlensäurefrei sind.

Cola vermindert außerdem den Magnesiumgehalt des Körpers
und löst dadurch unter Umständen Esssüchte aus. Eine Studie,
die von Kenneth Weaver, M.D., an der East Tennessee University
durchgeführt wurde, fand heraus, dass die Phosphorsäure in Cola
das Magnesium des Körpers bindet und ihm entzieht. Jede
12-oz.-Coladose enthält 36 mg Phosphorsäure, was eine Entnah-
me von 36 mg Magnesium zur Folge hat.[3]

Wenn es sich so anhört, dass ich Beweismaterial gegen Cola zu-
sammentrage, dem ist nicht so. Maßhalten, wie bei allem, ist
immer die weiseste Entscheidung.

Kaffeesucht

Kaffeevieltrinker versuchen beständig, ein totes Pferd wiederzube-
leben, und zwar sich selbst! Sie sind beladen mit unliebsamen
Pflichten, daher versuchen sie zu bewirken, dass ihr Energieniveau ihrem übermäßig vollen Terminkalender gerecht wird. Anstatt auf ihr Bauchgefühl zu hören – die wahre Energiequelle –
bemühen sich Kaffeevieltrinker auf künstliche Weise Begeiste-

rung für Projekte hervorzurufen, an die sie eigentlich gar nicht glauben.

Kaffee scheint ein erworbener Geschmack zu sein. Einige Forscher glauben sogar, dass die Lust auf Kaffee eine bedingte Reaktion ist. Studien zeigen, dass, wenn wir ein wohlschmeckendes Gericht zusammen mit einem fade schmeckenden Gericht essen oder trinken, wir uns eventuell angewöhnen, das fade Gericht zu mögen.[4]

Wir verbinden das fade Gericht mit dem Vergnügen, das uns sein besser schmeckender »Tischgenosse« bereitet hat.

Die Forscherin A.W. Logue meint, dass dieses Phänomen erklärt, warum Menschen auf den Geschmack von Kaffee oder Tee kommen, zwei Getränke, von denen sie behauptet, dass sie anfänglich widerwärtig schmecken, bis wir daran gewöhnt werden, sie zu trinken. Logue schreibt: »Ein neuer Kaffee- oder Teetrinker fügt dem Gebräu gewöhnlich mehr schmackhafte Stoffe wie Zucker oder Milch hinzu. Da der eigentliche Geschmack von Kaffee oder Tee allmählich mit dem von Zucker oder Milch verknüpft wird, kann der Kaffee oder Tee mit weniger und schließlich ohne Zucker oder Milch getrunken werden.«[5]

Kaffeevieltrinker wachen normalerweise morgens auf mit einem Grauen vor den Stunden, die vor ihnen liegen. Sie haben oft einen Job, der nicht mit ihren Interessen und Wünschen übereinstimmt. Ihre Arbeitsmotivation ist in der Regel auf Furcht vor finanziellem Ruin begründet, daher hilft ihnen übermäßiger Kaffeekonsum den Tag zu überstehen.

Der Kaffeevieltrinker kann ein Bauchgefühl dahingehend haben, welcher Beruf wirklich interessant und erstrebenswert wäre, aber Ängste und Selbstzweifel stehen ihm im Weg. Nach jahrelangem Verlassen auf ihre ungesunden Antriebs-«Werkzeuge«, enden Kaffeevieltrinker in einer Abhängigkeit von ihren Finanzängsten und ebenso von Kaffee.

Das Bauchgefühl enthält einen genauen Fahrplan von dem Berufsweg, dem du folgen sollst. Diese Karriere ist gewöhnlich etwas, das dich fasziniert und von allein motiviert, dir Freiheit von finanzieller Belastung schenkt und anderen Menschen hilft. Meditation und stille Einkehr können dir sehr viel Führung geben. Ich glaube wirklich, dass die Welt insgesamt einen Nutzen davon hätte, wenn sich jeder von uns darauf konzentrieren würde, einen Lebenszweck zu entwickeln, der wirklich von Bedeutung ist.

Der Reiz von Alkohol

Hast du jemals ein alkoholisches Getränk genossen und dich unglaublich gut gefühlt? Dann hast du dir einen weiteren Drink genehmigt und das großartige Gefühl war dahin? Damit bist du nicht allein. Alkohol in kleinen Dosen wirkt wie ein Aufputschmittel. Aber in größeren Mengen zeigt Alkohol seine andere Seite und wird zu einem Beruhigungsmittel.

Zuckersüchtige – die versessen auf Süßigkeiten oder Kekse sind – sind manchmal ebenso Alkoholsüchtige. Das ist kein Zufall. Zucker und Alkohol sind beinahe identisch im Aufbau ihrer Moleküle. Genauso wie Zucker Essanfälle auslöst, verhält es sich auch bei Alkohol.

Diejenigen, die Bier und Wein trinken, streben oft eine stimulierende Wirkung an, auch weil sie sich nach Stressbewältigung sehnen. Jedes dieser Getränke enthält große Mengen an Tyramin, das durch den Gärungsprozess entsteht. Tyramin steigert den Blutdruck und regt die Produktion des Hirnstoffs Noradrenalin an. Diese Getränke geben einen Kick, der nichts mit dem Alkoholgehalt zu tun hat!

Alkohol hebt auch vorübergehend den Serotoninspiegel im Gehirn an, was die Frage aufwirft, ob Trinken ein Selbstmedikationsverhalten ist. Serotonin, wie du dich erinnerst, ist äußerst wichtig für ein Gefühl des Wohlbefindens. Einige Studien besagen, dass chronische Trinker einen niedrigeren Serotoninspiegel haben können als Gesellschafts- oder Nichttrinker. Vielleicht versuchen sie, »flüssiges« Serotonin einzunehmen. Bedauerlicherweise ist, wie du lesen wirst, der Serotonin ankurbelnde Effekt von Alkohol nur kurzlebig. Auf lange Sicht dezimiert übermäßiger Alkoholkonsum die Serotoninproduktion.[6]

Die emotionalen Probleme, die am stärksten mit Alkoholsucht in Verbindung gebracht werden, sind:

> Wut
> Niedergeschlagenheit
> Kummer
> Einsamkeit
> Scham

Jedoch, wie die meisten von uns wissen, können Alkoholsucht und der übermäßige Genuss unsere negativen Emotionen noch verstärken. Wie du gelesen hast, wirkt Alkohol wie ein Beruhigungsmittel. Es kann aber auch unserem Wunsch nach einem gesunden Lebenswandel entgegenwirken. Während Alkohol in Maßen für die meisten Leute kein Problem darstellt (abgesehen von genesenden Alkoholikern, die sich dessen komplett enthalten müssen), führt übermäßig viel Alkohol tatsächlich zu Esssüchten und Gewichtszunahme. Wie ich in meinem Buch *Losing Your Pounds of Pain* geschrieben habe:

Der Körper eines Alkoholikers hat Schwierigkeiten damit, den Unterschied zwischen Alkohol und Zucker zu erkennen, und verspürt das Bedürfnis, sich die eine oder beide Substanzen einzuverleiben. Das ergibt einen Sinn, wenn du bedenkst, dass Alkohol aus Nahrungsmitteln erzeugt wird: Wein besteht aus vergorenen Früchten; Bier wird aus Getreide gewonnen; Wodka aus Kartoffeln, und so weiter.

Studien über die Hirnchemie von Alkoholikern deuten auf körperliche Ursachen für Alkoholsucht hin. Wir wissen, dass es eine genetische Empfänglichkeit für Alkohol gibt; mit anderen

Worten, man kann das Verlangen zum Alkoholmissbrauch geerbt haben. Diverse Wissenschaftler haben herausgefunden, dass der Hirnstoff Serotonin im Gehirn von Alkoholikern verbraucht sein kann. Wie du dich vielleicht erinnerst, fühlt man sich bei wenig Serotonin träge und gereizt. Forscher glauben, dass sich Alkoholiker wahrscheinlich selbst behandeln und versuchen, das verbrauchte Serotonin auszugleichen, indem sie sich betrinken.

Leider resultiert aus Alkoholmissbrauch ein weiterer Serotoninabbau. Serotonin ist ein Stoff, der im Gehirn gebildet wird, während du schläfst. Dein Gehirn kann die Substanz nicht speichern; sie muss jede Nacht ganz neu erzeugt werden. Was geschieht, ist Folgendes: Während der Rapid Eye Movement (REM)-Phase des nächtlichen Schlafzyklus' wandelt dein Körper den Körperstoff Melatonin in den Hirnstoff Serotonin um. Wenn dein REM-Schlafstadium unterbrochen wird, produzierst du nicht genügend Serotonin. Und dann wachst du auf und fühlst dich schwach auf den Beinen.

Der übermäßige Konsum von Alkohol und anderen Drogen stört den REM-Schlaf. Wenn du zu viel vorm Schlafengehen trinkst, erhältst du nicht genug REM-Schlaf und wachst mit einem Kater durch das aufgezehrte Serotonin auf. Diejenigen, die an der Verknüpfung zwischen Schmerz und Gewicht leiden, bemerken vielleicht, dass sie ein starkes Verlangen nach Kohlenhydraten (Brot, Süßigkeiten und stärkehaltigen Speisen) haben, wenn ihr Serotoningehalt niedrig ist.

Schlimmer noch, Alkohol durchkreuzt sogar die Bemühungen, abzunehmen. Erstens macht Alkohol sehr dick, zweitens lässt Alkohol den Körper langsamer werden. Er ist ein Beruhigungsmittel. Aber hoppla! Er verlangsamt vor allem den Stoffwechsel, die Geschwindigkeit, mit der dein Körper Kalorien verbrennt. Also nicht nur, dass Alkohol deinem Körper Kalorien zuführt, er bewirkt auch, dass du diese Kalorien in einem langsameren Tempo verbrennst.

Schlussendlich – und du bist dir dessen vermutlich aus eigener Erfahrung bewusst – wirst du dich wahrscheinlich weniger bewegen, wenn du getrunken oder einen Kater hast. Obwohl ein Training sicherlich bewirken würde, dass du dich viel besser fühlst; wenn du müde oder gereizt bist, willst du dich einfach nur entspannen. Daher verbrennst du sogar weniger Kalorien, weil dein Energieniveau niedrig ist.[7]

Das Verlangen nach Liebe und Flüssigkeiten

Die Sehnsucht nach Liebe kann außerdem ein übermäßiges Trinken von Alkohol und Diät-Cola auslösen. In einer Studie wurden die Teilnehmer gebeten, sich vorzustellen, was sie essen oder trinken würden, wenn sie Liebe oder Zuneigung empfänden. Die Antwort Nr. 1, die sie gaben, war: Wein. Die Forscher erklärten die Verbindung zwischen Wein und Liebe auf diese Weise: »… die größte Vorliebe für Alkohol trat nicht bei Wut, Frustration oder Niedergeschlagenheit auf, wenn er angeblich zur Linderung der negativen Gefühle eingesetzt wird, sondern bei ›Liebeskrankheit‹ (love-affection), wobei die Einzelnen berichteten, Wein zu den Mahlzeiten einzusetzen, um die schöne Stimmung in die Länge zu ziehen.«[8]

Diät-Getränke können ebenso der Sehnsucht nach Romantik entsprechen. Wie du vorhin gelesen hast, ist Phenylalanin einer der beiden Inhaltsstoffe von Aspartam oder NutraSweet. Einige Studien deuten darauf hin, dass Phenylalanin das Gehirn dazu anregt, Phenylethylamin (PEA) zu produzieren, die Amphetamin-Substanz, die mit dem Gefühl der romantischen Liebe in Verbindung gebracht wird. Daher können Diät-Limonaden auf eine ähnliche Art wie Schokoladefuttern funktionieren. Der eigentliche Antrieb kann die Sehnsucht nach der Hirnchemie sein, die mit romantischer Liebe assoziiert wird.[9]

Zwei andere natürliche Energiequellen

Du verfügst über unbegrenzte Energie, wenn du in Harmonie mit deinen tiefsten Überzeugungen lebst. Die anderen beiden natürlichen Quellen von unvorstellbarer Energie sind Bewegung und Wasser.

Durchweg in diesem Buch hast du vielleicht bemerkt, wie ich dich immer wieder ermuntere, Sport zu treiben. Ich gebe mir Mühe, mich nicht wie ein High-School-Gymnastiktrainer zu benehmen, ich kenne bloß aus eigener Erfahrung die enorme Allheilwirkung von Bewegung. An den Tagen, an denen du dich abgeschlagen, niedergeschlagen verkatert fühlst, prämenstruelle Beschwerden dir zu schaffen machen oder dir schlicht und einfach miserabel zumute ist, versuche es einmal mit Bewegung. Mache eine Viertelstunde lang etwas Aerobic, wobei du schön ins Schwitzen kommst. Dein Bewegungsniveau bei der Aerobic sollte dich schwer genug atmen lassen, sodass du nicht singen kannst (alles darunter ist nicht anstrengend genug), aber nicht so schwer, dass du nicht mehr reden kannst (was dich in einen anaeroben Zustand versetzt, in dem kein Fett verbrannt wird).

Daher unterstreichen viele Studien den bemerkenswerten therapeutischen Nutzen von Bewegung. Ich bin viele Jahre lang eine Forscherin hinsichtlich geistiger und körperlicher Gesundheit gewesen, die die Journale von medizinischen und psychologischen Organisationen durchsucht hat. Sport ist eines der wenigen Themen, bei dem sich gewöhnlich alle Wissenschaftler einig sind. Mit wenigen Ausnahmen ist Bewegung immer zuträglich.

Was die Wohltaten, die mit Wasser verbunden sind, betrifft, warte eine Minute, wenn das nächste Mal dein Energieniveau niedrig ist, bevor du eine Kaffeepause machst. Probiere es stattdessen mit Wasser. Wasser ist erfrischend und verjüngend und ist eine bemerkenswerte Quelle natürlicher Energie. Mache Wasser zu einem besonderen Getränk, indem du es dir selbst in einem schönen Kristallglas mit einer Zitronenscheibe servierst!

➢ Ich habe genug Energie, um alle meine Wünsche zu erfüllen.

➢ Ich erbitte und erhalte die Hilfe von anderen.

➢ Ich liebe mich jetzt so, wie ich bin.

➢ Ich akzeptiere alles, was gut ist in meinem Leben.

➢ Ich lasse das Bedürfnis in Eile zu sein los.

➢ Ich vergebe allen alten Ursachen meines Schmerzes und gestatte, dass nun Freude in mein Leben einkehrt.

➢ Ich kann entspannen und meiner Intuition trauen.

➢ Es ist in Ordnung, dass ich meinen Schutz und die Abwehr fallen lasse.

Kapitel siebzehn

Nüsse und Erdnussbutter: Die Sehnsucht nach Spaß

In unserer total gestressten Zeit, zeitlich eingeschränkten Welt, scheint wenig Raum für Entspannung und Vergnügen zu sein. Dennoch brauchen alle Geschöpfe Spaß. Wirf nur einen Blick auf deine Haustiere oder die Tiere in TV-Dokumentationen. Sie alle spielen! Spaß und Spiel sind so natürlich wie Atmen und Trinken. Wir versuchen oft, dieses grundlegende menschliche Bedürfnis zurückzustellen in der Hoffnung, dass es vergehen wird. Aber wie bei allen unterdrückten Wünschen und Gefühlen, geht es nicht weg, wenn man es ignoriert. Stattdessen wird seine drängende Bitte nur stärker.

Das Verlangen nach Nüssen ist ein Ausdruck von unerfüllten Bedürfnissen nach Spaß und Vergnügen. Die chemischen Bestandteile von Nüssen sowie die Konsistenz, die mit ihnen in Verbindung gebracht wird, pflegen die Menschen, die des Spaßes beraubt sind, zu trösten.

In meinem Buch *Yo-Yo Relationships*[1] bespreche ich, warum ich glaube, dass Spaß eine Notwendigkeit ist und kein Luxus. Wenn wir das Bedürfnis nach Spaß unterdrücken, erfahren wir (ernsthaft!) das »Spaß-Entzugssyndrom«. Es ist vergleichbar mit Burnout und zu seinen Symptomen gehören: sich müde, griesgrämig und gereizt fühlen, weil dein Leben aus dem Gleichgewicht geraten ist und du vergessen hast, was »Spaß« bedeutet.

Es gibt viele rationale Erklärungen, warum du den Spaß aus deinem Leben ausschließt. Unter den üblichen Begründungen, die ich von Leuten zu hören bekommen habe, die ihr Freizeitbedürfnis wegerklären wollen, finden sich:

> »Ich muss meine Zeit und Energie meinen Kindern und meinem Mann widmen.«
> »Als Erstes muss ich meine Ziele erreichen, dann werde ich Spaß haben.«
> »Ich kann nicht so egoistisch sein.«
> »Andere Leute mögen vielleicht Spaß brauchen, aber ich stehe darüber!«

Menschen, die keinen Spaß haben, benutzen oft Nüsse als sofortige Quelle, um Glückshormone in ihrem Gehirn hervorzurufen, sowie als Ventil für Frustration oder eine Trostquelle. Manchen Leuten, die einen überaus stressigen Lebensstil ohne jeglichen Spaß pflegen, mangelt es an Begeisterung. Sie sind ausgebrannt und brauchen eine Prise Unterhaltung und Heiterkeit in ihrem Leben. Nüsse bieten dieses Ventil. Cashewkerne und Erdnüsse enthalten große Mengen an Tyrosin, eine vasoaktive Substanz, die den Blutdruck anhebt.[2]

Nüsse enthalten außerdem Pyrazin, das das Glückszentrum im Gehirn anregt.[3] Der bloße Geruch einer frisch geöffneten Dose mit gemischten Nüssen oder einem Glas Erdnussbutter liefert eine kräftige Duftwolke von Pyrazin und eine heftige Dosis von Wohlfühlsubstanzen. Viele meiner Klienten stopfen sich mit Nüssen voll aufgrund ihres unerfüllten Verlangens nach reinem Spaß und Vergnügen:

> Nüsse haben einen hohen Fettgehalt, und Fett verdeckt Gefühle der Leere, Einsamkeit, Sorge oder Unzufriedenheit. Neal war sehr besorgt, weil seine Firma eine Fusion durchmachte. Er arbeitete lange, harte Stunden, um den externen Beratern, die zu entscheiden versuchten, wer bleiben und wer gehen sollte, seinen Wert zu beweisen. Neals Jobunsicherheit, Zeitdruck und mangelnder Freizeitausgleich erzeugte das ideale Klima für seine täglichen Heißhungerattacken auf Nüsse.

➢ Nüsse sind außerdem knackig und eignen sich somit hervorragend für den Stress-Esser. Frustriert über ihren Job, sah sich Henrietta Sonnenblumenkerne »aufpicken«, die sie in ihrer Schreibtischschublade liegen hatte. Händeweise schaufelte sie sich die fettigen, salzigen Nüsse in den Mund. Wenn Henrietta die Sonnenblumenkerne in den Mund steckte, fühlte sie sich zufriedener mit ihrer Situation. In Wahrheit waren die Sonnenblumenkerne ein emotionales Ventil für Henrietta, was ihr erlaubte, ihre Unzufriedenheit über ihren Beruf wegzunagen.

➢ Nüsse können auch cremig weich und ideal für den Trostsuchenden sein. LuAnnes Verlangen galt cremiger Erdnussbutter und ebenso weichen Erdnussbutterkeksen. Sie konnte nicht genug davon kriegen! Die Deutung ihrer Esssucht bestätigte, dass LuAnne Angst davor hatte, sich zu entspannen und zu amüsieren. Sie fürchtete, dass ihr Ehemann sie als faul oder nachlässig einschätzen würde, wenn sie für eine Weile am Tag faulenzte. Diese Ängste lösten bei ihr einen Zwang aus, fieberhaft im Haus herumzuarbeiten. Sie hatte Heißhunger auf Erdnussbutter und aß Unmengen davon, um ihr Selbstmitleid über ihr spaßloses Leben zu lindern.

➢ Nüsse können auch stark gewürzt sein, manchmal pikant scharf, was sich perfekt für den absoluten Nervenkitzelsucher eignet. Roberte liebte es, Erdnüsse nach Cajun-Art *(Anm. der Übersetzerin: Die Küche der französischstämmigen Einwanderer im Bundesstaat Louisiana)* zu essen, je würziger, desto besser. Er zerbiss jedes Stückchen und genoss den brennenden Geschmack und Sinneseindruck. Dieses Verlangen zeigt einen hohen Grad an emotionalem Schmerz. Da ist eine wahre Bedeutung, sich des Vergnügens im Leben beraubt zu sehen, samt der Wut, die damit einhergeht, sich den ganzen Spaß entgehen zu lassen. Diejenigen, die versessen auf pikante Nüsse sind, täten gut daran, möglichst jede Menge Spaß in ihr Leben hineinzubringen.

> Nüsse sind auch in honigsüßer Form erhältlich, ideal für Zuckersüchtige. Wendy fühlte sich erschöpft durch ihren Lebensstil voller Arbeit ohne Zeitvertreib. Sie war absolut eine »Powerfrau«, die sich zu viel zumutete und auf Kaffee, Schokolade und honiggeröstete Erdnüsse setzte, um den Tag zu überstehen. Ihr starkes Verlangen nach Nüssen deutete auf das Spaß-Entzugs-Syndrom hin, und ihre Wut über die Situation zeigte sich in ihrer Vorliebe für knackige Nüsse, die sie ununterbrochen mampfte. Der Überzug mit süßem Honig half, ihre nachlassende Energie anzukurbeln. Für Wendy war ihr auslaugendes, spaßloses Leben eine unglückliche Wahl – dabei hatte sie genug Geld, um einmal Urlaub zu machen oder ein Hobby zu beginnen. Jedoch Wendy glaubte nicht, dass Spaß ein erstrebenswertes Ziel sei, und so aß sie stattdessen.

> Nüsse können auch mit Schokolade kombiniert werden, entweder in knackiger oder cremiger Form. Mit Schokolade umhüllte Nüsse stellten ein Ventil für Tricia dar, die frustriert und wütend über ihr langweiliges Liebesleben war. Tricia wollte tanzen gehen und Nächte voller Genuss mit ihrem Freund haben – das war es, was Liebe und Romantik für sie ausmachten. Ihr Freund hingegen wollte lieber seine Abende und Wochenenden vor dem Fernseher verbringen und Sportsendungen schauen.

> Das Verlangen nach Erdnussbutter- und Schokoladenpralinen ist tatsächlich eine Sehnsucht nach Umarmungen und Trost aufgrund eines freudlosen Liebeslebens. Meine Klientin Anita sehnte sich auch nach Spaß mit ihrem Ehemann. Aber anstatt sich wütend oder frustriert zu fühlen, war Anita gewöhnlich niedergeschlagen und machte den schmalen Geldbeutel von sich und ihrem Mann für den fehlenden Spaß in ihrem Leben verantwortlich. Und so aß sie unablässig diese Erdnussbutterpralinen.

Nüsse können auch mit Milchprodukten wie Eiskrem kombiniert werden, eine wahre Zuckerpille für die Behandlung der Seele.

Weiche Varianten, wie beispielsweise gefrorener Erdnussbutter-Joghurt oder Eiskrem, deuten auf Niedergeschlagenheit über fehlenden Spaß hin. Knackige Varianten hingegen, wie beispielsweise Mandelbonbons, signalisieren Wut oder Frust, weil das Leben mehr Arbeit als Spiel beinhaltet.

Spaß ist eine Notwendigkeit und kein Luxus

Wie du wahrscheinlich erkennen kannst, bin ich absolut dafür, dass du in regelmäßigen Dosen Spaß in dein Leben bringst als einen Schritt, um dein starkes Verlangen nach Nüssen zu heilen. Spaß ist nicht nur eine Notwendigkeit, sondern bringt auch wunderbare Vorteile mit sich. Wenn wir uns gut amüsieren, fühlen wir uns begeistert, lebendig und energetisiert. Unser inneres Kind leuchtet und wir lachen und lassen los.

Wie ich in meinem Buch *Yo-Yo Relationships* geschrieben habe:

Kinder erleben naturgemäß reinen Spaß (im Gegensatz zu wetteiferndem Spaß) – einfach für den Nervenkitzel, das Vergnügen und die Freude. Was hast du als Kind zum Spaß getan? Wann fühltest du dich glücklicher? Wenn du dich nicht erinnern kannst, schau einfach einige Zeit spielenden Kindern zu. Beobachte, wie ausgelassen sie sind – ohne ein Zeichen von Verlegenheit, Zurückhaltung oder Schuld – in der reinen Freude über das Berühren des Himmels mit ihren Füßen, indem sie schaukeln oder einen Drachen allmählich höher und höher steigen lassen. Erinnerst du dich, wie du solche Sachen gemacht hast? Du bist nicht über die Lust auf Spaß hinausgewachsen, genauso wenig wie du das Bedürfnis zu essen und zu atmen verloren hast. Wenn überhaupt, müssen wir jetzt eher darüber lachen, dass wir mit Verantwortung beladene Erwachsene sind![1]

Ich bin auch der Ansicht, dass die »Spaßzone« in unserem Inneren uns zu einem Berufsweg führt, der Wohlstand verspricht.

Mein eigener Vater, Bill Hannan, ist ein ideales Beispiel dafür. Er machte aus seinem Kindheitshobby Balsaflugzeuge bauen einen Beruf. Mittlerweile hat mein Vater über 15 Bücher über das Thema verfasst und schreibt regelmäßig Kolumnen für das Magazin *Model Builder*. Er ist für mich ein lebendes Beispiel, wie man seine Spaßquelle in eine Einkommensquelle verwandeln kann. Dad erfreute sich vollkommener Gesundheit, konnte von zu Hause aus arbeiten, hatte Wohlstand, Ruhm und wunderbare Freundschaften – und zwar deshalb, weil er seinem Herzen gefolgt war und etwas zum Broterwerb tat, was er normalerweise umsonst gemacht hätte.

Frage dich selbst: »Was ist gerade jetzt mein Herzenswunsch?« »Wenn ein Millionär für meine kühnsten Träume bezahlte, was würde ich machen wollen?«; »Welchen Job würde ich liebend gern tun, selbst wenn es keinen Lohn oder Bezahlung in irgendwelcher Form gäbe, außer Anerkennung und Erfüllung?«

Ironischerweise sind die Tätigkeiten, die wir freudig umsonst verrichten würden, diejenigen, mit denen wir vermutlich das meiste Geld verdienen könnten! Wenn wir Leidenschaft in unsere Arbeit einfließen lassen, werden unsere Kunden und Klienten bereitwillig unsere Dienste in Anspruch nehmen. Denk doch mal nach: Wie wäre es, wenn du Spaß an deinem Arbeitstag hättest? Wie würde sich das auf deine Essgewohnheiten auswirken?

AFFIRMATIONEN FÜR NUSS-SÜCHTIGE

> ➢ Es ist in Ordnung, gut zu mir selbst zu sein.
> ➢ Ich folge meinem Herzen, wohin es mich führt.
> ➢ Ich erkenne, dass Spaß eine Notwendigkeit ist.
> ➢ Ich amüsiere mich und lasse mir Zeit für Vergnügen und sorgloses Treiben.
> ➢ Ich liebe es, loszulassen und mein inneres Kind unbändige Freude und Freiheit erfahren zu lassen.

➤ Ich habe die Verantwortung, meine Bedürfnisse zu erfüllen; Ich gebe mir selbst die Erlaubnis, tagsüber Spaß zu haben.

➤ Es ist ein Zeichen von Stärke, für meine Sehnsüchte und Wünsche zu sorgen.

Kapitel achtzehn

Brot, Reis und Nudeln: Tröstend und beruhigend

Ah ... Brot. Wer könnte schon einem Korb mit frisch gebackenem, dampfendem Brot widerstehen, wenn es dir im Restaurant direkt vor die Nase gestellt wird? Es gibt einige Wohlgerüche, die jegliche Abwehr und Logik überwinden; der Duft von gerade aus dem Ofen gezogenem Brot ist einer davon. Du reißt ein Stück von dem heißen, süßen und weichen Brot mit seiner knusprigen Kruste ab, beißt hinein und fühlst dich, als ob du in eine Woge von Euphorie gehüllt wärest.

Der Duft, die Konsistenz, der Geschmack und die innewohnenden stimmungändernden Eigenschaften von Brot, Reis und Nudeln machen sie zu einigen der Lebensmittel, die am meisten von Stress geplagten, angespannten oder verängstigten Leuten ersehnt werden. Die zugrunde liegenden FATS-Gefühle hinsichtlich des Verlangens nach Stärke sind Furcht und Anspannung. Nimm Monicas Fall als Beispiel:

Monica, eine 42-jährige Verkaufsleiterin, hatte das Gefühl, dass ihr Job gefährdet sei. Sie besuchte meinen Stressbewältigungs-Workshop, weil sie über Gerüchte in der Firma gehört hatte, dass fünf Leiterstellen gestrichen werden sollten. Monicas Gedanken kreisten unablässig darum, ob sie nun entlassen werden würde oder nicht. Monica hatte diese Unsicherheit ausgehalten. Sie war angespannt, weil sie nicht wusste, was die Zukunft ihr bringen würde und ob sie sich dann noch darauf verlassen könnte, ein regelmäßiges Einkommen zu beziehen oder nicht. Monica wandte sich Brot zu, um ihre angespannten Nerven zu beruhigen. Sich der weichen Beschaffenheit von Brot hinzugeben war gleichbedeutend mit einem guten Freund, der seinen starken Arm um sie legte und sagte: »Alles wird gut.«

Viele der Kohlenhydratsüchtigen, mit denen ich gearbeitet habe, erlebten hochgradigen Lebensstress, und ziemlich viel Erfahrung zeigt, dass das kein Zufall ist. Die Forscherin Sarah Leibowitz von der Rockefeller University entdeckte, dass Cortisol – das im Gehirn gebildete Hormon, das Schmerz betäubt – die Verknüpfung zwischen Anspannung und Kohlenhydraten verdeutlicht. Und so wirkt es:

> Wenn wir angespannt werden, vermutet unser Körper, dass wir in Gefahr sind und eine Schmerzbehandlung brauchen.
> Das Gehirn produziert vermehrt Cortisol, um unseren Schmerz zu betäuben.
> Das Cortisol wiederum regt die Bildung eines anderen Hirnstoffs namens »Neuropeptid Y« an. Diese Substanz ist hauptverantwortlich für das An- und Abstellen des Kohlenhydratverlangens.[1]
> Das übermäßige Neuropeptid Y löst das starke Verlangen nach Kohlenhydraten aus.
> Wenn wir als Reaktion auf diesen Heißhunger essen, sind wir anfälliger, an Gewicht zuzunehmen. Neuropeptid Y und Cortisol, die immer noch glauben, dass der Körper in Gefahr sein könnte, befehlen dem Körper, an jedem überschüssigen Körperfett festzuhalten.

Anspannung erzeugt nicht nur ein anhaltendes Verlangen nach Kohlenhydraten, sie macht es auch schwieriger, das Körperfett zu verlieren!

Brotbacken und Schlaflieder
Der Duft von frischgebackenem Brot erinnert uns daran, in Mutters Küche zu sein, wo sie liebevoll für alle unsere Bedürfnis-

se sorgt. Sie deckt uns zu und liest uns Gutenachtgeschichten vor. Wir sind vorübergehend zurückversetzt in unsere frühe Kindheit, als die Dinge wesentlich einfacher erschienen und nicht so viele Verpflichtungen bestanden.

Der liebliche Duft von Brot füllt unser Herz mit der wirbelnden Leichtigkeit eines schaukelnden Kindes. Tatsächlich ist eine Befragung von 1000 Personen zu dem Schluss gekommen, dass der Duft von Gebäck der Wohlgeruch war, den sie am meisten aus ihrer Kindheit erinnern.[2]

Wenn das Leben beginnt, brutal und gefühllos auf uns zu wirken, sehnen wir uns danach, in Mommys fürsorgliche Arme zurückzukehren. Das starke Verlangen nach Brot, besonders nach weichen Broterzeugnissen, spiegelt unser körperliches Bedürfnis nach mehr Streicheleinheiten wider. Unser Seelenfrieden ist aus der Balance geraten, weil wir uns missverstanden und ungeliebt fühlen, wie es bei meiner Klientin Rebecca der Fall war.

Sie war gerade erst in eine große Stadt gezogen für einen neuen Job, den sie als voll harter Geschäftspolitik beschrieb. Wenn Rebecca abends allein nach Hause kam, tröstete sie sich damit, indem sie sich mit Brot vollstopfte. Es schien, dass sie einen unersättlichen Appetit auf weiche Brötchen und Kekse hatte.

Rebeccas Isolationsverhalten war gewissermaßen verständlich, aber ich weigerte mich, mit Rebecca konform zu gehen, was ihre Ansicht vom »armen kleinen Ich gegen die bitterböse Welt« betraf. Auf lange Sicht wäre diese Art von Entgegenkommen meinerseits grausam gewesen.

Stattdessen arbeiteten wir daran, positive Beziehungen in Rebeccas Leben *anzuziehen*. Sie machte eine Negativitäts-Diät, wie zuvor beschrieben, die ihr half, eine mildere und freundlichere Haltung anzunehmen. Indem sie ihre Überzeugung ablegte, dass die anderen Leute es auf sie abgesehen hatten, änderte sich Rebeccas Körpersprache. Sie ersetzte die Abwehrhaltung durch ein aufgeschlossenes Auftreten, das vermittelte: »Ich bin dein

Freund.« Rebecca stand aufrecht und zeigte ein breites Lächeln. Ihre positive Energie war ansteckend, und sie sagte mir: »Ich kann gar nicht glauben, wie viel netter jeder zu mir ist. Sie sind ganz verändert!«

Indem sich Rebecca sicherer und mehr geliebt fühlte, schwanden ihre Gelüste, sich mit Brot zu überessen. Sie *brauchte* das Verlangen nicht mehr, weil sie mit sich und ihrem Leben zufrieden war.

Überlebenstipps bei der Sucht nach Kohlenhydraten

➢ *Iss kleine Kohlenhydratsnacks.* Auf diese Weise wird wahrscheinlich dein Verlangen nach Kohlenhydraten bei der nächsten Mahlzeit vermindert sein, wie die Forschung von Judith und Richard Wurtman ergeben hat. Probiere es mit Reiskuchen oder einem Bagel als deinen nächsten Imbiss und beobachte, ob dein Appetit auf fettreiche Kohlenhydrat-Lieferanten zur Essenszeit verringert ist.

➢ *Beweg dich.* Ein Grund, warum wir uns nach Kohlenhydraten sehnen, besteht darin, dass wir eine niedrige Menge des Hirnstoffs Serotonin haben. Viele Studien zeigen, dass schon eine einzige Sportsitzung den Serotoninspiegel im Gehirn anhebt, und dieser Effekt hält während des ganzen Tages an.[3] Einer der besten Wege ist konsequente Bewegung (festgelegt als 30 Minuten Aerobic sechsmal die Woche), um deinen Serotoningehalt zu erhöhen und dein Verlangen nach Kohlenhydraten zu mildern.

➢ *Nimm Vitamin B6 als Nahrungsergänzungsmittel ein.* Auch dies wird deinen Serotoninspiegel hoch genug halten, um deine Sucht nach Kohlenhydraten zu bekämpfen. Ungefähr 100 mg Vitamin B6 pro Tag werden als optimale Dosis angesehen, um den Serotoningehalt aufrechtzuerhalten, und gelten als ungefährlich nach Auffassung vieler Experten (obwohl du das vielleicht erst mit deinem Arzt abklären willst.)[5]

➤ *Wähle fettarme Kohlenhydrate.* Joseph Piscatella, Autor des Buches *Controlling Your Fat Tooth*, kennt die Bedeutung dieses Ratschlags aus eigener Erfahrung. Im Alter von 32 Jahren unterzog sich Piscatella einer koronaren Bypass-Operation am offenen Herzen – ein Warnschuss vor den Auswirkungen auf Leben oder Tod durch falsches Essen. Heute erteilt er Ratschläge und schreibt über die Wahl von fettfreien Kohlenhydratsnacks, einschließlich Heißluft-Popcorn (ohne Butter), Reiskuchen, Maistortillas, Müsli und Gebäckstangen bei einem Verlangen nach Knusprigem. Bei einem Heißhunger auf Süßes und Weiches empfiehlt Piscatella Engelskuchen (eine Art Biskuitkuchen), Tapioka und Gelatine.[6]

➤ *Unternimm jedwede Schritte, um dein Leben zu entstressen.* Okay, du würdest also gern deinen Job hinschmeißen und auf ein tropisches Eiland übersiedeln! Dennoch gibt es praktischere und viel weniger radikale Wege, um Stress zu mindern. Im Grunde genommen führen Stress und Anspannung zu einer Sehnsucht nach Trost, unter einem unkontrollierten Appetit auf Kohlenhydrate. Und da Stress außerdem Serotonin aufbraucht, sind die gestressten Kohlenhydratsüchtigen in einem Angstkreis von Stress-Essen/Stress-Essen gefangen.

Frage dich selbst: »Welchen ersten Schritt kann ich jetzt sofort vornehmen, der mir etwas Erleichterung von meinem Stress bringt?« Das kann bedeuten, dass du:

➤ *deine Prioritäten aufschreibst* und unnötige Tätigkeiten aus deinem Programm streichst. Wenn eine zeitintensive Tätigkeit nicht zu deiner Gesundheit oder deinem Glück beiträgt oder zu dem deiner Familie oder deiner Lieblingssache, also warum beschäftigst du dich damit?

➤ *deine Familie um Hilfe bittest.* Jedes Kind ab drei Jahren kann bei der Hausarbeit helfen. Kinder fühlen sich außerdem wichtig, wenn man ihnen kleinen Aufgaben überträgt. Und vergiss nicht, Daddy auch ein paar davon zuzuweisen!

➢ *klüger in deinem Job arbeitest.* Eine erstaunliche Studie des Forschungsunternehmens Robert Half & Associates hat ergeben, dass vier Stunden eines jeden Arbeitstages für unnötiges Sozialisieren verschwendet werden. Das bedeutet, dass ein durchschnittlicher Angestellter nur während vier Stunden konzentriert bei der Arbeit ist. Viele Menschen fühlen sich gestresst, wenn sie das Büro verlassen, weil die vielen unerledigten Projekte sie belasten. Wenn du nur die Hälfte des belanglosen Sozialisierens unterlassen könntest, das die produktive Zeit an deinem Arbeitsplatz auffrisst, wirst du mit einem Gefühl größerer Zufriedenheit und Ruhe nach Hause kommen.

➢ *ein Trostmittel findest, das kein Nahrungsmittel ist.* Einige meiner Klienten benutzen Teddybären als Essensersatz, wenn sie beginnen, sich von ihren Esssüchten zu erholen. Sie drücken den Teddy, anstatt den Küchenschrank zu öffnen. Andere Leute suchen Trost bei Haustieren als Ersatz für maßloses Brotessen. Noch besser ist es, Trost bei Menschen zu finden. Eine enge, herzliche und emotional offene Beziehung mit einer anderen Person ist die wirksamste Trostquelle, die es gibt. Das ist eine gute Affirmation, um Beziehungsprobleme zu heilen: »*Mein Leben ist in Harmonie, und mein Herz ist erfüllt von Liebe und Lachen. Ich bin ein guter Freund und werde belohnt durch nährende Freundschaften. Ich ziehe liebevolle Menschen an und bin umgeben von Wärme und Liebe – gerade jetzt.*«

AFFIRMATIONEN FÜR KOHLENHYDRATSÜCHTIGE

➢ Alles, was ich verliere, wird automatisch durch etwas Besseres ersetzt.
➢ Ich bin entspannt und voller Vertrauen, gerade jetzt.
➢ Ich gebe meine Anspannung ans Universum ab.
➢ Liebe umgibt mich genau in diesem Moment.

> Meine Quelle der Liebe ist jederzeit in mir und um mich.
> Ich habe genug Zeit, Talent und Energie, um alle meine Ziele zu erreichen.
> Meine Freunde sind liebevolle Menschen, die die Hand ausstrecken, um mich zu beruhigen.

Kapitel neunzehn

Kekse, Kuchen und Torten: Die Sehnsucht nach Umarmungen,
Vergnügen und Bestätigung

Das Verlangen nach süßen Kohlenhydraten ist vergleichbar mit dem nach Brot, Reis und Nudeln. Beide Nahrungsgruppen sind reich an Kohlenhydraten, die beruhigende Gefühle hervorrufen. Ihre kaufähige, weiche Beschaffenheit wirkt wie eine Umarmung in essbarer Form. Jedoch ein Verlangen nach süßen Kohlenhydraten – nach Plätzchenteig, Keksen, Kuchen und Torten – stellt eine andere Komponente dar, wodurch sich diese Nahrungskategorie von ungesüßtem Brot abhebt. Sie entsprechen einem Wunsch nach Trost und Beruhigung, wie bei Brot, aber sie können auch einen Widerwillen oder Zögern etwas zu tun signalisieren und sich auf Gefühle beziehen, die denen eines verletzten Kindes ähneln, das von Mommy in den Arm genommen werden möchte. Meine Klientin Leticia ist ein erstklassiges Beispiel:

➢ Leticia hatte sich versprochen, dieses Wochenende die Garage auszufegen, aber so sah es dann aus: Am Samstagnachmittag war sie noch nicht einmal nahe daran, mit ihrem Vorhaben zu beginnen. Stattdessen hockte sie in der Küche und aß wie hypnotisiert weiche Kekse mit Schokoladensplittern. Einen nach dem anderen. Leticias Kekssucht war ihre Art, Gedanken zu vertreiben wie etwa: »Mein Mann sollte derjenige sein, der die Garage putzt – nicht ich!«

➢ Eine andere Klientin namens Corinne zögerte bei einer Handlung, die emotional noch explosiver war: nämlich die Scheidung einzureichen. Sie hatte ihren Ehemann beim Fremdgehen erwischt und konnte ihre Gefühle, betrogen worden zu sein, nicht beilegen. Corinne wusste in ihrem Herzen, dass ihre Ehe nie wieder wie vorher sein konnte. Die Telefonnummer des Scheidungsanwalts lag direkt vor ihr. Jedoch überkam sie jedes Mal, wenn sie den Hörer abnahm, um einen Termin zu vereinbaren, ein überwältigendes Verlangen nach Schokoladenkuchen. Corinne brauchte Bestätigung, dass der Scheidungsantrag die beste Alternative war.

Wenn Essen gleich Liebe ist

Einige Vorlieben für Süßigkeiten sind erworben, weil wir als Kind oft mit einer süßen Leckerei für gutes Benehmen belohnt wurden. Zwei Studien des bekannten Ernährungswissenschaftlers und Autors L. L. Birch betonen die Macht des Erfahrens von Süßem als Belohnung.

In einer Studie versuchte der Forscher Kinder zu bestechen, ein unbeliebtes Gericht wie Spinat oder Leber zu essen. Den Kindern wurde gesagt: »Wenn ihr dieses Essen herunterbringt, gibt es einen Keks als Belohnung.« Diese Bestechung führte nicht zu dem gewünschten Ergebnis, weil der Appetit der Kinder auf dieses unbeliebte Essen sogar abnahm. Je mehr sie mit dem Versprechen geködert wurden, eine süße Belohnung zu erhalten, desto weniger mochten die Kinder den Geschmack des Gemüses oder Fleisches.

In Birchs zweiter Studie bot man den Kindern Essen als Belohnung für die Erledigung einer kleinen Aufgabe. Zum Beispiel wenn ein Kind die Tafel gewischt hatte, gab man ihm einen Keks. Oder sobald es eine Matheaufgabe richtig gelöst hatte, erhielt es etwas Kuchen. Alle Belohnungen bestanden aus den Speisen, die die Kinder bereits vor dem Experiment gemocht hatten.

Aber hier kommt das überraschende Ergebnis: Die Vorliebe der Kinder für den Kuchen und die Kekse steigerte sich merklich, nachdem die Speisen als Belohnung eingesetzt wurden! In gewisser Weise stieg der »Wert« des Essens für die Kinder. Die Speisen waren nicht länger nur lecker, sondern sie wurden als eine Ware und Belohnung angesehen.[1]

Höchstwahrscheinlich sind die zwei Studienergebnisse eine Funktion des Phänomens der »äußeren Belohnung«. Wenn wir bezahlt oder bestochen werden, um eine Handlung zu vollbringen – selbst eine, die wir normalerweise freiwillig täten – haben wir weniger Vergnügen daran. Wir bewegen uns von einer Einstellung der »inneren Belohnung«, ein Verhalten zu praktizieren, weil wir es gern tun, zu einer Einstellung der »äußeren Belohnung« oder die Tätigkeit durchzuführen, weil wir eine äußere Belohnung erhalten.

Dieses Phänomen erklärt, warum du feststellen wirst, wenn du jemals versucht hast, aus deinem liebsten Hobby eine bezahlte Tätigkeit zu machen, dass dein Vergnügen um ein paar Klassen abnimmt. Ich erinnere mich, dass mir das passierte, als ich bei einem lokalen Fernsehsender als Teilzeitjob Spielfilme rezensierte. Ich gehe gern ins Kino, aber da ich nun plötzlich Filme anschauen *musste*, war es nicht länger das angenehme Freizeitvergnügen, das ich einstmals genossen hatte (und ich stellte fest, dass ich ebenfalls eine Abneigung gegen Popcorn entwickelte!).

Bei einer äußeren Belohnung beschäftigst du dich nicht länger mit einer Handlung, weil du dich dazu entschieden hast. Du tust es, weil du dafür bezahlt wirst – auch wenn diese Sorte Arbeit gewöhnlich alle anderen Arten von Jobs zweifellos schlägt!

Solltest du ein Elternteil sein, wird diese Studie dir wertvolle Informationen liefern. Wir können unsere Kinder nicht mit Keksen gefügig machen, damit sie ihr Gemüse aufessen! Nicht nur, dass sie lernen, Gemüse zu verabscheuen, sie lernen auch, Kekse so sehr zu mögen, wodurch sie vielleicht eine andauernde Sucht danach entwickeln. Wenn du ein überwältigendes Verlangen nach Keksen, Kuchen oder Torte erfährst, willst du möglicherweise an Kindheitserlebnisse zurückdenken, wo du mit diesen Speisen eventuell belohnt wurdest. Dies ist kein Versuch, den Erwachsenen in deinem Leben die Schuld zu geben, stattdessen ist es ein

Mittel, deine Esssüchte ansatzweise zu verstehen, um sie zu mindern oder zu beseitigen.

Frage dich selbst:

> Erinnere ich mich, dass meine Eltern, Lehrer oder der Babysitter mich mit süßen Leckereien bestochen haben, um mich dazu zu bringen, meine Aufgaben oder Hausarbeiten zu erledigen?
> Hat mir jemand Kuchen gegeben, weil ich ein artiges kleines Kind war?
> Haben mich die Nachbarn mit Keksen belohnt, weil ich behilflich gewesen bin?
> Hat mir jemand Süßigkeiten gegeben, um mich ruhigzustellen, als ich weinte oder aufgebracht war?
> Wenn ich mit meiner Mutter einkaufen war, hat sie stets Halt bei der Bäckerei gemacht, um einen Keks für mich zu besorgen?
> Habe ich gelernt, Geburtstage, Feiertage und andere besondere Gelegenheiten mit Kuchen, Keksen oder Torte zu verbinden?
> Fühlte ich mich geliebt, sobald mir jemand einen Kuchen oder ein paar Kekse gebacken hat?
> Verknüpfe ich den Duft backender Kekse mit dem Gefühl von Liebe und Freude?
> Belohne ich meine eigenen Kinder oder andere Nahestehende, indem ich ihnen Kekse und Kuchen selbst backe oder kaufe?

Wege, um die Sucht nach Keksen, Kuchen oder Torte zu bekämpfen

> *Heile deinen Selbstwert.* Besonders Selbstachtungs-Esser (siehe Kapitel vier) neigen zu einer Sucht nach Keksen. Normalerweise gibt es ungelöste Probleme aus der Kindheit, die nach deiner Anerkennung und Aufmerksamkeit rufen. Welche Bot-

schaften hast du in deiner Kindheit erfahren, die heute deine Selbstachtung beeinträchtigen? Als Erwachsener kannst du deinen Selbstwert heilen, indem du dich selbst durchweg auf liebevolle Weise behandelst. Das bedeutet zum Beispiel, dass du:

- *dich vor Negativität schützt* (siehe die Negativitäts-Diät in Kapitel zehn). Vermeide jegliche negativen Selbstgespräche. Dein Unbewusstes glaubt jedes Wort, das du über dich sagst, ob es nun als Witz gemeint ist oder nicht. Erlaube auch niemand anderem, dich durch seine Worte oder Handlungen herabzusetzen. Sage dem anderen sofort, was du in eurer Beziehung akzeptierst und was nicht.

- *ausgezeichnet für deinen Körper sorgst.* Bewege dich, ernähre dich ausgewogen und behalte regelmäßige Schlafgewohnheiten bei.

- *dir viele Umarmungen gibst.* Erkenne dir gegenüber deine Erfolge an. Mache dir selbst ein Kompliment. Schreibe dir einen Liebesbrief. Finde Wege, um dein eigener bester Freund zu werden.

➢ *Belohne dich selbst mit Süßigkeiten, die nicht aus Essen bestehen.* Wie wir in diesem Kapitel erfahren haben, stammt so manche Kekssucht von der Botschaft unserer Kindheit, dass Süßes mit Belohnung gleichzusetzen ist. Wir alle brauchen ein Schulterklopfen und dickes Lob für harte Arbeit. Aber anstatt beim Keksladen Halt zu machen, um dich zu belohnen, warum machst du dir keine Freude mit einer neuen CD, einem Buch, etwas zum Anziehen, parfümierter Seife, Theaterkarten oder einem Schmuckstück? Sie machen weniger dick und wesentlich zufriedener als ein Keks!

➢ *Hüte dich vor Schwarz-Weiß-Denken.* Lorraine öffnete immer die Packung Oreo Kekse mit der besten Absicht, ganz bestimmt nur einen zu essen. Aber die Keksreihe dann so unfertig zu sehen war etwas, das sie wirklich störte. Daher aß sie *alle* Kekse in der Reihe. Diese Tat verschaffte ihr ein Gefühl der Erleichterung und Vollendung. Verhaltensforscher nennen diese Geisteshaltung »Schwarz-Weiß-Denken«. Es spiegelt das kompromisslose Begehren wider, etwas zu vervollständigen, ob es nun zuträglich ist oder nicht. Diesen Alles-oder-Nichts-Denkprozess kann in Beziehung zu Zwangsstörungen und vielen Arten von Abhängigkeiten gebracht werden.

AFFIRMATIONEN BEI DER SUCHT NACH KEKSEN, KUCHEN UND TORTEN

➤ Ich werde geliebt und bin liebenswert.
➤ Ich bin ein guter Mensch, und die anderen mögen mich einfach so, wie ich bin.
➤ Es ist in Ordnung, dass ich mir selbst Umarmungen und Anerkennung gebe.
➤ Wenn ich gewinne, gewinnen die anderen.
➤ Ich bin nun eingehüllt in warme, köstliche Liebe.
➤ Wenn es so sein soll, ist es meine Aufgabe!

Kapitel zwanzig

Die Sucht nach Bonbons: Süße Muntermacher,
Belohnungen und Unterhaltungen

Eine Frau namens Karen, die eines meiner Seminare besuchte, erzählte mir, dass sie sich nicht mit Schokoholikern in Verbindung bringen konnte. Sie liebte Süßes, konnte aber nicht begreifen, warum jemand lieber einen Schokokuss als einen Zitronenbonbon haben wollte.

Karen fand Bonbons einfach wundervoll.

Sie kaufte regelmäßig Tüten mit Hartbonbons in verschiedenen Geschmacksrichtungen, wenn sie zum Einkaufen ging. Einige der Süßigkeiten gingen an ihren jungen Sohn Mark, und manchmal bekam ihr Mann einen leckeren Fruchtbonbon oder eine Geleebohne ab. Aber die meisten davon waren vor allem für Karen selbst bestimmt.

Karen hatte ein angenehmes Leben – und nicht viel, worüber sie sich hätte beklagen können. Sie ging einem Teilzeitjob als Sekretärin in ihrer Kirche nach, und ihr Ehemann war der Manager eines Herstellungsunternehmens, eine Anstellung, die er bereits seit 25 Jahren hatte. Darüber hinaus besaßen sie zwei Autos und einen folgsamen Sohn. Also warum überaß sich Karen nur mit Bonbons? Schließlich war ihr Leben anscheinend stabil und frei von jeglichem Stress.

Nun, eine Studie von einem führenden Ernährungswissenschaftler könnte Karens Verlangen erklären. Diese Studie verglich 40 Bonbonsüchtige mit 40 Leuten, denen Süßigkeiten egal waren. Es wurden keine Unterschiede festgestellt, was die Menge an Kalorien, Kohlenhydraten, Eiweiß und Fett betraf, die die zwei

Gruppen normalerweise verzehrten. Es gab nur eine Verschiedenheit zwischen den beiden Gruppen: Die Bonbonsüchtigen berichteten über mehr Langeweile und weniger Stress als die Gruppe, die kein Verlangen nach Bonbons hatte. Weiterhin zeigten die Bonbonsüchtigen einen hohen Grad an Schuld wegen ihrer Sucht – das heißt, dass sie sich schuldig fühlten, sobald sie von einer Fressattacke auf Bonbons überwältigt wurden. Die Bonbonsüchtigen würden denken: »Nun gut, ich habe meine Diät vermasselt. Ich kann genauso gut essen, was ich mag, und meine Diät morgen erneut beginnen.«[1]

Das Verlangen nach Süßigkeiten, wie ich bereits erwähnt habe, scheint angeboren zu sein. Eine berühmte Studie an Kleinkindern zwischen den 1920er und 1930er Jahren zeigte den Grad der unglaublichen Vorliebe des Menschen für Süßes. Den Kleinkindern gab man jedes Lebensmittel, auf das sie zeigten, und die große Mehrheit der Kinder deutete auf die süßeste Speise, die zur Auswahl stand – Früchte.[2]

Wir haben über Jahre die kulturelle Anschauung aufrechterhalten, dass Zucker, besonders bei Kindern, Hyperaktivität auslöst. Um die Gültigkeit dieser Meinung zu überprüfen, gab die Forschungsbeauftragte Judith Rapoport eine Zeitungsannonce auf, in der sie gezielt Kinder anwarb, die nach dem Verzehr von Zucker aktiver waren.

Viele Mütter waren einverstanden, ihre Kinder an der Studie teilnehmen zu lassen, und behaupteten, dass ihre Sprösslinge hyperaktiv als Reaktion auf selbst winzige Kostproben Zucker würden. Die Studie unterteilte diese Kinder in zwei Gruppen – diejenigen, die Zucker bekamen, und jene, denen er vorenthalten wurde. Der Grad der Aktivität vor und nach der Zuckergabe wurde zwischen beiden Gruppen verglichen, um Unterschiede festzustellen. Rapoport führte eine Doppelblindstudie durch, weshalb sie nicht wusste, welche Kinder Zucker erhielten und welche einen zuckerfreien Ersatzstoff. Sie wollte nicht riskieren, dass das Ergebnis der Studie beeinflusst würde.

Die Resultate der Studie waren überraschend! Die Kinder, die Zucker bekamen, wurden nämlich nicht aktiver. Tatsächlich ließen sie Anzeichen von Trägheit und verminderter Aktivität erkennen, nachdem sie Zucker zu sich genommen hatten.[3] Die Resultate könnten vom erhöhten Serotoningehalt durch die Kohlenhydratstruktur des Zuckers kommen, die verantwortlich für die Trägheit war. Das Serotonin reguliert selbstverständlich Stimmung und Energie. Wenn der Serotoninspiegel hoch ist, fühlen wir uns ruhig oder schläfrig. Andere Theorien über den »Zusammenbruch« nach einem Zuckerhoch hängen von Blutzuckerschwankungen ab.[4]

Jedoch aufgrund der weit verbreiteten Meinung, dass Zucker als Muntermacher fungiert, greifen viele von uns zu einem Schokoriegel, wenn unser Energieniveau beginnt abzusinken. Das biologische Resultat ist eine auf und ab schwankende Energie. Wir essen mehr Süßes, um den anfänglichen Schub wiederzuhaben.

Süßigkeiten – das früheste Verlangen

Diverse Forscher haben die angeborene Gier nach Süßem bei menschlichen Kleinkindern studiert. Neugeborenen Säuglingen wurde eine Auswahl von gesüßter Flüssigkeit und reinem Wasser angeboten. Welche Flüssigkeit, meinst du, haben die Babys bevorzugt? Sogar einen Tag alte Säuglinge tranken mehr, wenn man ihnen gesüßte Flüssigkeit gab. Nicht nur das, sondern je süßer die Konzentration der Flüssigkeit war, desto mehr davon nahmen die Babys zu sich.[5] Viele Wissenschaftler schließen aus Studien wie diesen hier, dass wir eine angeborene Vorliebe für Süßes haben.

Unser menschlicher Appetit auf Süßigkeiten könnte bei unseren alten Vorfahren, den Primaten, entstanden sein. Affen und andere Primaten zeigen eine Vorliebe für süße Früchte vor jeder anderen Art von Nahrung. Einige Forscher vermuten, dass Obst

eine sichere Kalorien- und Energiequelle für unsere höhlenbe-
wohnenden Vorfahren waren und wir eine natürliche Affinität
für Süßkram als Ergebnis unseres Überlebensinstinkts entwickel-
ten. In der gleichen Art »wussten« wir, dass Süße mit Reife gleichzusetzen war, wenn wir nach Essbarem in der Wildnis suchten.
(Tatsächlich alle Tiere ziehen Süßes allen anderen Nahrungsarten
vor. Studien mit Pferden, Bären und Ameisen weisen eine allge-
meine Liebe für zuckrigsüße Speisen auf.)

Auch ich glaube, dass wir unser »Schleckermaul« von unseren
Vorfahren geerbt haben (sowohl Tieren als auch Menschen), die
sich darauf verstanden, eine am Baum gereifte Frucht zu ergattern.
Ihre instinktive Weisheit riet ihnen, sich die süßeste der Früchte
herauszusuchen, da Süße eine sichere Nahrung anzeigte, die reif
und voller Vitamine und Energie liefernden Kalorien war. Unser
Instinkt, die süß schmeckende Frucht herauszusuchen, ist heutzutage verfälscht und verdreht zu einem Appetit auf Süßigkeiten.

Ein Grund für unsere »neuzeitlichen« Süchte ist der Mangel an
wirklich süßen Früchten in den meisten Lebensmittelgeschäften.
Wir haben ein riesiges Produktangebot, über das wir verfügen
können, aber das meiste davon ist künstlich gereift, ohne Geschmack und nicht genügend süß, um uns zufrieden zu stellen.

Wege, um die Sucht nach Süßigkeiten zu bekämpfen:

> *Kaufe Früchte direkt bei verlässlichen Obsthändlern.* Wenn du
  herumfragst, können dir deine Kollegen oder Nachbarn wahrscheinlich den Namen eines kleinen Obststandes sagen, an
  dem leckere Früchte angeboten werden. Gewöhnlich kaufen
  diese Kleinsthändler direkt bei regionalen Erzeugern ein und
  verkaufen am Baum gereifte Früchte. Es macht einen großen
  Unterschied, also ist es wert, sich diese Mühe zu machen.

> *Halte stets Obst bereit.* Wenn du gestresst bist, willst du dich
  nicht mit Speisen abplagen, die schwer zuzubereiten sind. Du
  möchtest etwas Schnelles, das einfach anzurichten ist und gut
  schmeckt. Du tust dir selbst einen Gefallen damit, wenn du

diesem völlig menschlichen Wunsch begegnest. Zerteile das Obst vorher, presse ein bisschen Zitronensaft darüber, um ein Braunwerden zu verhindern, decke es mit Klarsichtfolie ab (damit du es sehen kannst) und bewahre es auf einem offenen Rost im Kühlschrank auf. Lege gewaschene Weintrauben in eine große Schale oder Bananen in Sichtweite. Je leichter das frische Obst für dich erreichbar ist, desto eher bist du geneigt, es zu essen.

➤ *Mache Früchte zu einem besonderen Leckerbissen.* Ein Grund, warum wir Früchte bei unserer Sucht nach Süßem meiden, ist, dass Obst wie eine Ersatzlösung für das Entbehrte wirkt. Daher sollten wir das Obst verfeinern! Gib ein wenig aromatischen, fettfreien Joghurt darüber (und vielleicht auch ein Minzeblatt!), und du hast ein Feinschmecker-Dessert. Püriere die Früchte zusammen mit einem Eiswürfel und etwas Gingerale, und du hast ein Sorbet. Gare Apfelscheiben mit etwas Zimt bestreut bei hoher Temperatur zwei Minuten lang in der Mikrowelle, und du hast einen schnellen, kalorienarmen Leckerbissen wie eine Art Apfelkuchen.

➤ *Probiere tiefgefrorene Früchte.* Wenn frisches Obst während der Wintermonate selten wird, wartet eine gute Alternative auf dich in der Gefriertruhe. Hast du schon einmal Früchte probiert, die in 500-g-Plastikbeuteln tiefgefroren wurden? Sie kosten ein wenig mehr als frische Früchte und sind ein bisschen matschig beim Auftauen, aber sie erweisen sich als besonders süß und schmackhaft, obwohl sie ungezuckert sind. Ich schätze aufgetaute tiefgefrorene Früchte zum Frühstück zusammen mit Getreideflocken, Hüttenkäse oder Joghurt.

➤ *Meide die Versuchung, dich mit fettfreien Süßigkeiten zu übessen.* Etliche Kekshersteller machen ein Vermögen mit dem aktuellen Fettfrei-Trend. Wir alle wollen auf zwei Hochzeiten gleichzeitig tanzen. Aber wir können keine ganze Schachtel Karamellkekse vertilgen – mit 50 Kalorien pro Keks – und erwarten, dass wir unser Gewicht verlieren oder zumindest halten.

Das ist magisches Denken, ein cleveres Marketingprodukt der Keksindustrie.

➤ *Deute deine Naschsucht.*

- Bist du süchtig nach feurigscharfen Bonbons? Das ist ein Zeichen, dass du mehr Aufregung brauchst.
- Bist du süchtig nach Zimtbonbons? Das ist ein Zeichen, dass du dich angespannt und verängstigt fühlst. Zimt durchwärmt den Körper und senkt den Blutdruck. Interessanterweise ist Zimt seit Jahrhunderten ein Grundbestandteil in der chinesischen Kräutermedizin.[6]
- Bist du süchtig nach Pfefferminzbonbons? Das bedeutet, dass du dich träge fühlst und einen »zweiten« Atem an schwungvoller Energie holen willst.
- Bist du süchtig nach Kaffeebonbons? Das bedeutet, dass du versuchst, dich über den Punkt der Erschöpfung hinwegzuschieben. Warum machst du keine Verschnaufpause (oder besser noch ein Schläfchen)?
- Bist du süchtig nach Erdnusskrokant? Das signalisiert Enttäuschung, weil in deinem Leben Spaß und Freizeit Mangelware sind. Du suchst außerdem nach ein wenig Sympathie oder Trost.
- Bist du süchtig nach Karamellbonbons? Es kann sein, dass du mit etwas Unentschlossenheit zu kämpfen hast. Das erzeugt wahrscheinlich inneren Stress, weil du nicht weißt, welche Wahl du jeweils treffen sollst.
- Gilt deine Leidenschaft Lakritze? Lakritze, wie auch Zimt, ist seit vielen Jahren eine Grundarznei in der chinesischen Medizin gewesen. Es wurde gegen Ängstlichkeit und Stress verordnet, besonders bei Frauen. Lakritze wird als Allheilmittel bei Anspannung angesehen, das die Energie steigert.[7] Da kaufähige Nahrung den Stress lindert, liegt die Wirksamkeit von Lakritze teilweise an ihrer zähen Beschaffenheit.
- Bist du süchtig nach Geleebohnen? Das kann bedeuten, dass du mit einer Menge an Verpflichtungen herumjonglierst

251

und gezwungen bist, zu viele wichtige Entscheidungen im Schnellfeuertakt zu treffen. Diese Situation kann etwas Ängstlichkeit bei dir hervorrufen, aber nicht zu sehr; im Grunde genommen bist du immer noch voller Selbstvertrauen.

— Bist du süchtig nach einem harten Bonbon, den du mit deinen Zähnen zerbeißen kannst? Dieses Verlangen, etwas zu zermalmen, deutet auf einen gewissen inneren Stress, Wut oder Angst hin.

— Bist du süchtig nach einem Lutscher oder einem anderen Bonbon, an dem du herumlutschen kannst? Das deutet auf etwas Langeweile oder Ungeduld hin, einem Frust wie »Komm schon, lass uns das Ganze über die Bühne bringen«. Aber weil du die Situation nicht völlig im Griff hast, bist du dazu verdammt, dich zurückzulehnen und zu warten – eine Situation, die dir nicht passt und mit der du auch nicht einverstanden bist.

➤ *Gehe die zugrunde liegenden emotionalen Probleme direkt an.* Solltest du nach Deutung der Süchte etwa Wut, Stress oder Enttäuschung entdecken, frage dich, wie du zumindest einen Schritt vornehmen könntest, um die Ursache dieser Emotionen zu lindern. Gibt es jemanden, mit dem du reden kannst, oder irgendwelche Änderungen, die du in deinem Leben vornehmen kannst? Wenn du im Stande bist, die Ursache für deine unbehaglichen Gefühle abzuschwächen, brauchst du keiner Leidenschaft nach Süßigkeiten mehr zu frönen.

➤ *Vermeide es, Süßigkeiten jederzeit griffbereit oder gut sichtbar aufzubewahren.* Studien zeigen, dass bestimmte Menschentypen mehr zu emotionalem Überessen neigen als andere. Das schließt fettleibige Personen und diejenigen ein, die mehr auf andere konzentriert sind als auf sich. Diese beiden »Typen« sind anfälliger dafür, als Reaktion auf Stress oder emotionale Aufregung zu essen, besonders wenn gerade etwas Leckeres in greifbarer Nähe ist.

Mache dir das Überessen mit Bonbons schwer, indem du sie aus deinem Zuhause, Auto oder Büro verbannst. Ein Bonbonglas auf deinem Tisch stehen zu haben ist keine gute Idee, wenn du selbst versessen auf Süßigkeiten bist. Bonbons auf deiner Kaffeetafel zum Naschen für Gäste bereitzuhalten ist ebenfalls keine gute Idee. Bedenke, dass deine Kinder und dein Mann keine Bonbons im Haus brauchen! Die meisten Naschsüchtigen, mit denen ich gearbeitet habe, kaufen Bonbons für sich, aber begründen dies mit: »Sie sind für meine Familie.« Tatsächlich isst die Familie gerade einmal ein oder zwei Bonbons und die Naschsüchtige 25 Stück. Der größte Schritt bei der Heilung von überwältigenden Esssüchten ist, Selbstehrlichkeit über die wahren Motive für den Essenseinkauf zu entwickeln. Warte nicht, bis du die Bonbons dem Nachbarn gegeben hast – das ist nur ein anderer Versuch der Begründung! Werde sie jetzt los. Beseitige sie.

➤ *Gönne dir Bonbons in Maßen.* Ich trete nicht dafür ein, sich Bonbons völlig zu enthalten; ganz und gar nicht. Vielmehr denke ich, dass Heißhungerattacken oft ein Ergebnis von übertriebener Entbehrung sind. Genauso ging es mir nämlich selbst. Ich hatte Bonbons und Süßigkeiten abgeschworen, aber tief im Inneren bemitleidete ich mich selbst, weil ich derer so beraubt war. Ich fühlte mich wie ein kleines Mädchen, deren Mutter allen Geschwistern etwas Süßes mitgebracht hatte, außer mir. Ich lebte zwei oder drei Monate völlig abstinent von allen Zuckerprodukten. Dann hatte ich die Nase voll und ging zum anderen Extrem über. Ich kaufte riesengroße Schokoladentafeln, trug sie begierig nach Hause und fiel in einer geheimen Sitzung darüber her. War ich dabei, all diese Tage und Wochen ohne Süßigkeiten mehr als erforderlich auszugleichen? Ja, besser du glaubst es! Deshalb glaube ich ans Maßhalten. Anstatt zwischen den beiden Extremen hin- und herzuschwanken, entweder riesige Packungen von Süßigkeiten heimzubringen oder völlige Enthaltsamkeit zu üben, sind hier ein paar umsetzbare Alternativen:

➤ *Kaufe Süßigkeiten in Einzelportionen.* Die meisten Supermärkte verkaufen Süßigkeiten en gros. Wähle nur die Menge an Süßigkeiten aus, die du auf einmal essen willst, und dann lege die Hälfte davon zurück ins Regal. Auf diese Weise wirst du deiner Naschsucht gerecht, aber übertreibst dabei nicht.

➤ *Erkenne Alles-oder-nichts-Denken.* Laut Jane Hirschmann und Carol Munter, Autorinnen des Buches *When Woman Stop Hating Their Bodies*, passiert Folgendes: Wenn wir uns selbst sagen: »Das ist das letzte Mal, dass ich Süßigkeiten essen kann; ich esse am besten so viel, damit ich satt werde, denn diese Gelegenheit habe ich nie wieder«, erzeugen wir so viel Angst in uns, dass es beinahe eine Gewissheit ist, dass wir uns einer Fressattacke hingeben. Es ist so, als ob wir einen geliebten Menschen das letzte Mal sehen, daher möchten wir natürlich so viel Zeit wie möglich mit dem Objekt unserer Zuneigung verbringen.[7]

AFFIRMATIONEN BEI NASCHSUCHT

➤ Zeit ist ein unbegrenzter Rohstoff.

➤ Ich habe genug Energie, um alle meine Ziele zu erreichen.

➤ Ich verbringe mein Leben in Einklang mit meiner inneren Stimme.

➤ Ich traue meiner Intuition, mich zu führen und anzuleiten.

➤ Es ist Ordnung, dass ich Entspannung und Unterhaltung suche.

Kapitel einundzwanzig

Fettreiches Essen: Die Leere füllen

Der Fettgehalt der Nahrung, nach der wir uns sehnen, hat eine ziemlich große Bedeutung. Während Studien zeigen, dass die meisten Menschen fettreiches Essen bevorzugen, wenn sie sich Kalorien beraubt fühlen (wie zum Beispiel im Verlauf einer typischen Diät), gibt es andere, die ein überwältigendes Verlangen nach fettreicher Kost haben. Das sind Leute, die praktisch in Fast-Food-Restaurants leben, wo fettige Cheeseburger und ölige Pommes frites Hauptbestandteil des Alltagslebens sind.

Eine fettreiche Ernährung deutet auf eine Furcht hin, sich leer zu fühlen. Fettige Nahrung bleibt viel länger im Magen als fettarme, welche leicht verdaulich ist und das System ziemlich schnell passiert. Fettversessene fürchten sich vor der Aussicht, einen leeren Magen zu haben, daher stellen sie sicher, dass ihr Bauch voll ist, indem sie fortwährend für Nachschub an fettreichem Essen sorgen. Oftmals hat der Fettesser eine tief sitzende Angst vor etwas. Vorm Alleinsein. Sich einer schrecklichen Wahrheit zu stellen. Verantwortung zu tragen. Veränderungen vorzunehmen. Diese Ängste und Unsicherheiten werden durch einen ständig vollgestopften Magen unterdrückt.

Die Sucht nach fettreichem Essen gilt Cheeseburgern, weichen Pommes frites oder frittierten Zwiebelringen und allgemein kurz gebratenen Gerichten. Fettige Arten von Fleisch wie zum Beispiel kurz gebratenes Huhn, marmoriertes Steak, fette Hochrippe, Schinken sowie Schweinefleisch fallen unter diese Kategorie.

Die Leere, die von den Fettessern gefürchtet wird, stammt häufig von einer fehlenden Bedeutung oder fehlendem Zweck in ihrem Leben. Oftmals ist der Fettesser jemand, der gern seinen

Beruf wechseln oder noch einmal die Schule besuchen würde, aber ein Scheitern oder die Veränderung an sich fürchtet. Fett füllt den Magen und blockiert das Bewusstsein über die quälende Inhaltslosigkeit. Aber sobald der Magen leer wird, kehrt sein Verlangen nach fettreicher Kost zurück.

Fettversessene haben oft ein schmerzvolles Leben. Manchmal bieten sie sich selbst als Zielscheibe an, sodass andere Leute ihnen wehtun, entweder emotional oder körperlich. Sie verletzen und betrügen sich selbst. Und häufig wissen sie nicht, dass sie das Recht haben, darauf zu bestehen, dass die Misshandlung aufhören sollte. Sie fürchten sich auch, laut und deutlich zu sprechen und zu sagen: »Nein! Du tust mir weh!« Pamela ist ein gutes Beispiel dafür:

Als Teilnehmerin bei einem meiner Seminare äußerte Pamela, dass sie glaubte, dass alle Männer sie immer betrügen und hereinlegen würden. Sie war in einer dreijährigen Beziehung mit Marcus gewesen, einem Mann, der sie heiraten wollte. Aber Pamela war sich sicher, dass er sie für eine andere Frau verlassen würde, und dachte stets: »Ich bin zu dick, um die Aufmerksamkeit eines Mannes für lange Zeit auf mich zu ziehen.«

Immer wenn Marcus vorschlug zu heiraten, lehnte Pamela ab oder wechselte das Thema. Obwohl Marcus, wie Pamela ihn beschrieb, ein liebevoller Mann war, hat jeder seine Grenze; gesunde Menschen klammern sich nicht an ungesunde Beziehungen. Als er letztendlich herausfand, dass Pamela unfähig war, Liebe zu geben oder zu empfangen, trennte er sich von ihr.

So bestätigten sich Pamelas schlimmste Befürchtungen, aber nur weil sie herbeiführte, dass sie wahr wurden. Bevor sie zu meinem Seminar kam, gab sie sich einer Fettorgie hin, die drei Wochen andauerte. »Ich möchte gern eine neue Beziehung eingehen, aber habe Angst, wieder betrogen zu werden«, beklagte sie sich. Ich hielt Pamela entgegen, dass sie sich vielmehr selbst betrogen hatte, indem sie Marcus weggestoßen hatte. Sie stimmte zu und sagte, dass diese Einsicht ihr Hoffnung einflößte. »Ich werde denselben Fehler kein zweites Mal machen«, verkündete sie mir und dem Seminarpublikum. Ich hoffe, dass sie es auch so hält.

Fett horten: eine Überlebenskunst?

Die Sucht nach Fett scheint einer unserer angeborenen Triebe zu sein. Experimente mit Ratten sowie mit Menschen zeigen, wie die Natur uns mit einer Vorliebe für fettreiche Kost ausgestattet hat.

In einer Studie bot man Ratten zwei Arten von Futter mit verschiedenen Geschmacksvarianten an. Die beiden Futtersorten unterschieden sich außerdem dahingehend, dass eine fettreich und die andere fettarm war. Lass uns das fettreiche Futter »Geschmack A« und das fettarme Futter »Geschmack B« nennen. Die Ratten lernten, Geschmack A mit einem hohen Fettgehalt zu assoziieren.

Als Nächstes setzten die Forscher den Ratten zwei Futtersorten mit identischem Fettgehalt und den zwei verschiedenen Geschmacksrichtungen A und B vor. Alle Ratten bevorzugten das Futter mit Geschmack A, obwohl es nunmehr denselben Fettgehalt wie Geschmack B hatte. Die Ratten hatten gelernt, den jeweiligen Geschmack mit einem hohen Fettgehalt zu verbinden![1]

Experimente über die konditionierte Reaktion bei Fett, gepaart mit Geschmack, sind auch an Menschen durchgeführt worden, mit ähnlichen Ergebnissen. Eine Studie testete erwachsene Probanden, und die andere Studie bediente sich Vorschulkindern. Bei beiden gaben die Wissenschaftler den Teilnehmern eine fettreiche Kost mit einer kräftigen und unverwechselbaren Würze wie etwa Barbecue- oder Teriyaki-Sauce. Bald lernten die Probanden, diesen Geschmack mit einem hohen Fettgehalt zu verbinden. Und da ein hoher Fettgehalt schneller und mehr zu einem Völlegefühl führt, assoziierten die Testpersonen den Geschmack mit »sich voll fühlen«.

Als Nächstes gaben die Forscher den Probanden eine fettarme Kost, die auf dieselbe Art gewürzt war wie die fettreiche Speise. Obwohl die Teilnehmer nun eine fettarme Mahlzeit zu sich nahmen, reagierten sie so, als ob das Essen immer noch fettreich wäre. Die Geschmackskonditionierung führte dazu, dass die Testpersonen berichteten, sich viel eher voll zu fühlen, als wenn sie ein ähnliches Gericht gegessen hätten, das nicht diese Würze enthielt.[2]

Durch Auswertung dieser Studien kam die Wissenschaftlerin A. W. Logue zu folgendem Schluss:

Fett hat eine viel größere Kaloriendichte als Proteine oder Kohlenhydrate (Fett enthält 9 Kalorien pro Gramm, aber Proteine und Kohlenhydrate jeweils nur 4 Kalorien pro Gramm). Vielleicht lernt der Mensch verhältnismäßig kalorienreiche Speisen zu mögen, einschließlich Essen, das reich an Fett ist wegen der Auswirkungen auf die Kalorien.

Es überrascht nicht, dass Menschen und andere Tiere in der Lage sind zu lernen, welche Nahrung dicht an Kalorien ist und diese zu bevorzugen. Dieses Verhalten war anpassungsfähig für Spezies wie der unseren, die sich in nahrungsarmen Umgebungen entwickelte. Nun, da Nahrung für die meisten Menschen in den Vereinigten Staaten nicht länger knapp ist, macht es unsere Vorliebe für kalorienreiche Nahrung leider schwer, den Fettverbrauch niedrig zu halten …[3]

Die Sucht nach Fett überwinden

Fettversessene machen einen besonders schmerzvollen Kampf durch, weil sie ihre Gefühle der Leere verschlimmern, indem sie Speisen zu sich nehmen, bei denen praktisch garantiert ist, dass ihr Körper an Pfunden zulegt. Mit dem vermehrten Gewicht gehen gewissermaßen soziale Ausgrenzung und Vorurteile einher sowie Diskriminierung am Arbeitsplatz, negative Resonanz von Liebespartnern und das Gefühl, sich wie ein unsichtbares Mitglied der Gesellschaft zu fühlen. Diese Zeichen, dass Übergewichtige gewissermaßen nicht so wertvoll wie dünne Menschen sind, tun weh. Sie bewirken, dass der Fettversessene sich sogar noch mehr allein und leer fühlt, was wiederum noch mehr Sucht nach Fett erzeugt.

Um diesen Kreislauf zu durchbrechen, brauchen Fettversessene mehr Mut als jeder andere Esssüchtige. Die Leere in ihrem Inneren macht es ihnen schwer, dem Rat anderer Leute zu vertrauen, selbst wenn sie wissen, dass eine große Menge an Weisheit vermittelt wird. Daher bitte ich dich, den Fettsüchtigen, Zweifel und Misstrauen für einen Moment beizulegen und diese Vorschläge auszuprobieren. Du wirst in jedem Moment stets die Kontrolle behalten, und du kannst jederzeit aufhören.

Empfehlung für die Sucht nach Fett

➢ *Fülle dein Herz mit dem Wesentlichen an.* Lenke dich von deinen Gedanken an Essen ab, indem du dich mit Aktivitäten beschäftigst, die die Seele nähren. Das könnte beinhalten, dass du eine spirituelle Studiengruppe besuchst, das Theater, Konzerte, einem Chor beitrittst oder selbst eine Gruppe bildest, die sich auf eines deiner Interessen bezieht.

➢ *Beweg dich.* Wie es der Fall bei anderen Suchttypen ist, zeigen Studien, dass Bewegung den Appetit auf fette Nahrung erheblich reduziert. Das trifft besonders auf Jojo-Diäthalter zu, deren Gewicht auf und ab schwankte. Menschen dieser Kategorie haben die stärkste Fettsucht von praktisch jeder Gruppe. Diejenigen, die unter dem Jojo-Syndrom leiden, zeigen auch den dramatischsten Rückgang bei ihrer Fettsucht als Reaktion auf Sport.

➢ *Bearbeite die Probleme, die Gefühle der Leere auslösen.* Oft stammen Schmerzen der Leere von unbehandelten Kindheitsproblemen. Gibt es etwas aus deiner Kindheit, mit dem du dich konfrontieren willst? Hältst du an einer schmerzvollen Wut oder Schuld fest, die eine kurze Überprüfung nötig hat? Nachdem du dich dem Problem gestellt hast, entweder durch ehrliche Selbstprüfung oder indem du mit einem zuverlässigen Psychotherapeuten sprichst, entlasse sie mit Sicherheit aus deinem Körper und Geist.

Kommst du nicht weiter und fragst dich, welche Kindheitsprobleme wohl deine Gefühle der Leere auslösen könnten? Ein Anhaltspunkt ist die Stelle deines Körpers, wo das Fett sitzt. Von Louise Hays Auslegungen in ihrem wunderbaren Buch *Heile deinen Körper* habe ich gelernt, dass zum Beispiel Fett, das in den Oberschenkeln gespeichert ist, von »gebündelter Wut aus der Kindheit stammt. Häufig Wut auf den Vater.« Louise schlägt diese Affirmation als Gegenmittel vor: »*Ich sehe meinen Vater als ein Kind ohne Liebe, und ich vergebe ihm leicht. Wir sind beide frei.*«[4]

Louise erklärt auch, dass Bauchfett »Wut darüber bedeutet, dass einem Nahrung vorenthalten wird.« Das deckt sich mit meinen Forschungsergebnissen, dass sich Fett um den Bauch herum auf Wut gegenüber seiner Mutter bezieht.

Es fällt schwer, Wut gegenüber einem Elternteil zuzugeben. Der restliche Kindheitsglaube besagt, dass unsere Eltern uns verlassen werden, wenn wir Wut gegen sie zum Ausdruck bringen. Und Verlassenheit würde sich schlimmer anfühlen als alles, was wir jetzt fühlen. Wir haben immer solche Angst davor, alles noch schlimmer zu machen! Normalerweise ist dies eine unbegründete Furcht, die unsere wahre Furcht verdeckt, dass wir nicht stark genug sind, um authentisch und ehrlich zu sein. Jedoch ist dies unsere echte Quelle der Stärke.

Wenn du Gewicht an deinen Oberschenkeln mit dir herumträgst, frage dich selbst: »Könnte ich womöglich Groll gegen meinen Vater mit mir herumtragen?« Sollte die Antwort Ja lauten, frage dich: »Welche Schritte kann ich in diesem Augenblick unternehmen, um diesen Schmerz loszulassen?«

Wenn du Gewicht um deinen Bauch herum mit dir herumträgst, frage dich selbst: »Könnte ich womöglich Groll gegen meine Mutter mit mir herumtragen?« Sollte die Antwort Ja lauten, frage dich: »Welche Schritte kann ich in diesem Augenblick unternehmen, um diesen Schmerz loszulassen?«

Emotionaler oder körperlicher Schmerz ist immer ein Zeichen, dass etwas verkehrt ist. Diese Art Schmerz ist nicht dazu bestimmt, blind akzeptiert zu werden; stattdessen ist er ein Bote, der unsere Aufmerksamkeit fordert. In meinem Buch *Losing Your Pounds of Pain* gehe ich sehr ausführlich auf die Möglichkeiten ein, mit Kindheitsschmerz aufgrund von körperlichem, sexuellem und emotionalem Missbrauch umzugehen. Ich bitte dich dringend, diese gesünderen Alternativen als ein Mittel anzustreben, dich von der Knechtschaft des Grolls zu befreien.

AFFIRMATIONEN FÜR DIE SUCHT NACH FETTREICHER KOST

- ➢ Ich habe die Kraft und Intelligenz, Entscheidungen zu treffen.
- ➢ Ich werde geliebt und bin geborgen, und ich nehme diese Gefühle aus meinem tiefen Inneren wahr.
- ➢ Gottes Liebe lebt in mir, durch und durch.
- ➢ Es ist in Ordnung, dass ich allein bin.
- ➢ Für alle meine Bedürfnisse wird im Augenblick gesorgt.
- ➢ Ich bin sicher; ich bin getaucht in warmes, weißes Licht.
- ➢ Ich bin für mich selbst verantwortlich, und ich achte darauf, dass andere Leute meine Grenzen wahrnehmen.

Kapitel zweiundzwanzig
Liebe ist das Gefühl, das satt macht

Durchweg in diesem Buch habe ich die eigentlichen emotionalen, spirituellen und psychischen Ursachen hervorgehoben, die hinter den Esssüchten stecken. Die wissenschaftlichen Forschungen, die in diesem Buch angeführt werden, bestätigen den Zusammenhang zwischen den menschlichen Stimmungen und ihren entsprechenden Esssüchten. Sie enthüllen außerdem die Wechselwirkung zwischen Körper und Geist.

Wir sind geistige Wesen, die einen Körper bewohnen, der makellos, ganz und vollkommen ist. Jeder Teil unseres Körpers reagiert auf unsere Überzeugungen, Gedanken und Emotionen. Wenn ein Körperteil schlecht zu funktionieren scheint, müssen wir den Gedanken betrachten, der der Heilung bedarf. Heile den Gedanken, und der Körper heilt.

Eine negative und eine positive Emotion können nicht gleichzeitig denselben Platz einnehmen. Du fühlst entweder Angst oder Liebe. Wenn du in Furcht lebst oder ihren Erscheinungsformen Anspannung, Wut oder Scham, besteht die Lösung darin, Liebe in die Situation fließen zu lassen. Fülle dich mit Liebe an, und die negativen Emotionen haben keinen Raum zu existieren.

Unser Bauch ist das Zentrum von allen Emotionen, negativen und positiven. Wir werden vom Bauchgefühl geleitet, das uns sagt, welchen Pfad wir einschlagen und mit welchen Menschen wir uns verbinden sollen. Manchmal erschreckt uns dieses Bauchgefühl, weil wir zu scheitern glauben, wenn wir unsere Träume erfüllen. Und wenn wir uns eingeschüchtert fühlen, versuchen wir, die Stimme unseres Bauchgefühls zu übertönen, indem wir Essen darübergeben.

Also, du kannst eins von beiden über dein Bauchgefühl geben: Essen oder Liebe. Deinen Bauch mit Essen vollzustopfen, ist leicht; wir allen wissen, wie das geht. Deinen Bauch mit Liebe zu füllen erfordert etwas Geduld und Übung, aber sie ist es wert! Denke immer daran, nach dem leichten Gefühl eines Schmetterlings in deinem Bauch zu suchen. Bitte es, sich in dir auszuweiten zu einem herrlichen Gefühl von Liebe und kindlicher Freude. Dieses Gefühl macht satt, und der Bauch ist so angefüllt mit Liebe, dass Furcht, Anspannung, Wut und Scham aus deinem Körper wie unerwünschte Mieter vertrieben werden.

Auf dein Bauchgefühl zu achten bedeutet, dass du darauf vertraust, Talent, Zeit, Energie, Geld, Intelligenz und Kreativität zu besitzen, um deine Träume zu erfüllen. Dieses Vertrauen kommt von dem Glauben, dass du nach der Vorstellung und dem Ebenbild deines Schöpfers geboren wurdest. Sobald du deinem Bauchgefühl folgst, wirst du mit einem zufriedenen Dasein belohnt.

Wenn wir unseren Bauch ignorieren, werden unsere FATS-Gefühle der Furcht, Anspannung, Wut und Scham lauter und größer wachsen. Diese Gefühle berauben uns unserer inneren Harmonie.

Die entscheidende Quintessenz ist: Wir sehnen uns nach Essen und überessen uns in dem Versuch, Ausgeglichenheit und Seelenfrieden wiederzuerlangen. Unser Verlangen gilt immer Speisen, die unserem missachteten Bauchgefühl entsprechen. Wenn dein Bauch dir rät, mehr Spaß zu haben, aber du ihn ignorierst, wirst du nach Nahrung verlangen, die Pyrazin enthält, wie Erdnussbutter, Cashewkerne oder Walnüsse. Das hängt damit zusammen, dass Pyrazin das Glückszentrum in deinem Gehirn anregt. Der Körper versucht permanent, die Homöostase aufrechtzuerhalten, und wenn du dein Bauchgefühl missachtest, versucht dein Appetit, den Bedürfnissen deines Körpers durch Esssüchte gerecht zu werden. Die direkteste Methode, dein andauerndes Verlangen zu reduzieren oder zu beseitigen, besteht darin, dein Bauchgefühl zu vernehmen, ihm zu trauen und zu folgen. Du wirst wissen, dass die Botschaft von deinem Bauch stammt und nicht von deinem menschlichen Willen, indem du täglich eine ruhige Minute für Meditation, Gebet oder Affirmationen erübrigst. Ein wahres Bauchgefühl wird immer aus der Liebe geboren und eine Tätigkeit betreffen, die mit deinen natürlichen Talenten und Interessen übereinstimmt. Dein Bauch wird dich immer zu Tätigkeiten hinführen, die anderen Menschen nützen, und niemals zu solchen, die Ehrlosigkeit und Betrug mit sich bringen.

Wenn du es dir zur gesunden Gewohnheit machst, deinem Bauch zu folgen, wirst du immer mit bemerkenswerten Erfahrungen belohnt. Eines der Wunder, an denen du dich erfreuen wirst, ist ein normaler Appetit und ein natürliches, niedriges Körpergewicht.

Wir sind dazu bestimmt, einen freien Geist und einen leichten Körper zu haben. Jeder hat ein göttliches Recht auf Liebe, Spaß, kreativen Ausdruck, vollkommene Gesundheit und Wohlstand. Sobald du deine Rechte geltend machst, reagiert dein Körper mit Dankbarkeit und Harmonie. Plötzlich bekämpfst du nicht mehr länger deinen Appetit.

Wenn sich dein Appetit normalisiert, fällt dein übermäßiges Körpergewicht von selbst ab, fast ohne Bedenken. Dann wirst du, solange du deinen Seelenfrieden aufrechterhältst, nicht mit Esssüchten kämpfen. *Ein langfristiges Aufrechterhalten deines Gewichts ist folglich und in Wahrheit ein Aufrechterhalten des Seelenfriedens.*

Dennoch erfordert es Übung und Wachsamkeit, um zentriert in einem Gefüge des Seelenfriedens zu bleiben. Es ist manchmal schwierig, in einem Zustand ruhiger Glückseligkeit zu verweilen. Und eben da sind Esssüchte deine besten Verbündeten. Sobald ein Verlangen aufkommt, deute es und bestimme das Problem in deinem Bauchgefühl, das Zuwendung benötigt. Voilà! Zurück zum Seelenfrieden sowie einem normalen Appetit!

TEIL VIER

Übersicht der Esssüchte

Kapitel dreiundzwanzig
Werte deine Esssüchte aus

Was nun folgt, ist eine Liste der Nahrungsmittel, denen gewöhnlich das Verlangen gilt. Sie wurde inspiriert von Louise Hays besonders hilfreicher Aufstellung der körperlichen Krankheiten, deren entsprechenden Gedankenmustern sowie den von ihr vorgeschlagenen Heilaffirmationen in ihren Büchern *Heile deinen Körper* und *Heile dein Leben*.[1] Diese Übersicht wird dir helfen, deine zugrunde liegenden Gefühle aufzudecken, die dein eigenes stetiges Verlangen auslösen.

Behalte in Erinnerung, dass sich diese Liste auf Ess*süchte* bezieht und nicht auf Essensvorlieben. Eine Sucht ist ein beständiges und überwältigendes Verlangen nach einem bestimmten Essen. Emotionaler Hunger ist ein heftiger, plötzlich auftretender Hunger, der in deinem Kopf und Mund auftritt. Körperlicher Hunger wiederum ist ein allmählicher Prozess, der im Magen entsteht. Eine Esssucht unterscheidet sich davon, ein Stück Kuchen oder einen Keks einfach deshalb zu wollen, weil du diese Speise zufällig siehst oder riechst. Diese Sucht stammt nicht von einem Kontakt mit dem Essen. Vielmehr kommen uns die Vorstellung von der Speise und ihr Aroma in den Sinn, erzeugen den Drang, sie zu besorgen und sich damit zu überessen. Das ist andauerndes Verlangen, welches nur gelindert werden kann, indem man sich direkt mit der eigentlichen emotionalen Ursache befasst.

Jedes heftige Verlangen wird durch ein oder mehrere FATS-Gefühle ausgelöst: Furcht oder ihre Erscheinungsformen Anspannung, Wut oder Scham. Dies sind die Hauptemotionen, die Süchte nach einem bestimmten Nahrungsmittel wecken.

Wenn wir unser Bauchgefühl und die innere Stimme ignorieren, verlieren wir den Seelenfrieden. Der Körper versucht, dieses Ungleichgewicht zu korrigieren und selbst zu einem Zustand der Homöostase zurückzukehren oder einem Zustand ausgeglichener Harmonie. Sofern wir uns gegen die Anweisungen unseres Bauchs wehren, wenn wir direkt mit einer unbequemen Gegebenheit konfrontiert werden, entscheidet sich der Körper für eine weniger befriedigende Möglichkeit. Dein Körper weiß, dass deine Gefühle vorübergehend besänftigt werden, wenn du eine gewisse Nahrung zu dir nimmst. Deine Esssucht drängt dich, die Speise zu verzehren, die zu deiner Gefühlslage passt. Wenn du deprimiert bist, wirst du Hunger auf eine anregende Kost fühlen. Wenn du ängstlich bist, wirst du dich nach einer beruhigenden Speise sehnen. Deine Süchte sind Signale, dass dein Körper will, dass du Frieden empfindest.

Natürlich behebt das Essen – genauso wenig wie die Einnahme eines Antidepressivums – nicht das eigentliche Problem. Aber manchmal wissen wir nicht, wie wir unsere Situation angehen sollen, um sie in Ordnung zu bringen. Wir sind durcheinander, wenn es darauf ankommt zu entschlüsseln, welche Stimme unsere innere Führung ist und welche nur unser menschliches Verlangen, die Ergebnisse zu kontrollieren. Alles, was wir wissen, ist, dass wir uns verunsichert und hungrig fühlen. Wenn du deine Esssucht interpretierst, bestimmst du genau, welche Stimme zu deiner inneren Führung gehört. Diese Tabelle listet die vermutliche Bedeutung hinter deiner Esssucht auf. Sollte die Beschreibung nicht genau auf deine jetzigen Umstände zutreffen, versuche dich zu fragen: »Empfinde ich im Augenblick Furcht oder ihre Erscheinungsformen Anspannung, Wut oder Scham?« Wenn die wahre Antwort zu dir kommt, macht es »klick«. Du wirst erkennen, welches Problem deinen Seelenfrieden beeinträchtigt hat. Sodann frage dich, was für eine Handlung du jetzt in diesem Moment vornehmen kannst, um damit zu beginnen, die störende Situation zu korrigieren. Selbst ein winziger Schritt stellt die Entscheidung dar, deine Gelassenheit, Balance und innere Harmonie wiederzufinden. Du wirst dich besser fühlen, wenn du diese Entscheidung triffst, und dein Bauch wird nicht länger Homöostase durch Esssüchte anstreben müssen.

Affirmationen für jede Esssucht sind ebenso aufgelistet. Je stärker und hartnäckiger das Verlangen ist, desto öfter solltest du jede Affirmation aufschreiben und sprechen. Sollte dir ein negativer Gedanke kommen, nachdem du die Affirmation gesagt hast, sei dir bewusst, dass dieser negative Gedanke von deiner Furcht oder ihren Erscheinungsformen Anspannung, Wut oder Scham stammt. Wisse, dass nur Gedanken, die aus der Liebe entstanden sind, wirklich sind. Negative Gedanken sind geistige Gewohnheiten, die dadurch geheilt werden können, indem du 30 Tage lang regelmäßig Gedanken der Selbstliebe affirmierst.

Ersehnte Nahrung	Wahrscheinliche Bedeutung	Affirmation
Apfelkuchen, pur	Ein Verlangen nach Trost, Sicherheit und Beruhigung. Einsamkeit.	Ich werde gewärmt durch die Liebe, die ich jetzt in mir fühle.
Apfelkuchen mit Eis/Schlagsahne	Mutlos und deprimiert. Das Gefühl haben, anderen egal zu sein.	Ich vertraue mit ganzem Herzen und weiß, dass jetzt Gutes zu mir kommt.
Apfelmus, pur	Sich Energie und Wiederherstellung wünschen.	Ich gebe mir die Erlaubnis zu entspannen und lasse los.
Apfelmus mit Zimt	Sich allein und angespannt fühlen und einen Neubeginn wünschen. Selbstvorwürfe: Erleichterung und Vergebung suchen.	Ich habe Liebe in mir, die mich wärmt und schützt.
Avocados	Es satt haben. Eine stressreiche Situation durch etwas ersetzen zu wollen, was dir besser gefällt.	Ich bin entschlossen, ein besseres Leben zu führen, und ich werde belohnt mit Antworten und Führung.

Ersehnte Nahrung	Wahrscheinliche Bedeutung	Affirmation
Asiatische/Fernöstliche Küche		
Bratnudeln	Stress und die Sorge, dass eine Situation fehlschlagen oder einen Verlust zur Folge haben könnte.	Ich bin stets sicher und werde versorgt.
Eiernudeln, weich	Trost und Bestätigung brauchen.	Ich fülle mein ganzes Sein mit liebevollen Gedanken an.
Eiernudeln, pikant	Mehr Kontrolle haben wollen. Sich nach einem stressreichen Tag zu entspannen versuchen.	Ich nehme tiefe Atemzüge; ich atme jegliche Sorgen oder Ängste aus und atme das köstliche Gefühl der Wiederherstellung und Entspannung ein.
Frühlingsrollen	Die Sehnsucht, allen Sorgen und dem Stress zu entfliehen.	Ich werde getröstet durch mein inneres Heiligtum, der Stätte in mir, die von allmächtiger Weisheit und Frieden erfüllt ist.
Kung Pao Gerichte	Mehr vom Leben erwarten, dennoch unsicher über die Antworten sein. Frustriert über zu viel Arbeit und nicht genug Belohnungen.	Ich nehme mir nun Zeit, still zu meditieren. Ich bitte meinen inneren Führer um Antworten, und ich lausche mit einem offenen Herzen.
Mandelhuhn	Aufgebracht, weil das Leben nur aus Arbeit und Sorgen besteht und nicht aus Spiel oder Spaß.	Mir steht es zu, Spaß zu haben und zu spielen. Ich erlaube mir, Freizeit und Erholung in meinem Leben einzuplanen.
Süß-saure Gerichte	Ermüdet, weil man versucht, zu viele Dinge auf einmal zu machen. Verwirrung. Sehnsucht nach Energie.	Mein Leben spiegelt Ordnung und Frieden wider.
Sushi/Nori-Maki	Der Eintönigkeit überdrüssig sein; gelangweilt.	Ich folge meinem Vergnügen und erschaffe mir ein neues Leben.
Backteig, Kuchen (Schokolade)	Angst vorm Verlassenwerden. Liebe, Umarmungen und Beruhigung wünschen.	Gottes Liebe ist stets bei mir, und ich bin niemals allein.

Ersehnte Nahrung	Wahrscheinliche Bedeutung	Affirmation
Backteig, Kuchen (Vanille)	Unsicher sein und sich verletzt fühlen. Sich ängstlich und angreifbar fühlen.	Die Liebe verleiht mir Stärke und Weisheit bei allen meinen Gedanken und Handlungen.
Backteig, Kekse mit Schokoladentropfen	Unsicher sein und sich vom Liebespartner angegriffen fühlen. Auch wütend auf sich selbst.	Ich kann ruhig meine wahren Gefühlen ausdrücken; ich vergebe und ich liebe.
Backteig, Pfannkuchen	Sich nach Umarmungen sehnen, aber Angst davor, Liebe anzunehmen. Furcht vor Zurückweisung.	Ich nehme die Liebe an, die in mir ist; sie wärmt mich durch und durch.
Bagels (siehe Brot)		
Bier	Das Verlangen, Angst auszusperren. Mehr Liebe, Spaß und Anerkennung benötigen.	Ich vertraue auf meine innere Quelle der Stärke, die mir über die Höhen und Tiefen hinweghilft. Ich erlaube mir eine Ruhepause, um mich zu erneuern.
Blauschimmel-Käsedressing (pur)	Das Gefühl, in der Falle oder festzusitzen. Deprimiert sein und eine Veränderung wollen, aber Angst davor, aktiv zu werden.	Ich kann mich ruhig äußern und um das bitten, was ich brauche und möchte.
Blauschimmel-Käsedressing (auf knackigem Gemüse)	Frustriert; fühlen, dass es keine Rettung gibt. Sich und anderen viel Schuld geben. Depression.	Ich habe beschlossen, mich darum zu kümmern, meine inneren Träume zu verfolgen. Ich verdiene das Beste.
Bonbons (siehe »Süßigkeiten«)		
Brezeln	Anspannung. Ein starkes Verlangen, sich zu entspannen und Frust loszulassen.	Ich atme tief durch und lasse für einen Moment los.

Ersehnte Nahrung	Wahrscheinliche Bedeutung	Affirmation
Brötchen (siehe Brot)		

Brot (einschließlich Bagels, Brötchen, Muffins, Reiskuchen, Pfannkuchen, Gebäck und Waffeln):
Geröstet (knusprig):

Ohne Belag	Das Gefühl, als ob die Ent-wicklung blockiert wird. Frustriert.	Ich bewege mich auf meine Ziele hin mit Vertrauen und fortwährendem Bestreben.

Brot, Geröstet

Mit Butter	Sich gefangen fühlen und damit zögern, notwendige Änderungen vorzunehmen.	Ich bin frei, Änderungen vorzunehmen und meinen göttlich inspirierten Träumen nachzugehen.
Mit Banane	Frustriert und niedergeschlagen. Einen wundersamen Durch-bruch verlangen.	Die wahre Quelle der Inspiration ist in meinem Inneren. Ich werde mit allen Antworten versorgt, die ich brauche.
Mit Erdnussbutter, cremig	Es müde sein, nicht genug Spaß zu haben, und es satt haben, sich selbst immer hintanzustellen.	Ich gebe mir selbst die Erlaubnis zu entspannen und lasse los, jetzt sofort. Ich verdiene es, Spaß zu haben.
Mit Erdnussbutter, kernig	Wütend über die schwere Arbeitsbelastung mit dem Gefühl,dass sich alle außer dir entspannen und Spaß haben.	Ich habe das Recht, um Hilfe zu bitten und Pause zu machen, wenn ich es brauche. Ich bin liebevoll zu mir selbst, wenn ich für mein Bedürfnis nach Spaß und Entspannung sorge.
Mit Fleisch, Geflügel, Fisch oder Räucherlachs	Müde und eine Welle neuer Energie ersehnen. Frustriert oder mutlos.	Ich bade meinen Geist in der erfrischenden Energie von Liebe und Selbst-billigung.
Mit Honig	Unsicher, ob man gerüstet ist, eine Aufgabe zu übernehmen oder notwendige Änderungen vorzunehmen.	Ich habe die Zeit, das Talent und die Intelligenz, alle meine Wünsche zu erfüllen.
Mit Käse	Angst davor, Ziele zu erreichen, und deprimiert wegen der Zukunft.	Ich traue meiner inneren Stimme und folge ihrer Weisheit und Führung.

Ersehnte Nahrung	Wahrscheinliche Bedeutung	Affirmation
Mit Knoblauch (Knoblauchbrot)	Sich nach Rettung aus einer äußerst angestrengten Lage sehnen.	Ich lasse alle meine Ängste los und ersetze sie durch Stärke und Erneuerung.
Mit Marmelade, Gelee oder Sirup	Ermattet und überfordert. Sich Entlastung und Energie wünschen.	Ich bin erneuert an Körper Seele und Geist. Wenn ich meiner inneren Stimme folge, ist meine Begeisterung grenzenlos.
Mit Pesto	Frustriert über fehlende Aufregung und Spaß in seinem Leben.	Ich bin freudig erregt, indem ich meinen göttlichen Zweck erfülle. Ich bin angefüllt mit Liebe.
Mit Schokolade	Sehnsucht nach Liebe, Unterstützung und Aufmunterung.	Ich bin stark, werde geliebt und unterstützt.
Mit Zimt	Sich allein oder verlassen fühlen. Zu viel zu tun und nicht genug Hilfe.	Ich werde gewärmt und weiß, dass ich in Liebe eingehüllt bin. Ich strahle Liebe nach außen, und für alle meine Bedürfnisse wird reichlich gesorgt.
Ungeröstet (weich):	Unsicher und der Wunsch nach Trost und Beschwichtigung.	Ich bin sicher und geborgen. Liebe ist in mir und umgibt mich.
Mit Banane	Sich allein fühlen, ängstlich und deprimiert.	Ich liebe mich selbst und weiß, dass ich niemals allein bin, wenn mein Herz voller Liebe ist. Ich erlaube mir, mich gut zu fühlen.
Mit Butter	Sich fürchten, notwendige Änderungen vorzunehmen oder zu handeln. Zögern und warten, bis man sich besser vorbereitet fühlt.	Ich vertraue auf den göttlichen Schöpfer, der seine Pläne durch mich aussät. Ich weiß, dass er mich vollends unterstützt, da ich seinen Willen ausführe.
Mit Erdnussbutter, cremig	Deprimiert und verärgert, weil andere ohne dich Spaß haben. Selbstmitleid.	Ich gebe mir die Erlaubnis zu entspannen und zu spielen. Andere Menschen reagieren liebevoll auf meine Bitte um Hilfe.

Ersehnte Nahrung	Wahrscheinliche Bedeutung	Affirmation
Mit Erdnussbutter, kernig	Der Glaube, dass Zeitmangel besteht. Aufgebracht, weil man arg gedrängt wird, ohne Spaß zu haben.	Alle die mir wichtigen Dinge sind geregelt. Ich nehme einen tiefen Atemzug und stelle meinen Seelenfrieden wieder her. Ich suche und sehe Humor in meiner Situation.
Mit Fleisch, Geflügel, Fisch oder Räucherlachs	Ausgelaugt. Neue Kräfte tanken wollen und sich nach emotionalem Halt sehnen.	Ich sorge hervorragend für mich, in jeder Hinsicht.
Mit Honig	Unsicher. Angst vor Zurückweisung, Beschämung oder Verlassenwerden.	Ich bin sicher, geborgen und werde geliebt.
Mit Käse	Furcht und Scham. Mag die gegenwärtige Situation nicht und hat Angst, vorwärts zu gehen. Versagensangst.	Ich bin stets erfolgreich, wenn ich meiner inneren Stimme erlaube, mich zu leiten. Ich vertraue, dass ich vom Göttlichen geführt bin.
Mit Knoblauch (Knoblauchbrot)	Sich gelangweilt und außen vor gelassen fühlen. Groll, weil man sich ausgeschlossen fühlt.	Ich werde ermutigt, indem ich weiß, dass ich göttlich geführt werde. Ich habe Recht, wo es sein muss.
Mit Marmelade, Gelee oder Sirup	Wut. Schmerzgefühle. Erschöpft. Verlangen nach Trost und Energie.	Ich zapfe meine unerschöpfliche Quelle der Energie und Eigenliebe an.
Mit Pesto	Sich gelangweilt fühlen und etwas satt haben.	Ich bringe Begeisterung in meinem Leben hervor, in gesunder, liebevoller Weise.
Mit Schokolade	Eine Liebesbeziehung wollen, um sich zu trösten.	Die Liebe spiegelt sich in mir und um mich herum wider. Ich ziehe nun liebevolle Menschen in mein Leben.
Mit Zimt	Furcht und Scham. Frieren und sich einsam fühlen. Trost und Liebe brauchen.	Meine innere Wärme strahlt aus mir heraus und wirkt anziehend. Meine göttliche Liebesquelle verlässt mich nie. Ich werde aktiv, um meinen Seelenfrieden zu erlangen.

Ersehnte Nahrung	Wahrscheinliche Bedeutung	Affirmation
Brownies (siehe »Schokolade«)		
Burritos (siehe »Mexikanisches Essen«)		
Buttermilch	Energie und Beruhigung ersehnen. Gepeinigt, weil man sich einer schwierigen Situation stellen muss.	Ich richte mich auf meine innere Mitte aus, die voller Stärke und Harmonie ist. Ich begebe mich an diesen Ort, wann immer ich vor einer schwierigen Situation stehe.
Buttermilchbrötchen (siehe »Brot«)		
Buttermilch-Pfannkuchen (siehe »Brot«)		
Buttermilch Ranch Salatdressing	Anspannung. Sich entspannen und angenehmen Genuss wollen. Fühlt sich möglicherweise einsam und traurig.	Ich bin umgeben von göttlichen Quellen der Freude, Kameradschaft und des Trostes.
Chili	Aufregung und ein Ventil für Stress brauchen.	Ich lasse meine alten Vorstellungen los, wie mein Leben aussehen sollte. Mein Leben ändert sich nun auf spannende Weise, und ich begrüße diese Quelle der Freude.
Chili mit Käse und/ oder Sour Cream	Wut und Anspannung. Stress hat sich bis zu dem Punkt aufgebaut, wo du kein Licht am Ende des Tunnels sehen kannst. Das lässt dich unglücklich und deprimiert fühlen, und du sehnst dich nach Spaß, Aufregung und Veränderung.	Was für eine Erleichterung ist es, zu entspannen und loszulassen! Indem ich den Nebel der Angst lichte, erhalte ich ein klares Bild, von dem, was ich tun soll. Mein Leben ist erfüllt von Bedeutung und Freude.
Chips (Kartoffel oder Mais)	Du fühlst dich gestresst oder ängstlich, und du willst deine Sorge mindern. Auch ein Verlangen nach Bestätigung.	Ich bin bereit zu vertrauen, dass sich alles zum Besten entwickeln wird. Ich lasse davon ab, mich für alles und jeden um mich herum verantwortlich zu fühlen.

Ersehnte Nahrung	Wahrscheinliche Bedeutung	Affirmation
Würzig	Überlastet mit zu vielen stumpfsinnigen und lang- weiligen Pflichten.	Ich bin offen dafür, die Lektion aus dieser Situation zu erhalten. Ich gehe meinem Vergnügen nach.
Mit Dip oder Käse	Wut und Anspannung. Ängst- lichkeit oder Wut, die sich in Depression verwandelt haben. Wut auf sich selbst oder sich verraten fühlen.	Ich erkenne nun, dass ich göttlich gelenkt werde. Wenn ich mich auf Liebe und Freude ausrichte, werde ich automatisch von jeder Quelle des Schmerzes und der Kränkung weg- geführt.
Mit Salsa	Anspannung. Du befindest dich in einer eintönigen Anstellung und sehnst dich nach einer sinnvolleren und aufregenden Arbeit. Frustration.	Ich habe es verdient, meine Träume zu verwirklichen, die letztendlich die Welt zu einem besseren Ort machen. Ich bin jetzt bereit für Veränderungen.
Cola, Diät	Die Sehnsucht, sich voll und energetisiert zu fühlen. Auch der Wunsch nach aufregenden, romantischen Gefühlen.	Ich bin durch und durch von Liebe erfüllt.
Cola, normal	Du versuchst, motiviert und energetisiert zu bleiben, und du bekämpfst inneren Stress.	Wenn ich meiner inneren Stimme folge, werden alle meine Bedürfnisse erfüllt.
Cracker (siehe »Salzige Snacks«)		
Cracker Jacks (Mischung aus Popcorn, Erdnüssen und Melasse)	Verbitterung, weil andere dich an deinem Vergnügen hindern.	Alle meine Handlungen spiegeln mein Höheres Selbst wider, und ich äußere meine Bedürfnisse mit Liebe.
Donuts (Krapfen) Apfel-Zimt	Ein Verlangen nach Anregung. Scheu und Verzagtheit.	Ich erkenne die Wahrheit, die hinter der Situation steckt, und ich bin bereit, erforderliche Änderungen vorzunehmen.

Ersehnte Nahrung	Wahrscheinliche Bedeutung	Affirmation
Glasiert	Ausgelaugt, weil man stets auf der Hut ist.	Ich gebe mein Leben in die liebenden Hände meines göttlichen Schöpfers. Ich erbitte und erhalte seinen Schutz.
Mit Gelee gefüllt	Ausgelaugt durch chronischen Stress und erneuerte Freude und Energie wollen.	Ich suche Zuflucht in meiner täglichen stillen Meditation, in der ich meine Gedanken neu auf das ausrichte, was wahr ist.
Mit Nüssen	Das Verlangen, Stress durch ein sorgloses Leben zu ersetzen. Groll oder Verbitterung.	Ich lasse Schuld los, und nehme Gutes dankbar an. Ich schenke und erhalte Freude.
Schokolade	Wut. Enttäuschung über das Liebesleben. Sich verraten fühlen und nach Trost sehnen.	Meine Seele ist beruhigt, da ich Anstalten treffe, um Liebe in meinem Leben anzunehmen.

Eiskrem (siehe auch »Sorbet«)

Bourbon-Vanille	Die Sehnsucht, sich geborgen und satt zu fühlen.	Ich bin erfüllt von Gottes tröstender Liebe.
Chocolate Chip (mit Vanilleeis)	Furcht und Wut. Sich wütend fühlen, weil das Liebesleben unbefriedigend ist, was Selbstvorwürfe und Depression auslöst.	Ich werde getröstet, indem ich erkenne, dass ich Liebe verdiene. Ich bin offen für für göttliche Führung in allen Bereichen meines Lebens.
Double Chocolate Chip (mit Schokoladeneis)	Das Gefühl, dass einem Liebe vorenthalten oder weggenommen wird. Enttäuschung, weil sich der Liebespartner nicht ändern wird.	Ich lasse nun das Kämpfen sein und beginne neu mit einem weichen Herzen. Ich wasche meine Seele mit dem reinigenden Trost freundlicher Gedanken.
Englisch Toffee/ Pralinen	Ärger, der sich in Depression verwandelt hat, oder das Gefühl, verletzt worden zu sein.	Ich suche nach ein bisschen Humor als Lichtblick in dieser Situation und bin überrascht, wie erwärmend mein eigenes Lachen auf mich wirkt.

Ersehnte Nahrung	Wahrscheinliche Bedeutung	Affirmation
Erdbeer	Einen Neubeginn mit frischem Schwung wollen.	In diesem Augenblick ergeben sich in meinem Leben neue, aufregende Veränderungen.
Erdnussbutter	Selbstmitleid und Enttäuschung. Sich nach Freundschaft und Spaß sehnen.	Ich bin ein guter Freund und verdiene die Liebe von anderen. Meine Freunde und ich haben glückliche Zeiten zusammen.
Fudgesicle (Eis mit Schokoladenüberzug)	Sich verwundet durch das Liebesleben fühlen, umarmt werden wollen.	Ich bitte mit Liebe im Herzen, dass meine Bedürfnisse erfüllt werden, und meinem Anliegen wird stets entsprochen, sobald ich bereit bin.
Kaffee	Sich ausgelaugt fühlen und das Verlangen, weiter Vollgas zu geben.	Ich nehme mir einen Moment Zeit, um mein Leben zu betrachten, und ich höre auf Weisung zu Änderungen, die eventuell nötig sind. Ich kann sicher von vorn beginnen.
Mint Chocolate Chip	Sich ermattet und enttäuscht fühlen aufgrund vieler Verpflichtungen und eines wahrgenommenen Mangels an Liebe, Geld oder Motivation.	Ich bin erneuert durch die erfrischende Liebe, die ich nun in mir fühle. Ich habe genug Zeit, Energie, Geld und Motivation, um alle meine Wünsche zu erfüllen.
Pistazie	Mehr Spaß in deinem Leben wollen. Deprimiert, weil deine Verpflichtungen endlos erscheinen.	Ich schaffe einen Platz für Freude in meinem Herzen. Mein Spaß an der Freude entsteht nun in mir drinnen.
Rocky Road Eis (Schokoladeneis mit Nüssen und Marshmallows)	Groll gegenüber anderen und sich selbst. Sich ausgenutzt oder unter Druck gesetzt fühlen und Spaß und Trost ersehnen. Depression.	Ich gewähre und erhalte Vergebung, und mein Herz wird erweicht mit Liebe. Diese Liebe garantiert dann, dass alle meine Bedürfnisse erfüllt werden.

Ersehnte Nahrung	Wahrscheinliche Bedeutung	Affirmation
Schokolade	Furcht. Enttäuschung über das Liebesleben hat sich in Depression und Selbstvorwürfe verwandelt.	Tief in mir habe ich ein Bild, wie mein Liebesleben stimmig ist. Ich folge der Weisung meines inneren Führers zu dieser Liebe hin.
Vanille	Anspannung und Furcht. Beruhigt und wiederhergestellt werden wollen. Auch ein Verlangen nach Optimismus.	Ich kann mich genau diese Minute entschließen, die positiven Kräfte, die ich in mir fühle, anzunehmen.
Erdnüsse (siehe »Nüsse«)		
Essiggurken/ In Essig Eingelegtes	Ein Verlangen nach Energie; Gestresst und ausgelaugt sein.	Ich nehme mir Zeit zur Regeneration durch tiefes Atmen, Meditation und Draußensein.
Fettgebackenes, frittiert	Die Sehnsucht nach einem einfacheren Leben; sich geborgen fühlen und zu seinen Wurzeln zurückkehren wollen.	Ich lasse mir Zeit und vertraue darauf, dass sich mir die Lösungen von selbst zeigen. Ich werde langsamer und bleibe aufgeschlossen, um die Liebe wahrzunehmen.
Fisch/Meeresfrüchte Frittiert	Sich unter Druck gesetzt und überarbeitet fühlen.	Ich habe mich entschlossen, etwas zu ändern, und dieser Entschluss bietet Hilfe und Lösungen.
Gebacken/Gegrillt	Abfluss von Energie durch Stress.	Ich nehme mir eine Auszeit, um nachzudenken und Kraft zu tanken.
Roh	Entfliehen und eine neue Perspektive wollen.	Ich betrachte mein Leben aus allen Blickwinkeln, und meine Kreativität ist freigesetzt.
Thunfischsalat	Gestresst oder besorgt sein, und sich geborgen fühlen wollen.	Ich bleibe auf meine innere Vision ausgerichtet und kann auf diese Weise den Stürmen standhalten.

Ersehnte Nahrung	Wahrscheinliche Bedeutung	Affirmation
Fisch/Meeresfrüchte, mit: Butter, zerlassener	Sich sicher fühlen, bevor man mit einem wichtigen Vorhaben beginnt. Aufschub aus Unsicherheit.	Ich bin erfüllt von Stärke durch die Führung der Liebe.
Bratkartoffeln, weich/ Reis/Kartoffeln/Nudeln	Abfluss von Energie durch übermäßige Besorgnis. Sich geerdet und sicher fühlen wollen.	Ich bin getröstet, indem ich meine Sorgen an Gott abgebe. Er kennt die ideale Lösung für meine Probleme.
Knusprigen Bratkartoffeln	Nervosität und Sorge über das Ergebnis.	Ich nehme einen tiefen Atemzug und spreche ein Gebet in dem Wissen, dass mein Seelenfrieden einen positiven Ausgang bewirkt.
Mit weißer Sauce	Sich unglücklich oder mutlos fühlen. Starkes Verlangen nach Trost und Energie; Angst davor, mutlos zu bleiben. (Diese Furcht hält die Mutlosigkeit aufrecht).	Ich verdiene das Beste in allen Bereichen meines Lebens. Indem ich es mir erträume, weiß ich, dass ich es tun kann.
Würzig/Cajun/Thai	Hochdruck- oder Hochrisikojobs laugen deine Energie aus. Sich danach sehnen, zu entspannen und sicher zu sein.	Meine Begeisterung ist groß, und ich genieße es, durch meine Herausforderungen zu lernen.
Früchte, knackig	Anspannung. Ein Lebensstil voller Stress entzieht deinem Körper Vitamine und Mineralstoffe.	Ich nähre meinen Körper mit Liebe und plane Zeit ein, um seinen Bedürfnissen gerecht zu werden.
Früchte, weich	Furcht. Übertriebene Rücksichtnahme auf die Bedürfnisse aller anderen und zu wenig auf deine eigenen hat die Vitamine und Mineralstoffe deines Körpers ausgelaugt.	Ich bin von Bedeutung und verdiene Liebe. Wenn ich gesund und glücklich bin, haben alle einen Nutzen davon.
Frühstückscerealien mit Zucker	Anstehende Aufgaben scheuen. Energie und eine Änderung der Verhältnisse ersehnen.	Ich nehme positive Änderungen vor, wenn es erforderlich ist. Meine innere Stimme führt mich stets.

Ersehnte Nahrung	Wahrscheinliche Bedeutung	Affirmation
Cap'n Crunch Mais und Hafergetreide	Unmut über Pflichten und Hausarbeit. Der Wunsch, zu entkommen und mehr Spaß haben zu dürfen.	Ich folge meiner inneren Stimme, die mich zu Zielen führt, an denen ich natürliche Freude habe. Ich halte mein Leben im Gleichgewicht, indem ich regelmäßig Freizeit für mich einplane.
Cocoa Puffs Puffgetreide mit Kakao	Anspannung. Der Glaube, dass etwas fehlt, und ein Verlangen nach mehr Liebe in seinem Leben.	Ich entspanne mich und erlaube, dass Liebe durch mich hindurch fließt.
Frühstückscerealien, ohne Zucker		
Müsli	Die Erledigung seiner Pflichten mit Widerstand oder Groll durchziehen. Entmutigt oder niedergeschlagen.	Mein Zweck ist göttlich geführt. Ich lausche und folge meiner inneren Stimme. Ich begrüße Änderungen, die mich Gott näher bringen.
Weizenbrei (siehe auch Hafer- brei/Haferflocken)	Ein Verlangen nach Beruhigung und Unterstützung. Trost bei Traurigkeit brauchen.	Ich bin offen dafür, Liebe von anderen anzunehmen. Ich bemerke kleine Beispiele für Menschenliebe.
Gebäck (siehe »Brot«)		
Geflügel (siehe »Hähnchen«)		
Gemüse, knackig	Anspannung. Ein stressreicher Lebensstil braucht die Vitamine und Mineralstoffe des Körpers auf.	Ich nähre meinen Körper mit Liebe und plane Zeit ein, um die Bedürfnisse meines Körpers zu decken.
Gemüse, zart	Furcht. Übertriebene Rücksichtnahme auf die Bedürfnisse aller anderen und zu wenig auf deine eigenen hat die Vitamine und Mineralstoffe deines Körpers ausgelaugt.	Ich bin von Bedeutung und verdiene Liebe. Wenn ich gesund und glücklich bin, haben alle einen Nutzen davon.

Ersehnte Nahrung	Wahrscheinliche Bedeutung	Affirmation
Hähnchen (und sämtliches Geflügel)		
Chicken à la King/ Hühnerfrikassee	Anspannung. Trost und Energie wollen, sich ausgelaugt oder deprimiert fühlen.	Ich bin erneuert und bereit, meine innere Vision zu verwirklichen. Ich weiß, was das Richtige zu tun ist.
Gebacken, gegrillt oder geröstet.	Eine Sehnsucht nach Elternliebe, Harmonie in der Familie und Einfachheit.	Mein Gottvater erwärmt mein Herz und mein Leben mit Führung, Liebe und vollkommener Unterstützung.
Hühnerfleischpastete	Gedanken an Probleme verdrängen wollen. Rettung und Trost brauchen.	Ich erlaube mir, meine Sorgen bis heute Abend aufzuheben. Dann werde ich wissen, was zu tun ist.
Hühnerflügel (würzig)	Ein Verlangen, Sorgen loszulassen und eine aufregende Zeit zu haben.	Alles in meinem Leben ist in diesem Augenblick perfekt. Ich gebe alle meine Sorgen und Nöte an Gott ab.
Huhn Cacciatore (Jägerart) oder Parmesan-Hühnchen	Eine gewisse Niedergeschlagenheit erzeugt einen Abfluss von Energie oder Depression.	Ich lasse davon ab, eine Lösung erzwingen zu wollen. Ich weiß, dass alle Antworten, die ich suche, in mir sind. Wenn ich mich entspanne und vertraue, werden alle meine Fragen beantwortet.
Im eigenen Saft gebraten	Selbstvorwürfe und Angst vor einem Nachspiel. Sich allein und wehrlos fühlen.	Ich bin voller Glauben und Liebe. Ich bitte um Führung, während ich meine Ansicht über diese Situation richtigstelle. Ich vergebe mir und lasse los.
Knusprig gebraten (in Topf oder Pfanne)	Das Gefühl haben, dass die Ziele vereitelt werden und es leid sein, auf so viele Straßensperren zu stoßen.	Ich nehme mir einen Moment der Ruhe, um meine Ziele zu bestimmen. Ich frage mich: »Was für ein Bauchgefühl habe ich bei dieser Situation?«
Knusprig gebraten (am offenen Feuer)	Entspannung und Freizeit brauchen.	Ich habe das Recht, zu entspannen und mich zu amüsieren.

Ersehnte Nahrung	Wahrscheinliche Bedeutung	Affirmation
Mit Knödeln	Bestätigung, Trost und Rückversicherung brauchen.	Wenn ich meinem Bauchgefühl folge und danach handle, werde ich mit Seelenfrieden belohnt.
Mit Reis (Amerikanische Art)	Anspannung. Die Sehnsucht, sich leichten Herzens und sorgenfrei zu fühlen.	Eine Frühlingsbrise weht durch mich hindurch und bläst meine Sorgen weg. Ich bin erfrischt und erneuert.
Mit Reis (Mexikanische Art)	Wunsch nach Abbau von Druck. Das Leben wird als kompliziert und freudlos empfunden.	Ich lasse das Bedürfnis los, das Ergebnis zu planen und zu kontrollieren. Ich bleibe darauf ausgerichtet, Gott zu dienen.
Hühnersuppe mit Nudeln und Reis	Beruhigt und getröstet werden wollen. Sich verletzt oder missverstanden fühlen.	Ich konzentriere mich auf das sanfte Leuchten der Liebe in meinem Herzen und bitte es, mich mit heilender Wärme zu durchströmen. Meine Lasten sind aufgehoben.
Calzone (siehe »Pizza«)		
Cannelloni/Manicotti/ Ravioli	Wut und Scham. Sich kraftlos fühlen, um nötige Änderungen vorzunehmen. Sich gefangen und deprimiert in einem hoch- gradig stressigen Job fühlen.	Ich gewinne nun meine Kraft und Stärke zurück, die genährt wird durch Wahrheit und Liebe.
Gebäckstangen (siehe »Brot«)		
Knoblauchbrot (siehe »Brot«)		
Lasagne	Der Versuch, das Bewusstsein über emotionalen Schmerz zu verdrängen. Ein Verlangen, sich vor Angriffen zu schützen.	Meine Verletzlichkeit ist meine größte Stärke, weil mich Demut empfänglich für Gottes Stimme macht.
Pasta/Nudeln Einfach	Trost und Beschwichtigung brauchen.	Ich fülle mein ganzes Sein mit liebevollen Gedanken an.

Ersehnte Nahrung	Wahrscheinliche Bedeutung	Affirmation
Mit Alfredo Sauce oder extra Käse	Entmutigt und verletzt. Sehnsucht nach Mitgefühl. Schuld oder Selbstvorwürfe blockieren es, Gutes zu empfangen.	Ich nehme dankbar Gutes in meinem Leben an, da ich weiß, dass ich Vergnügen, Unterstützung und Liebe verdiene.
Mit Fleisch oder Fisch	Trost und neue Energie haben wollen.	Meine wahre Quelle der Energie kommt daher, dass ich meinem Herzen und der inneren Führung folge.
Mit Marinara	Groll erzeugt Leiden.	Ich lasse sämtliche Schuld los und konzentriere mich auf Lösungen.
Mit Pesto	Entkommen und Aufregung wollen. Von Freizeit und Urlaub träumen.	Ich beschließe, mir eine Pause zu gönnen und plane etwas freie Zeit in meinen Tag ein.
Mit Pinienkernen	Zeitdruck und Groll gegenüber anderen empfinden. Mehr Spaß wollen.	Heute suche ich nach Momenten voll Freude, Spaß und Vergnügen. Ich mache mir selbst das Lachen zum Geschenk.
Tintenfisch	Anspannung und Furcht. Unruhig oder besorgt und ängstlich, sich mit der Ursache dieser Gefühle zu konfrontieren.	Ich stelle mich direkt dem Leben und fühle mich geborgen, weil ich weiß, dass meine innere Stimme mich führt und beschützt.
Pizza Knuspriger Boden mit:		
Extra Fleisch	Dringend neue Energie oder Begeisterung brauchen.	Ich bin voller Begeisterung bei der Erfüllung meiner inneren Vision.
Extra Käse	Angst vor der Zukunft empfinden. Widerstrebend oder unsicher.	Ich gebe mir die Erlaubnis zu vertrauen.
Pikantem Belag/ Anchovis	Anspannung, Furcht oder Scham. Unsicherheit, getarnt durch Arbeitswut. Ausgelaugt durch ständige Adrenalinhochs.	Ich verdiene das Beste im Leben. Ich stehe meinen Träumen offen gegenüber und weiß, dass ich sie verdiene.

Ersehnte Nahrung	Wahrscheinliche Bedeutung	Affirmation
»The Works«	Erschöpft durch finanzielle Unsicherheiten. Sehnsucht nach Wohlstand.	Ich erfahre nun Fülle in allen Bereichen meines Lebens. Gott ist ein liebender Vater, der das Beste für alle seine Kinder will.
Weicher oder normaler Boden mit:		
Extra Fleisch	Dringend neue Energie oder Begeisterung brauchen.	Ich bin voller Begeisterung bei der Erfüllung meiner inneren Vision.
Extra Käse	Deprimiert oder entmutigt und Bestätigung brauchen.	Ich bin beruhigt durch die Gegenwart der Liebe in mir. Ich fühle mich ganz und gar durchwärmt.
Pikantem Belag/ Anchovis	Verwirrt und sich so fühlen, als ob man den Kontakt zu seinen wahren Gefühlen verloren hat. Vergnügen und Abwechslung brauchen.	Ich kann mich ruhig amüsieren.
»The Works«	Mit Mangel in seinem Leben zu kämpfen haben. Sich über den Tisch gezogen fühlen und trotzdem schwer glauben können, dass man es besser verdient.	Ich lasse die Notwendigkeit los, im Mangel zu leben.
Joghurt (bei gefrorenem Joghurt siehe »Eiskrem«)	Das Gefühl haben, festzustecken und einen Stoß in die richtige Richtung zu brauchen. Etwas deprimiert, weil man sich selbst kompromittiert hat.	Ich gebe mir die Erlaubnis, mein Leben zu bereinigen und zu ändern.
Käse (Beachte auch die Nahrung, die mit dem Käse zusammen serviert wird.)	Auf das Schlimmste gefasst sein und sich erschöpft und ausgelaugt fühlen. Ein Verlangen nach Tröstung und Wiederherstellung. Gedanken sind fixiert auf Furcht oder Schlimmstfall-Szenarien. Abgespanntheit.	Meine Quelle der Energie strahlt hell in mir. Ich ersetze Gedanken der Furcht durch Gefühle der Liebe.

Ersehnte Nahrung	Wahrscheinliche Bedeutung	Affirmation
Käsekuchen		
Ohne Extras	Ängste lösen einige Gefühle von Depression aus. Beruhigung brauchen.	Ich konzentriere mich darauf, der göttlichen Weisheit in mir zu vertrauen. Ich weiß, dass ich geführt werde, und ich höre zu.
Mit Früchten	Bestätigung und einen Neubeginn wollen. Der Wunsch, »die Tafel auszuwischen«.	Heute beginne ich einen neuen Tag und verbringe jeden Moment erfüllt mit Sinn und Liebe.
Mit Nüssen	Ein Verlangen nach Freundschaft und Spaß. Nähe zu anderen haben wollen.	Ich bin mir und anderen ein guter Freund. Meine Freunde sind liebevolle Menschen.
Schokolade	Ängste wegen einer Liebesbeziehung. Der Wunsch, geliebt und angenommen zu werden.	Ich werde getröstet von meiner inneren Quelle der Liebe.
Käserolle mit Nüssen	Anregung brauchen. Widerwillen oder Schuld empfinden, wenn man Spaß hat.	Ich umarme das Heute und begrüße jede Gelegenheit, mit anderen verbunden zu sein.
Kaffee	Ein Aufzehren der Energie, weil du dich mit Dingen befasst, die ohne Bedeutung für dich sind oder dich entmutigen.	Ich richte meine Gedanken auf die wirkliche Quelle der Energie, Wahrheit und Führung tief in mir.
Kartoffelchips (siehe »Chips«)		
Kekse		
Backteig, roh	Sich anfällig für Angriffe von anderen fühlen. Auch wütend auf sich selbst sein.	Ich kann ruhig meine wahren Gefühle ausdrücken; ich vergebe und ich liebe.
Butterkekse	Verzögerung. Eine Sehnsucht nach Seelenfrieden und Trost.	Alle meine Sorgen schmelzen dahin, und mein Herz ist nun voller Liebe.
Chocolate Chip, knusprig	Anspannung und Wut. Verärgert über den Liebespartner.	Ich öffne mein Herz der Vergebung und kann so diese Beziehung heilen.

Ersehnte Nahrung	Wahrscheinliche Bedeutung	Affirmation
Chocolate Chip, weich	Befürchten, dass Liebesbeziehung irreparabel zerbrochen sein könnte. Angst vor Wandel oder Ablehnung.	Ich lasse los und vertraue, dass sich mein Leben zum Besseren wendet.
Chocolate Chip, mit Nüssen	Anspannung und Furcht. Aufgebracht, weil die Liebesbeziehung nicht erfüllend ist.	Ich suche nun Wege, um die Liebe in meinem Leben zu mehren. Ich ziehe wunderbare, liebevolle Menschen an.
Erdnussbutter, cremig	Schuldgefühle haben, wenn man sich entspannt, dennoch traurig sein, weil das Leben keinen Spaß macht.	Spaß ist mein göttliches Anrecht. Ich erfüllte nun mein Bedürfnis nach Freude und Erneuerung.
Erdnussbutter, kernig	Anspannung. Frustriert über zu wenig Spaß.	Ich gestalte mein Leben neu, und es ist schön und erfüllt von Freude.
Glückskekse	Auf Probleme eingestellt sein.	Ich erwarte nur das Beste, und das werde ich bekommen.
Haferflocken	Führung beim Treffen einer Entscheidung brauchen.	Die Quelle meiner Antworten ist in mir. Alles, was ich tun muss, ist fragen und hinhören.
Lebkuchen	Eine Sehnsucht nach Einfachheit.	Mein Leben ist klar und erfüllt von Freude.
Mandel, chinesisch	Durch eine lustige, dennoch bequeme Tätigkeit entfliehen wollen.	Ich gebe mir die Erlaubnis, mich bei all meinen Aktivitäten zu amüsieren.

Mürbeteiggebäck (siehe »Butterkekse«)

Oreos (Kakaokekse mit Cremefüllung)	Anspannung und Scham. Sich selbst wegen eines wahrgenommenen Liebesmangels bestrafen.	Ich habe mich entschieden, mein Leben wieder auf Kurs zu bringen, und ich werde belohnt mit Fülle und Liebe.
Schokolade	Anspannung und Furcht. Auf Beziehungsprobleme vorbereitet sein. Sich nach Liebe sehnen.	Ich gebe dieses Problem an dich ab, lieber Gott. Du weißt besser als ich, was gut für mich ist.

Ersehnte Nahrung	Wahrscheinliche Bedeutung	Affirmation
Tierform	Anspannung. Ein Verlangen nach mehr Zeit zum Spielen. Ein Bedürfnis nach Belohnungen und Anerkennung empfinden.	Ich erfreue mich an meiner Unschuld und ermutige das Kind in mir, seiner Freude im Spiel Ausdruck zu verleihen.
Zimt	Frieren und sich einsam fühlen. Angst vor der Zukunft haben.	Wenn ich mein Leben Gott überlasse, kann nur Gutes geschehen.
Zitrone	Anspannung. Eine Sehnsucht nach Freundschaft.	Meine Freunde sind liebevolle Menschen, die meine Werte und Vorstellungen widerspiegeln.
Zuckerplätzchen	Anspannung und Furcht. Sich von Stress und Problemen wegstehlen wollen. Aufschieben anstatt zu handeln.	Ich bin sicher und geborgen.
Kuchen		
Apfelzimtkuchen	Sich einsam und isoliert fühlen. Bedauern, Selbstvorwürfe und Schuld. Vergebung und Befreiung wünschen.	Ich fühle mich wohl in meiner Haut. Ich weiß, dass ich Liebe und Verständnis verdiene.
Engelskuchen oder Vanille	Einer beängstigenden oder stressreichen Situation entkommen wollen.	Ich kenne die wahre Quelle meiner Kraft. Ich entspanne mich und weiß, dass ich mich auf meine göttliche Intelligenz verlassen kann.
Kaffeekuchen	Furcht. Sich allein fühlen. Wunsch nach herzlicher Freundschaft, Liebe und Verständnis.	Ich bin gehüllt in die warme Umarmung der beruhigenden Liebe. Meine göttliche Quelle versteht mich vollkommen und sorgt für meine Bedürfnisse.
Karottenkuchen	Unsicher und besorgt, entweder um deinen Arbeitsplatz oder ein Familienmitglied	Ich begegne notwendigen Änderungen mit Vertrauen, Stärke und Klugheit. Ich gehe behutsam mit mir um.
Kokosnuss	Ängstlich durch große Arbeitsbelastung ohne absehbares Ende.	Ich praktiziere Eigenliebe, wenn ich einen realistischen Zeitplan für mich aufstelle. Ich erlaube mir Pausen und Zeit der Ruhe.

Ersehnte Nahrung	Wahrscheinliche Bedeutung	Affirmation
Mit Chocolate Chips (Schokotropfen)	Aufgebracht über Probleme in der Beziehung. Beunruhigt durch ein Missverständnis und harsche Worte.	Ich bin beruhigt, weil ich weiß, dass ich niemals allein bin. Ich bleibe offen für die Liebe und erhalte göttliche Führung bei meinem Liebesleben.
Pfund- oder Teekuchen	Das Bewusstsein über eine schmerzvolle Wirklichkeit verdrängen wollen. Angst, eine falsche Entscheidung zu treffen.	Ich habe die innere Stärke, weiterzumachen. Ich handle mit fester Überzeugung, und die Entscheidungen, die ich treffe, beruhen auf Liebe und Weisheit.
Schokolade	Sich unsicher fühlen, wahrscheinlich aufgrund von Beziehungsproblemen.	Ich vertraue darauf, dass ich göttlich geführt werde, wenn ich in Liebe handle.
Schokokaramell	Die Rettung und harmonische Verbindung mit einem geliebten Menschen ersehnen. Ein starkes Verlangen nach Liebe und Trost.	Ich ernte, was ich säe, und ich säe jetzt Liebe in mein Leben. Ich erkenne die Wahrheit in jedem, den ich treffe, und weiß, dass wir alle Gottes Manifestation der Liebe sind.
Schokolade mit Nüssen	Mehr Freizeit, Urlaub oder Nächte in der Stadt haben wollen. Frustriert wegen mangelnder Liebe und Spaß.	Ich habe die Entscheidung getroffen, mein Leben zu genießen. Indem ich lerne, loszulassen und Gottes Plänen zu vertrauen, werde ich mit Vergnügen und Liebe belohnt.
Schokonuss-Buttermilchkuchen (German chocolate)	Ängstlich aufgrund der Überzeugung, dass der fehlende Spaß wieder da sei, wenn erst die große Liebe käme.	Ich lasse mein Bedürfnis, etwas voraussehen und kontrollieren zu wollen, los. Ich weiß, dass alles gut ist in meinem Leben.
Tiramisu	Der Wunsch, die nervenaufreibende Anspannung loszuwerden und sie durch eine erfrischende Welle der Energie zu ersetzen.	Ich benetze meine Seele mit reinigenden Gedanken. Meine wahre Quelle der Energie tut sich auf mit meinem Seelenfrieden.

Ersehnte Nahrung	Wahrscheinliche Bedeutung	Affirmation

Mexikanische Küche

Knusprige mexikanische Speisen (Tacos, Nachos, Tostadas etc.) mit:

Extra Fleisch	Abfluss von Energie durch sinnlose Kämpfe oder eine nicht zu bewältigende Situation.	Es ist so befreiend, das Kämpfen sein zu lassen! Wenn ich mich ausruhe und vertraue, werde ich mit Seelenfrieden und Fülle belohnt.
Extra Käse oder Sourcream	Hoher Stress in einem unpassenden Job. Depression.	Ich habe das Recht, Änderungen in meinem Leben vorzunehmen. Wenn ich meiner inneren Führung folge, bin ich immer sicher.
Extra Salsa	Groll und das Gefühl haben, in der Falle zu sitzen. Wut auf sich selbst.	Ich habe das Recht, mein Leben zu ändern, um meine inneren Träume zu erfüllen.

Weiche mexikanische Speisen (Burritos, Chili Rellenos etc.) mit:

Extra Fleisch	Bedrückt, weil man sich schikaniert fühlt.	Ich bin siegreich dabei, mein göttliches Schicksal zu erfüllen. Meine Gegenwart und Zukunft sind strahlend und stark.
Extra Käse oder Sourcream	Sich wie ein Prügelknabe für andere fühlen.	Ich habe beschlossen, mich mit Liebe zu umgeben. Ich bin nett zu mir selbst, und andere gehen mit Respekt auf mich ein.
Extra Salsa	Selbstvorwürfe über Unzufriedenheit.	Ich bitte um und erhalte Respekt und Beistand.

Müsli (siehe »Frühstückscerealien«)

Nüsse	Anspannung. Zu viel Stress und nicht genug Spaß – Ängstlichkeit und ein verminderter Seelenfrieden.	Es ist in Ordnung, dass ich mich entspanne und spiele. Ich gebe mir die Erlaubnis, Spaß zu haben.

Pizza (siehe »Italienische Küche«)

Pasta (siehe »Italienische Küche«)

Pommes frites (siehe »Salzige Snacks«)

Ersehnte Nahrung	Wahrscheinliche Bedeutung	Affirmation
Popcorn		
Mit Butter	Den Beginn eines Vorhabens aufgrund von Versagensängsten hinauszögern.	Wenn es so sein soll, ist es meine Aufgabe. Ich vertraue und gebe mir einen Stoß, falls erforderlich.
Mit Karamell und Nüssen (Cracker Jacks)	Groll, weil andere dich an deinem Vergnügen hindern.	Alle meine Handlungen spiegeln mein höheres Selbst wider, und ich äußere meine Bedürfnisse mit Liebe.
Pudding		
Schokolade	Eine Sehnsucht nach Trost, nährender Pflege und Umarmungen. Sich anfällig für den Verlust von Liebe fühlen.	Liebe ist hier in meinem Inneren. Ich gebe und empfange Liebe in meinem Leben.
Vanille	Einen Neubeginn wollen oder eine neue Sichtweise bei einem Problem.	Ich sehe die Situation in einem neuen Licht der Liebe.
Rindfleisch		
Cheeseburger	Verängstigt durch eine gewisse innere Leere oder Unzulänglichkeit und sich niedergeschlagen fühlen. Versagensangst.	Meine Quelle der Stärke und des Friedens ist derzeit in mir. Ich lasse die Überzeugung los, dass ich die Kontrolle ausübe, und vertraue auf meinen Schöpfer.
Eintopf	Sich angegriffen fühlen und Verständnis haben wollen.	Ich bin einfühlsam und liebevoll zu mir. Ich offenbare Frieden in meinem Geist und Herzen.
Fleischpastete	Ängstlichkeit, Sorge und Selbstvorwürfe. Zu streng mit sich sein.	Ich verdiene Liebe, einfach weil ich so bin, wie ich jetzt bin.
Gulasch Stroganoff mit Nudeln/Reis	Sorge führt zu einem Energieverlust und gewissen Selbstvorwürfen. Erleichterung und Energie brauchen.	Ich habe das Recht, mich auszuruhen und zu entspannen. Ich nehme mir Zeit, meine Bedürfnisse zu erfüllen.

Ersehnte Nahrung	Wahrscheinliche Bedeutung	Affirmation
Hackbraten	Sich nach Trost, Rettung und Verständnis sehnen. Nicht sicher fühlen.	Da ich Liebe ausstrahle und mein positives Licht auf mein Leben und andere scheinen lasse, lassen alle negativen Einflüsse selbstverständlich nach.
Hamburger	Sich unsicher und unklar (bei etwas) fühlen. Führung, Anregung und Energie brauchen.	Ich gebe mein Leben ans Universum ab, da ich weiß, dass Gott wunderbare Pläne für mich hat. Wenn ich diese Pläne verfolge, wird für alle Einzelheiten gesorgt.
Steak	Erschöpft infolge von Stress. Lösungen und Energie wollen.	Ich habe reichlich Zeit und Energie. Das Universum verfügt über unbegrenzte Quellen, die jetzt durch mich hindurchfließen.

Salzige Snacks (siehe auch »Chips« und »Brot«)

Cracker, pur	Anspannung. Unentschlossenheit oder der Versuch, sich gut bei einer Situation zu fühlen, die einem aufgedrängt wurde.	Dies ist wichtig. Ich erlaube mir, tief zu atmen und meine Lage ehrlich zu betrachten.
Mit Erdnussbutter	Aufgebracht, weil du so viel arbeiten musst, während du lieber spielen und Spaß haben möchtest.	Ich genieße gerade jetzt diesen Moment und weiß, dass ich frei bin.
Mit Käse oder Dip	Sich deprimiert fühlen, weil dir eine ungewollte Situation aufgezwungen oder zugeschoben wurde.	Ich habe das Recht, diese Situation zu betrachten und meine eigenen Entscheidungen zu treffen.
Mit Salsa	Aufgebracht, weil das Leben scheinbar aus Routine besteht und eintönig ist. Du sehnst dich nach riesiger Aufregung!	Ich entdecke Momente, die mich heute anregen; ich erfreue mich an der Schönheit des alltäglichen Lebens.
Pommes frites, knusprig	Anspannung, vermischt mit einer Empfindung der Leere. Sich so fühlen, als ob man den Anschluss verpasst hat und dass es etwas Bedeutenderes gibt, für das du bestimmt bist.	Ich folge meinem Bauchgefühl, das mich in eine harmonische und bedeutungsvolle Richtung lenkt.

Ersehnte Nahrung	Wahrscheinliche Bedeutung	Affirmation
Pommes frites, weich	Niedergeschlagenheit und Ängstlichkeit. Sich betrübt fühlen, weil dein Leben nicht mit deinen Träumen überein-stimmt. Die Wahrnehmung, dass du nicht einmal versuchen willst, deine Ziele zu erfüllen.	Ich bin erfüllt von dem warmen Strömen der Liebe durch mein Herz. Ich nutze diese Kraft, um mich zu meinen Träumen treiben zu lassen, und beginne jetzt damit.
Zwiebelringe, knusprig	Stress durch eine Änderung in deinem Leben empfinden, was dich dich unsicher fühlen lässt.	Ich weiß, dass ich für die neuen Herausforderungen bereit bin. Sie machen mich stärker.
Zwiebelringe, weich	Traurigkeit, weil du dir so große Mühe gegeben hast und deine Gefährten oder Familie dir trotzdem keine Anerkennung geben. Einsamkeit.	Ich habe eine vertrauliche Beziehung zu Gott. Er gibt mir göttliche Führung, und ich folge seiner Weisung.

Schinkenpeck (siehe »Schweinefleisch«)

Schokolade (siehe die passende Nahrungsgruppe: Süßigkeiten, Eis, Kuchen, Donuts)

Schweinefleisch

Kotelett, gebraten	Unsicherheit. Sorge, dass sich die Situation verschlimmert.	Mein Leben wird mit jedem Moment besser. Ich bin offen für Lösungen.
Rippchen	Ein stressreicher Tag hat dich mit dem Wunsch nach Freude und Ruhe zurückgelassen.	Der Sturm ist jetzt vorüber, und meine Vorhersage lässt Sonnenschein und Frieden in mein Leben kommen.
Schinkenspeck	Sorgen laugen deine Energie aus.	Ich vertraue, dass all die Lösungen, die ich brauche, jetzt zu mir kommen.
Schinkenspeck, extra knusprig	Zu viel Stress in deinem Leben. Ein Verlangen nach Energie und Ausdauer, um die quälende Situation zu überstehen.	Ich bin sicher, und ich vertraue jetzt, dass für alle meine Bedürfnisse gesorgt wird. Ich übergebe meine Sorgen an Gott.
Wurst	Ein Verlangen nach Energie und Ausdauer, um eine schwierige Lage durchzustehen.	Ich wende mich an meine innere Quelle der Stärke, wohl wissend, dass ich die Energie habe, um mir durchzuhelfen. Ich gestehe mir Ruhe zu, wenn nötig.

Ersehnte Nahrung	Wahrscheinliche Bedeutung	Affirmation
Wurst, extra scharf	Der Wunsch zu entfliehen, Urlaub oder aufregende Unternehmung wollen. Sehnsucht nach Aufmerksamkeit und Anerkennung.	Ich schenke meinen Bedürfnissen Gehör und antworte mit Liebe und Freundlichkeit.
Sorbet	Eine Sehnsucht zu entspannen oder zu feiern.	Ich entledige mich aller Sorgen und ersetze sie durch Jubel.
Süßigkeiten		
Butterfinger (Erdnusskrokant mit Schokoladenüberzug)	Eine Sehnsucht nach Freundschaft und Spaß, jedoch ohne Angst vor Ablehnung.	Meine Freunde sind liebevolle, lustige Menschen, die mich so mögen, wie ich jetzt bin.
Chocolate Chips (Schokoladentropfen)	Wütend, weil das Liebesleben unbefriedigend ist. Sich selbst oder anderen die Schuld geben.	Meine innere Quelle der Liebe findet genau in dieser Minute perfekten Ausdruck. Ich höre hin und vertraue.
Karamell	Ängstlich und ausgelaugt durch zu viel nervöse Energie.	Ich gestatte mir, eine gewisse Auszeit zu nehmen, und höre auf meine innere Stimme.
Mandelfreude (Milchschokolade mit Mandel in Kokosnussfüllung)	Wut. Gelangweilt und wütend oder ängstlich, weil man nicht genug Spaß an der Liebe oder im Leben hat.	Ich habe das Recht, zu entspannen und mich zu amüsieren. Ich genieße jetzt diesen Moment.
Mit Schokolade umhüllt:		
Drei Musketiere	Anspannung. Aufgebracht wegen einer Beziehung und sich unklar darüber sein, wie das Problem zu lösen ist.	Die göttliche Weisheit spricht durch mich, und mein Geist bleibt auf Liebe zentriert.
Englische Toffees	Anspannung. Sehnsucht nach absoluter Behaglichkeit und frustriert, was Auseinandersetzungen betrifft.	Ich lasse das Bedürfnis los, mich zu wehren. Ich bin in Sicherheit und bestehe ohne Verteidigung.
Erdnussbutter	Das Verlangen, mehr Spaß in deinem Liebesleben zu haben. Abends ausgehen, Urlaub oder Verabredungen wollen.	Ich folge meinem Herzen in Richtung Spaß und stelle fest, dass ein kindlicher Sinn die wahre Quelle der Liebe ist.

Ersehnte Nahrung	Wahrscheinliche Bedeutung	Affirmation
Erdnusskrokant	Wut oder Groll empfinden, weil das Leben stumpfsinnig oder mühevoll ist. Das Gefühl haben, dass andere einem die Schuld zuschreiben.	Ich lasse jeglichen Glauben an Kampf und Bedrängnis los und bestätige als wahr, dass das Leben Leichtigkeit und Harmonie ist.
Fondant, Schokolade	Ein heftiges Verlangen nach Liebe und eine extreme Sehnsucht nach einer guten Beziehung empfinden.	Ich bin zentriert und strahle Liebe aus. Durch meinen Seelenfrieden ziehe ich liebevolle Menschen in mein Leben.
Mit Schokolade umhüllt:		
Fondant mit Nüssen	Mit Problemen bei deinem Liebesleben kämpfen. Du bist unglücklich und ärgerst dich darüber, wie du behandelt wirst. Aber du fragst dich: »Ist es in Ordnung, dass ich so empfinde?«	Alle meine Erfahrungen und Gefühle sind gültig. Es steht mir zu, mir und anderen gegenüber meine Gefühle zu äußern. Ich verdiene Spaß und Liebe.
Geleebohnen (allgemein)	Sorge und Unsicherheit über die Arbeit, verzweifelt nach Lösungen suchen.	Für jedes einzelne meine Bedürfnisse wurde immer und wird immer gesorgt.
Geleebohnen, feurigscharf	Frustriert, weil du nicht genug Aufregung oder Bestätigung hast.	Ich verdiene die Aufmerksamkeit und Gesellschaft von anderen.
Geleebohnen, Lakritze	Enttäuschung über fehlende Aufregung führt dazu, sich ausgelaugt zu fühlen. Energie ersehnen.	In diesem Augenblick fühle ich mich erneuert und aufgeladen. Meine Quelle wahrer Begeisterung ist in mir.
Good 'n' Plenty (mit Lakritze)	Du fühlst dich ausgelaugt, weil dir etwas Sorge macht. Verlustangst.	Ich werde tätig, wo es berechtigt ist, und wandle Sorge in frei fließende Meditation um. Alles hat eine Bestimmung.
Mit Schokolade umhüllt:		
Gummidrops	Eine nagende Sorge, die dich verfolgt. Du willst dich wohl dabei fühlen.	Tief in mir drinnen weiß ich, dass meine wahren Überzeugungen mich leiten werden. Ich habe die Verantwortung, auf diese Stimme zu hören.

Ersehnte Nahrung	Wahrscheinliche Bedeutung	Affirmation
Hartbonbons, süß	Unmut und Blockade gegen zukünftigen Wohlstand. Rachegefühle.	Ich nehme mir Zeit, auf die Stimme der Vernunft in mir zu hören. Ich lasse das Bedürfnis, Probleme zu haben, los und schwelge in der Freude des Wohlstands.
Hartbonbons, scharf	Enttäuscht, weil andere deine Talente und deinen Wert nicht erkennen. Nicht wissen, wie man Bestätigung erlangt.	Ich erschaffe meine eigene Zeitleiste für schöpferische Anerkennung. Ich nehme meine Freizeit als Gelegenheit wahr, um zu lernen und zu wachsen.
Kirschen	Der Wunsch, sich in einer angenehmen Liebesbeziehung zu erholen.	Alle meine Ängste schwinden dahin, wenn ich mich in mein göttlich geführtes Leben verliebe.
Kit Kat	Deine Entscheidung, dich nicht mit dem falschen Freund oder unangebrachtem Verhalten abzufinden, lässt dich dich einsam oder verlassen fühlen.	Ich nähere mich meinem Liebesleben mit Intelligenz, Wohlwollen und Liebe.

Mit Schokolade umhüllt:

Kokosnuss	Eine Sehnsucht nach Liebe und Spaß. Neid oder Eifersucht.	Meine göttliche Quelle der Freude ist in mir. Ich gebe und empfange Liebe mit Freuden.
Likör	Ängste über das Liebesleben verdrängen wollen. Sich nach Trost und Kameradschaft sehnen.	Indem ich göttliche Führung bei meinem Leben erhalte, fällt es mir leicht, Ängste und Kontrolle loszulassen.
M & M's	Arbeit beeinträchtigt deinen Wunsch, dich zu entspannen und deinem Partner näher zu kommen.	Indem ich loslasse, werden alle meine Beziehungen besser.
M & M's mit Erdnüssen	Du empfindest dein Liebesleben als langweilig, und du bist wütend.	Ich habe Spaß und Liebe in meinem Leben genau in diesem Moment.

Ersehnte Nahrung	Wahrscheinliche Bedeutung	Affirmation
Nestlé Crunch (Milchschokolade mit Knusperreis)	Frustriert darüber, dass dein Liebespartner nicht mit dir übereinstimmt.	Ich vertraue darauf, dass meine Liebe beständig und vollkommen ist. Ich lasse das Bedürfnis nach Kontrolle und Vorhersage los.
Mit Schokolade umhüllt:		
Nüsse	Frustriert, weil dein Liebesleben langweilig ist oder du keines hast. Die Geduld verlieren.	Ich habe das Recht, mein Leben zu planen, und nehme es in die Hand, meine Bedürfnisse zu erfüllen.
Pfefferminzschokolade	Sich ausgelaugt wegen einer Beziehung voller Streit fühlen; Energie und Liebe haben wollen.	Ich habe Recht; eine großartige Liebesbeziehung energetisiert und erfrischt mich. Ich bin jetzt ver-liebt.
Reese's Erdnussbutter-Pralinen	Furcht. Mehr Liebe und Spaß in seinem Leben wollen. Sehn-sucht nach einer unbeschwerten Romanze.	Heute werde ich zum Kinde und eigne mir an, in unschuldiger Erwartung von Spaß und Freiheit zu sein.
Rosinen	Verärgert, weil dein Liebesleben zum Teil unruhig oder unan-nehmbar ist.	Ich sehe deutlich, was nötig ist. Ich bin offen für eine ehrliche Diskussion und klare Verständi-gung.
Snickers	Der Wunsch, dass dein Liebes-partner versteht, was du brauchst. Sich nach unbe-schwerter Liebe, Spaß und Romantik sehnen.	Ich öffne mein Herz und verbinde mich mit meinem Liebespartner. Ich lasse jegliche Abwehr fallen und genieße unser Beisammensein.
Mit Schokolade umhüllt:		
Trüffel-Pralinen, einfach	Sich in einen reinen Zustand von Liebe und Glückseligkeit flüchten wollen.	Ich bin Liebe, und ich bin jetzt verliebt.
Trüffel-Pralinen mit Nuss	Eine tiefe Sehnsucht nach einer Bilderbuchromanze; du willst förmlich von den Socken gehauen werden.	Die vollkommene Liebe wohnt nun in mir. Ich bin ganz und werde geliebt.

Ersehnte Nahrung	Wahrscheinliche Bedeutung	Affirmation
Tee	Gute Absichten sind mit Misstrauen gemischt; Blockaden gegen Vertrautheit errichten und ein Energieabfluss.	Alle Barrieren gegen das Gute sind aufgehoben, wenn ich loslasse und vertraue.

Toast (siehe »Brot«)

Torte
Apfel	Selbstvorwürfe oder Unsicherheit erzeugt die Sehnsucht, zu entfliehen. Sich selbst für vermeintliche »Beleidigungen« bestrafen.	Ich gebe mir selbst eine dicke Umarmung. Ich vergebe, akzeptiere und traue mir selbst.
Erdnussbutter	Ein Verlangen nach gutem, reinem Spaß. Altmodische Freundschaft und Unternehmungen wollen.	Die anderen mögen mich, und ich sie auch. Ich schließe leicht Freundschaft mit lebensfrohen Leuten.
Früchte oder Beeren	Einen Neubeginn wollen. Bedauern laugt deine Energie aus.	Ich betrachte jede Situation als Gelegenheit, zu lernen und zu wachsen.
Kokosnuss	Wut. Sich fragen, wann man endlich ein gutes Leben hat. Neid oder Eifersucht.	Ich werde begeistert durch den Erfolg, den ich um mich herum wahrnehme.
Kürbis	Sich ängstlich, einsam oder schuldig fühlen und zu einer Zeit zurückkehren wollen, in der man sich völlig angenommen fühlte.	Ich bin sicher, geborgen und werde geliebt.
Pekannuss	Sich über den Tisch gezogen fühlen: zu viel Arbeit und nicht genug Belohnungen oder Spaß.	Ich erschaffe mir selbst ein lustiges und erfülltes Leben.
Schokolade	Aufgebracht über das Liebesleben: Du hast nicht, was du willst, und befürchtest, dass du nicht die Liebe bekommst, nach der du suchst.	Ich habe eine klare und feste Vorstellung von dem, was ich will. Ich weiß, dass ich das Beste in allen Bereichen meines Lebens verdiene.

Tostada (siehe »Mexikanische Küche«)

Trüffel (siehe »Süßigkeiten«)

Ersehnte Nahrung	Wahrscheinliche Bedeutung	Affirmation
Vanille (siehe entsprechende Kategorie, z. B. Süßigkeiten, Eiskrem etc.)		
Walnüsse (siehe »Nüsse«)		
Würze/Zutaten		
Butter	Verzögerung. Widerstand, seine inneren Träume zu erfüllen.	Ich lausche, traue und folge Gottes Führung.
Ketchup	Das Verlangen, so unbekümmert wie ein Kind zu sein und eine überbordende Verspieltheit auszuleben.	Ich begrüße mit offenen Armen das Vergnügen und versprühe meine Freude.
Mayonnaise	Verzagtheit oder Unsicherheit bei dem, was du tust. Ein Verlangen nach Halt und Führung.	Ich lausche und lasse meine Zurückhaltung fallen, und ich weiß, dass ich von göttlicher Hilfe gestützt werde.
Senf	Die Sehnsucht, über eine banale oder enttäuschende Situation hinauszuwachsen. Über andere urteilen oder ihnen grollen.	Ich ändere meine äußere Welt, indem ich meine Wünsche und Vorstellungen ändere.

Vertrauliche Leserbefragung

Liebe Leserin, lieber Leser,

ich wäre sehr dankbar, etwas über Ihre Erfahrungen zu hören. Bitte nehmen Sie sich einen Moment Zeit und erzählen mir ein bisschen von sich. Auf einem separaten Blatt Papier:

1. Teilen Sie mir bitte Ihr Alter und ein wenig über Ihren persönlichen und beruflichen Hintergrund mit.
2. Haben Sie jemals auf Ihr Bauchgefühl gehört und eine positive Erfahrung gemacht? Wenn ja, bitte beschreiben Sie es mir.
3. Haben Sie Ihr Bauchgefühl nicht beachtet und es später bereut? Wenn ja, bitte erläutern Sie es.
4. Bitte ergänzen Sie ggf. Ihren Kommentar oder etwaige Fragen, die Sie haben. (Alle Briefe werden persönlich beantwortet.)

Vielen Dank!

Doreen Virtue, Ph.D.
c/o Editorial Director
Hay House, Inc.
P.O. Box 6204
Carson, CA 90749-6204

ANHANG

Glossar mit Begriffserklärungen

(Anmerkung: Der Hinweis auf Nahrungsergänzungsmittel in diesem Glossar stellt keine Empfehlung oder Befürwortung dar. Wenn Sie daran interessiert sind, Ihre Ernährung mit Aminosäuren, Vitaminen oder Mineralstoffen zu ergänzen, suchen Sie bitte Ihren Hausarzt auf.)

Acetylcholin – Ein Gehirnbotenstoff oder Neurotransmitter, der für die Regulierung des Appetits, Gedächtnisses und Sexualtriebs wichtig ist. Die Vorstufen von Acetylcholin sind Cholin oder Lecithin, die naturgemäß in Eiern, Sojaerzeugnissen, Rindfleisch, Milch und Cashewkernen vorkommen.

Aminosäuren – Die Grundbausteine von Protein. Wenn du Protein aufnimmst, wird es in deinem Körper in Aminosäuren aufgespalten. Aminosäuren sind Vorstufen oder Beschleuniger für andere chemische Stoffe im Körper. Insbesondere sind Aminosäuren wichtig für die Produktion von chemischen Gehirnsubstanzen, die *Neurotransmitter* genannt werden. Diese Gehirnsubstanzen regulieren unsere Stimmung, das Energieniveau, den Appetit, das Gedächtnis und den Sexualtrieb. »Essentielle« Aminosäuren werden aus der Nahrung oder Nahrungsergänzungsmitteln, die wir zu uns nehmen, hergestellt. »Nicht essentielle« Aminosäuren sind weniger von unserer Ernährung abhängig, da der Körper sie naturgemäß selbst bildet. Beide Arten von Aminosäuren – nicht essentielle und essentielle – sind gleich wichtig (der Begriff *nicht essentiell* deutet unabsichtlich darauf hin, dass diese Aminosäuren nicht so bedeutend wie *essentielle* sind, aber das ist nicht der Fall.)

Arginin – Eine Aminosäure, die häufig als »nicht essentiell« eingestuft wird. Dennoch ist der Körper in der Lage, nur eine kleine Menge von Arginin selbst herzustellen. Aus diesem Grund wenden viele Wissenschaftler ein, dass Arginin eine »essentielle« Aminosäure ist. Arginin ist wichtig für den Glucosestoffwechsel, die Insulinproduktion und reguliert den Cholesterinspiegel im Blut. Arginin kommt natürlich in Nüssen und Schokolade vor.

Asparaginsäure – Eine nicht essentielle Aminosäure, die für die Regelung des Stoffwechsels und des Energieniveaus wichtig ist. Man glaubt, dass sie die Ausdauer steigert und Erschöpfung mindert. Als eine nicht essentielle Aminosäure wird diese Substanz vom Körper selbst gebildet. Eine Variante der Asparaginsäure, die als *Aspartin* bezeichnet wird, ist ein Baustein von Protein. Asparaginsäure in Verbindung mit der Aminosäure *Citrullin* bildet Arginin. Aspartam (NutraSweet) setzt sich aus Asparaginsäure und Phenylalanin zusammen.

Carnitin – Eine nicht essentielle Aminosäure, die für die Umwandlung von jeglichem Fett, was du aufnimmst, von Bedeutung ist. Es spielt auch eine Rolle bei der Verminderung der Triglyceride. Frauen haben offenbar von Natur aus einen niedrigeren Carnitingehalt als Männer. Als eine nicht essentielle Aminosäure wird Carnitin vom Körper naturgemäß selbst gebildet. Ein Vitamin-C-Mangel kann zu einem Mangel an Carnitin führen.

Cholin – Eine Vorstufe des Neurotransmitters Acetylcholin, der eine wichtige Rolle bei der Regulierung des Appetits, des Gedächtnisses und Sexualtriebs spielt. Cholin findet sich natürlich in Eiern, Milch, Rindfleisch, Cashewkernen und Sojaerzeugnissen.

Cystin – Ein Abkömmling der Aminosäure Methionin. Cystin ist für die natürlichen Entgiftungsvorgänge des Körpers bedeutsam.

Es ist auch unentbehrlich bei der Umwandlung von Vitamin B6, das wiederum wichtig für die Bildung von Serotonin ist.

Diphenyalamin – Eine Substanz, die natürlich in Schokolade vorkommt. Diphenylamin scheint die Funktion von Serotonin nachzuahmen, indem es dazu führt, sich ruhig und gelassen zu fühlen.

Dopamin – Ein anregender (stimulierender) Neurotransmitter. Die Vorstufe von Dopamin ist Tyrosin, das natürlich in gereiftem Käse, Bananen, Bier, Schokolade, in Essig Eingelegtem, Wurst, Vanille, Wein und Joghurt vorkommt.

Epinephrin – Ein anregender (stimulierender) Neurotransmitter, der für die Energiesteuerung wichtig ist. Als Vorstufen von Epinephrin gelten die Aminosäuren Tyramin und Tyrosin, die natürlich in gereiftem Käse, Bananen, Bier, Schokolade, in Essig Eingelegtem, Wurst, Vanille, Wein und Joghurt vorkommen.

Glutamin – Eine nicht essentielle Aminosäure, die eine Rolle dabei spielt, den Körper vor den Vergiftungswirkungen des Alkohols zu schützen. Glutamin wird auch in Verbindung gebracht, Depression zu lindern, die Gehirnfunktion zu verbessern und das Verlangen nach Alkohol zu vermindern. Als eine nicht essentielle Aminosäure stellt der Körper naturgemäß seine Glutaminvorräte selbst her; dennoch ist es auch als Nahrungsergänzung erhältlich.

Glycin – Eine nicht essentielle Aminosäure, die bei den Heilprozessen des Körpers, besonders der Haut und des Bindegewebes, entscheidend ist. Als eine nicht essentielle Aminosäure produziert der Körper naturgemäß seinen eigenen Vorrat; dennoch ist es auch als Nahrungsergänzung erhältlich.

Histamin – Als ein Nebenprodukt der Aminosäure Histidin erhöht dieser Vasodilator die Pulsfrequenz und senkt den Blutdruck. Es stammt von der Aminosäure Histidin ab, die in gereiftem Käse, in Essig Eingelegtem, Leber, Hefe, Wein und Bier gefunden wird.

Histidin – Eine essentielle stimulierende Aminosäure, die Histamin bildet. Histidin kommt natürlich in gereiftem Käse, in Essig Eingelegtem, Leber, Hefe, Wein und Bier vor.

Homöostase – Das Selbstregulationssystem des Körpers, welches sicherstellt, dass alle lebenswichtigen Prozesse genau ausgeglichen sind. Der Körper ist bestrebt, eine harmonische Balance der wesentlichen Bedürfnisse nach Nahrung, Wasser, Schutz, Temperatur und Seelenfrieden aufrechtzuerhalten.

Isoleucin – Eine essentielle Aminosäure, die natürlich in Rindfleisch, Huhn, Fisch, Nüssen, Weizenkeimen und Sojaerzeugnissen gefunden wird. Die Rolle, die Isoleucin im Körper spielt, ist nicht ganz klar; jedoch hat eine Studie erkannt, dass bei geistig und körperlich kranken Patienten ein Isoleucinmangel besteht. Dies ist jedoch eine korrelative Studie und besagt nicht unbedingt, dass eine Situation von Ursache und Wirkung vorliegt.

Leucin – Eine essentielle Aminosäure, die natürlich in Mais, Eiern, Nüssen, Hüttenkäse, Weizenkeimen und Naturreis gefunden wird. Interessanterweise gibt es umfangreiche Beweise, dass ein Überschuss an Leucin die Umwandlung von Vitamin B3 beeinträchtigt. Leucin steht in Verbindung mit Phenylalanin und könnte deshalb einige stimulierende Eigenschaften teilen.

Lysin – Eine essentielle Aminosäure, die oft bei der Behandlung des Herpes-simplex-Virus verschrieben wird. Lysin beeinflusst den Appetit auf unerwartete Weise: Wenn du einen Mangel an dieser Aminosäure hast, kann der Appetit abnehmen und ein Gewichtsverlust auftreten. Aus diesem Grund empfehlen Kinderärzte, Kindern Lysin als Mittel zur Förderung des Appetits und Wachstums zu geben. Lysin kommt natürlich in Fisch, Huhn, Rindfleisch, Lamm, Milch, Käse und Bohnen vor. Lysin konkurriert mit der Aminosäure Arginin (und unterliegt gewöhnlich), sodass die nachfolgende Nahrung, die sowohl reich an Arginin als auch Lysin ist, nicht sicherstellt, dass der Körper genug Lysin erhält: Schokolade, Carob (Johannisbrot), Kokosnuss und Erdnüsse.

MDMA – Die Bezeichnung einer seinerzeit legalen Droge, die von Phenylethylamin oder PEA (demselben Stoff, der in kleineren Mengen in Schokolade gefunden wird) abgeleitet ist. Diese Droge wurde verbitterten Ehepaaren verschrieben, weil sie Feindseligkeit durch Euphorie ersetzt. Heutzutage ist diese Droge eine gesetzlich verbotene Substanz, die als »Ecstasy« bekannt ist.

Methionin – Eine essentielle Aminosäure, die für die natürlichen Entgiftungsprozesse des Körpers wichtig ist. Es wirkt als Antioxidans, wenn im Körper genügend Vitamin B6 ist, und ist in Bohnen, Rindfleisch, Huhn, Fisch, Schweinefleisch, Weizenkeimen, Eiern, Zwiebeln, Hüttenkäse und Knoblauch enthalten.

Methylxanthine – Die Familie der Stimulanzien, die natürlich in Kakao, Tee, Kaffee und Kolanüssen gefunden wird. Koffein, Theophyllin und Theobromin sind drei Arten der Methylxanthine, die in Nahrungsformen vorkommen.

Monoaminooxidase (MAO) – In Therapien verschrieben, um die Abgabe von Neurotransmittern zu hemmen und so Depression oder Angst zu lindern. Personen, denen MAO verordnet wurde, wird geraten, sich Nahrungsmitteln mit einem hohen Tyramingehalt zu enthalten, um Bluthochdruck zu vermeiden.

Neurotransmitter – Die Gehirnbotenstoffe, die durch Aktivität einer Gehirnzelle gebildet werden und die wiederum die elektrischen Ströme und Aktivität einer anderen Gehirnzelle entfachen. Neurotransmitter sind entweder anregend (stimulierend) oder hemmend (beruhigend).

Noradrenalin – Ein anregender (stimulierender) Neurotransmitter, der für die Energiesteuerung wichtig ist und außerdem Angst- und Panikgefühle beeinflusst. Tyramin ist eine Vorstufe von Noradrenalin, und Tyramin kommt natürlich in gereiftem Käse, Wurst, in Essig Eingelegtem, Bier und Wein vor.

Norepinephrin – Ein anregender (stimulierender) Neurotransmitter, der für Energie, Lernen und Gedächtnis notwendig ist. Norepinephrin unterstützt die Gehirnzellen, miteinander zu kommunizieren. Dieser Stoff wird aus der Aminosäure Phenylalanin und den Vorstufen Tyramin und Tyrosin hervorgebracht. Eine Studie hat herausgefunden, dass fettleibige Personen einen niedrigeren Norepinephrinspiegel als gewöhnlich sowie wenig Serotonin haben. Die Vorstufen von Norepinephrin kommen natürlich in gereiftem Käse, Bananen, Bier, Schokolade, in Essig Eingelegtem, Wurst, Vanille, Wein und Joghurt vor.

Phenylalanin – Eine essentielle stimulierende Aminosäure, die in fettreicher Nahrung wie z.B. Milchprodukten, Fleisch und Nüssen gefunden wird. Phenylalanin verwandelt sich in das Stimulans Tyrosin, welches wiederum die Produktion der Gehirnbotenstoffe Dopamin, Epinephrin und Norepinephrin auslöst. Phenylalanin macht eine Hälfte der Bestandteile von Aspartam (»NutraSweet«) aus. Die zweite Hälfte von NutraSweet besteht aus einer anderen anregenden Aminosäure, die Asparaginsäure genannt wird. Es gibt einige Anzeichen dafür, dass Phenylalanin die Produktion der »Liebesdroge« Phenylethylamin (PEA) auslösen kann. Phenylalanin wird auch als Appetithemmer angesehen, da es die Ausschüttung von Cholecystokinin (CCK) anregt. CCK stillt nicht nur den Hunger, sondern steigert auch die Aufmerksamkeit und das Erinnerungsvermögen, lindert Depression und erhöht den Sexualtrieb. Phenylalanin kommt natürlich in Sojaprodukten, Nüssen, Geflügel, Fisch, Fleisch und Hüttenkäse vor.

Phenylethylamin (PEA) – Die so genannte Liebesdroge, welche vom Gehirn in Verliebtheitsphasen ausgeschüttet wird. Zwei Unzen Schokolade enthalten ungefähr 3 mg PEA, in genau derselben Form wie der körpereigene Hirnstoff. Diese Substanz ist ein starkes Stimulans aus der Familie der Amphetamine. PEA wurde einst in Form des Medikaments, das als MDMA bekannt ist, scheidungswilligen Paaren verordnet. Die Droge ersetzt Feindseeligkeit mit dem vorübergehenden Gefühl von Euphorie. Heutzutage ist MDMA eine Straßendroge, die gesetzlich verboten und unter dem Namen »Ecstasy« bekannt ist.

Präkursor – Ein Beschleuniger bei der Erzeugung eines Neurotransmitters.

Psychoaktiv – Stimmung ändernd; etwas, das den Grad von Depression und Angst beeinflusst. Psychoaktive Substanzen sind in Nahrung, Alkohol und Medikamenten wie Antidepressiva enthalten.

Pyrazin – Ein psychoaktiver Stoff, der das Glückszentrum im Gehirn aktiviert und ein Freuden- und Glücksgefühl erzeugt. Pyrazin erreicht unser Gehirn über den Geruchssinn – d. h. über unsere Nase. Der Geruch von gebrannten Nüssen ist ein Hinweis auf das vorhandene Pyrazin. Es wird natürlich in Kaffee, Schokolade, Nüssen und einigen Colas festgestellt.

Serotonin – Ein hemmender (beruhigender) Neurotransmitter, der bei der Regelung der Stimmung, des Energieniveaus, Appetits und Sexualtriebs wichtig ist. Serotonin wird auf täglicher Basis während des REM-Schlaf-Stadiums hergestellt und kann nicht gespeichert werden. Wenn der Serotoninspiegel niedrig ist, fühlen wir uns niedergeschlagen, reizbar, träge und hungrig. Der Serotoningehalt wird durch die Gewohnheiten betreffend Schlaf, Essen, Bewegung, Stress, Alkohol und Drogenkonsum sowie die Persönlichkeit beeinflusst.

Taurin – Eine nicht essentielle beruhigende Aminosäure, die eine Vorstufe für die hemmenden (beruhigenden) Neurotransmitter darstellt. Taurin hilft dem Körper, die Balance zwischen den anderen Aminosäuren und dem Blutzuckerspiegel aufrechtzuerhalten. Als eine nicht essentielle Aminosäure wird Taurin vom Körper selbst hergestellt; dennoch ist es auch als Nahrungsergänzungsmittel erhältlich. Die Produktion von Taurin scheint davon abzuhängen, ob der Körper eine ausreichende Zufuhr des Mineralstoffs Zink hat.

Theobromin – Ein Stimulans aus der Familie der Xanthine, das natürlich in Tee, Schokolade und Kaffee gefunden wird. Schokolade enthält einen besonders hohen Anteil an Theobromin.

Theophyllin – Das mit Theobromin verwandte Stimulans aus der Familie der Xanthine. Es kommt natürlich auch in Tee, Schokolade und Kaffee vor.

Threonin – Eine essentielle beruhigende Aminosäure, die für die Regulierung der Stimmung bedeutsam ist. Reizbarkeit und »schwierige« Persönlichkeiten werden mit einem Mangel an Threonin in Verbindung gebracht. Threonin tritt natürlich in Käse (besonders Cheddar- und Hüttenkäse), Fisch, Sojaprodukten, Rindfleisch, Lamm, Schweinefleisch, Milch und Geflügel auf.

Tryptophan – Eine essentielle beruhigende Aminosäure, die aus proteinreicher Nahrung, einschließlich Milchprodukten, Fleisch und Geflügel, bezogen wird. Tryptophan ist für die Herstellung und Aufrechterhaltung des Gehirnbotenstoffs Serotonin wichtig. Deshalb spielt Tryptophan eine Rolle bei Depression und Appetit, da ein niedriger Serotoningehalt Störungen in beiden Bereichen hervorruft. Dennoch konkurriert Tryptophan nicht gut mit anderen Aminosäuren. Kohlenhydrate spielen eine wichtige Rolle, weil sie die konkurrierenden Aminosäuren von der Blut-Hirn-Schranke ablenken, damit Tryptophan in das Gehirn eintreten und die Produktion von Serotonin auslösen kann. Große Mengen an Tryptophan lassen sich in Milchprodukten, Rindfleisch, Geflügel, Schwein und Fisch finden.

Tyramin – Ein Stimulans, das von Tyrosin abgeleitet ist und den Blutdruck steigert. Man findet es natürlich in gereiftem Käse, Bananen, Bier, Schokolade, in Essig Eingelegtem, Wurst, Vanille, Wein und Joghurt. Eines der stärksten vasoaktiven Stimulanzien, die natürlich in der Nahrung vorkommen. Diejenigen, die ein Antidrepessivum bei einer MAO-Therapie einnehmen, sowie hochsensible Personen können unter Migräne-Kopfschmerzen oder einer hypertensiven Krise leiden, wenn sie tyraminreiche Nahrung zu sich nehmen.

Tyrosin – Ein Stimulans, das Tyramin produziert und natürlich in gereiftem Käse, Schokolade, Wurst, Vanille, Bier, Wein und in Essig Eingelegtem gefunden wird. Tyrosin ist ein Präkursor oder Wirkstoff bei der Produktion von Norepinephrin und Epinephrin. Tyrosin wird aus der Aminosäure Phenylalanin hergestellt.

Valin – Eine essentielle Aminosäure, die natürlich in Hüttenkäse, Fisch, Huhn, Rindfleisch, Lamm, Nüssen, Naturreis und Sojaprodukten vorkommt. Valin scheint eine Rolle bei der Appetithemmung zu spielen, da es mit Phenylalanin, Methionin und Tryptophan an der Produktion des natürlichen Appetitzüglers, der als Cholecystokinin (CCK) bekannt ist, mitwirkt. Dennoch verstehen die Wissenschaftler bisher nicht eindeutig die Funktion von Valin bei der Appetithemmung.

Vasoaktiv – Jede Substanz, die den Blutdruck oder die Pulsfrequenz verändert. Viele Aminosäuren, die in Nahrungsmitteln und Getränken gefunden werden, sind vasoaktiv auf eine von zwei Arten: Sie sind Vasokonstriktoren, die die Blutgefäße verengen und den Blutdruck steigern; und Vasodilatoren, die die Blutgefäße erweitern und den Blutdruck senken.

Xanthine – Ein anderer Begriff für *Methylxanthine*, welche die Familie der Stimulanzien ist, die natürlich in Kakao, Tee, Kaffee und Kolanüssen gefunden wird. Koffein, Theophyllin und Theobromin sind die drei Arten der Methylxanthine, die in Nahrungsformen vorkommen.

Fußnoten

KAPITEL EINS: Fett ist ein seelisches Problem

1 Lyman, B. (1989), *A Psychology of Food: More Than a Matter of Taste.* New York: AVI Publishing.
2 British Nutrition Foundation (1973), »Report on a Survey of House-wives' Knowledge and Attitudes.« In: *Nutrition and Lifestyles*, Turner, M. (Ed.), pp. 157–158. London: Applied Science Publishers, Ltd. Jenkins, N. K. (1964), *Nutrition* (U.K.), Vol. 18, p. 115.
3 Dwyer, J. T., et al. (1967). *American Journal of Clinical Nutrition*, Vol. 20, p. 1045.
4 Thomas, J. (1979), »The Relationship Between Knowledge About Food and Nutrition and Food Choice.« In: *Nutrition and Lifestyles*, Turner, M. (Ed.), pp. 141–167. London: Applied Science Pubs., Ltd.

KAPITEL ZWEI: Die *FATS*-Gefühle hinter dem Fettsein

1 Plutchik, R. (1976), »Emotions and Attitudes Related to Being Over-weight.« *Journal of Clinical Psychology*, Vol. 32, pp. 21–24.
2 Goldsmith, S. J., et al. (1992), »Psychiatric Illness in Patients Presenting for Obesity Treatment.« *International Journal of Eating Disorders*, Vol. 12 (1), pp. 63–71.
3 Slochower, J., et al. (1981), »The Effects of Life Stress and Weight on Mood and Eating.« *Appetite*, Vol. 2, pp.115–125.
4 Strober, M. (1984), »Stressful Life Events Associated with Bulimia in Anorexia Nervosa.« *International Journal of Eating Disorders*, Vol. 3 No. 2, pp. 3–15.
5 Slochower, J. and Kaplan, S.P. (1980), »Anxiety, Perceived Control, and Eating in Obese and Normal Weight Persons.« *Appetite*, Vol. 1, pp. 75–83.

KAPITEL FÜNF: Appetit: ein Überlebenstrieb

1 Fomon, S. J., et al. (1971), »Food Consumption and Growth of Normal Infants Fed Milk-Based Formulas.« *Acta Paediatrics* (Supp.),

Vol. 223, p. 36. Fomon, S. J., et al. (1969), »Relationship Between For-mula Concentration and Rate of Growth of Normal Children.«*Journal of Nutrition*, Vol. 98, pp. 241–254.

2   Ashworth, A. (1974), »Ad Lib. Feeding During Recovery from Malnu-trition.« *British Journal of Nutrition*, Vol. 31, pp. 109–112.

3   Foltin, R. W., et al. (1988), »Compensation for Caloric Dilution in Hu-mans Given Unrestricted Access to Food in a Residential Laboratory,« *Appetite*, Vol. 10, pp. 13–24.

4   Newsome, J. and Newsome, E. (1966) *Patterns of Infant Care*. New York: Penguin.

5   Birch, L. L. (1987), »Children's Food Preferences: Developmental Pat-terns and Environmental Influences.« In: Vasta, R. (Ed.), *Annals of Child Development,* Vol. 4, Greenwich, CT: JAI Press. Birch, L. L., and Deysher, M. (1985), »Conditioned and Unconditioned Caloric Com-pensation: Evidence for Self-Regulation of Food Intake in Young Chil-dren.« *Learning and Motivation*, Vol. 16, pp. 341–355. Birch, L. L., et al. (1982), »Effects of Instrumental Consumption on Children's Food Preference.« *Appetite*, Vol. 3, pp. 125–134. Birch, L. L. (1981), »Generalization of a Modified Food Preference.« *Child Development*, Vol. 52, pp. 755–758. Birch, L. L., et al. (1980), »The Influence of Social-Affective Context on the Formation of Children's Food Prefe-rences.« *Child Development*, Vol. 51, pp. 856–861.

6   Cohen, I. T., et al. (1987), »Food Cravings, Mood and the Menstrual Cycle,« *Hormones and Behavior*, Vol. 21, pp. 457–470. Harvey, J., et al. (1993), »Effects on Food Cravings of a Very Low-Calorie Diet or a Balanced, Low-Calorie Diet.« *Appetite*, Vol. 21, pp. 105–115. Hill, A. J., et al. (1991), »Food Craving, Dietary Restraint and Mood.« *Appe-tite,*Vol. 17, pp. 187–197. Hill, A. J. and Blundell, J. E. (1990), »Sen-sitivity of the Appetite Control System in Obese Subjects to Nutritio-nal and Serotoninergic Challenges.«*International Journal of Obesity*, Vol. 14, pp. 219–233. Rodin, J., et al. (1991), »Food Cravings in Relation to Body Mass Index, Restraint and Estradiol Levels: A Repeated Mea-sures Study in Healthy Women.« *Appetite*, Vol. 17, pp. 177–185. Weingarten, H. P. and Elston, D. (1991), »Food Cravings in a College Population.« *Appetite*, Vol. 17, pp. 167–175. Weingarten, H. P. and Elston, D. (1990), »The Phenomenology of Food Cravings.« *Appetite*, Vol. 15, pp. 231–246.

7   Berry, S. L., et al. (1985), »Sensory and Social Influences on Ice Cream Consumption by Males and Females in a Laboratory Setting.« *Appetite*, Vol. 6, pp. 41–45. Edelman, B., et al. (1986), »Environmental Effects on the Intake of Overweight and Normal-Weight Men.« *Appetite*, Vol. 7, pp. 71–83.

8   Galef, B. G., et al. (1987), »›Hungry Rats‹ Following of Conspecifics to Food Depends on the Diets Eaten by Potential Leaders.« *Animal Behaviour* (U.K.) Vol. 35, pp. 1234–1239. Galef, B. G. and Wigmore, S. W. (1983), »Transfer of Information Concerning Distant Foods: A Laboratory Investigation of the ›Information Centre‹ Hypothesis.« *Animal Behaviour* (U.K.), Vol. 13, pp. 748–758. Galef, B.G. (1977), »Mechanisms for the Social Transmission of Acquired Food Preferences from Adult to Weanling Rats.« In: Barker, L. M., et al. (Eds.), *Learning Mechanisms in Food Selection*. Texas: Baylor University Press.

9   Kawai, M. (1965), »Newly Acquired Pre-Cultural Behavior of the Natural Troop of Japanese Monkeys on Koshima Islet.« *Primates*, Vol. 6, pp. 1–30. Suboski, M. D. and Bartashunas, C. (1984), »Mechanisms for Social Transmission of Pecking Preferences to Neonatal Chicks.« *Journal of Experimental Psychology*, Vol.10, pp. 182–194. Wyrwicka, W. (1981) *The Development of Food Preferences*. Springfield, IL: Charles C. Thomas Publishers.

10 Brobeck, J. R. (1948), »Food Intake as a Mechanism of Temperature Regulation.« *Journal of Biology and Medicine*, Vol. 20, pp. 545–552.

11 Kraly, F. S. and Blass, E. M. (1976), »Increased Feeding in Rats in a Low Ambient Temperature.« In: Novin, D., et al. (Eds.), *Hunger: Basic Mechanisms and Clinical Implications*. New York: Raven Press.

12 Galst, J. P. and White, M. A. (1976), »The Unhealthy Persuader: The Reinforcing Value of Television and Children's Purchase-Influencing Attempts at the Supermarket.« *Child Development*, Vol. 47, pp. 1089–1096. Goldberg, M. E., et al. (1978), »TV Messages for Snack and Breakfast Foods: Do They Influence Children's Preferences?« *Journal of Consumer Research*, Vol. 5, pp. 73–81. Virtue, D. (1989), »Watch and Grow Thin,« *T.V. Guide*, Vol. 37, No. 25, pp. 17–19.

13 Jeffrey, D. B., et al. (1982), »The Development of Children's Eating Habits: The Role of Television Commercials.« *Health Education Quarterly*, Vol. 9, pp. 174–189. Jeffrey, D. B., et al. (1980), »Television Food Commercials and Children's Eating Behavior: Some Emperical Evidence.« *Journal of the University Film Association*, Vol. 32, pp. 41–43. Jeffrey, D. B., et al. (1980), »The Impact of Television Advertising on Children's Eating Behaviour: An Integrative Review.« *Catalog of Selected Documents in Psychology*, Vol. 10, No. 11, Ms. 2011.

14 Friedrich, J. A. (1987) *The Pre-Menstrual Solution*. San Jose: Arrow Press. Wurtman, J. J. (1981), »Neurotransmitter Regulation of Protein and Carbohydrate Consumption.« In: Miller, S.A. (Ed.), *Nutrition and*

Behavior. Philadelphia: Franklin Institute. Wurtman, R. J. (1988), »Effects of Their Nutrient Precursors on the Synthesis and Release of Serotonin, the Catecholamines, and Acetylcholine: Implications for Behavioral Disorders.« *Clinical Neurophramacology*, Vol. 11 (Supp. 1), pp. S 187 – S193.

15 Uvnas-Moberg (1989), »Gastrointestinal Tract in Growth and Reproduction.« *Scientific American*, Vol. 261, pp. 78–83.

16 Hook, J. S. (1978), »Dietary Cravings and Aversions During Pregnancy.« *The American Journal of Clinical Nutrition*, Vol. 31, pp. 1355–1362.

17 Buist, R. (1988), *Food Chemical Sensitivity.* Garden City Park, NY: Avery Publishing Group. Lavin, M. J., et al. (1980), »Transferred Flavor Aversions in Adult Rats.« *Behavioral and Neural Biology*, Vol. 28, pp. 15–33. Revusky, S., et al. (1980), »Unconditioned Stimulus Preexposure: Effects on Flavor Aversions Produced by Pairing a Poisoned Partner with Ingestion.« *Animal Learning and Behavior*, Vol. 10, pp. 83–90.

18 Clay, K. (1989), »Trespassers Will Be Poisoned.« *Natural History* (Sept.), pp. 8–14. Logue, A. W. (1979), »Taste Aversion and the Generality of the Laws of Learning.« *Psychological Bulletin*, Vol. 86, pp. 276–296. Rozin, P. and Kalat, J. W. (1971), »Specific Hungers and Poison Avoidance as Adaptive Specializations of Learning.« *Psychological Review*, Vol. 78, pp. 459–486.

KAPITEL SECHS: Warum essen wir mehr am Buffet und Thanksgiving-Day?

1 Davis, C. M. (1939), »Results of the Self-Selection of Diets by Young Children.« *The Canadian Medical Association Journal*, pp. 257–261. Davis, C. M. (1930) *Can Babies Choose Their Food?* The Parents' Magazine, Vol. 22. pp. 42–43. Davis, C. M. (1928), »Self-Selection of Diets by Newly Weaned Infants.« *American Journal of Disease of Children*, Vol. 36, pp. 651–679.

2 Halliday, A. W. and Halliday, J. W. (1994) *Silent Hunger.* Grand Rapids, MI: Revell/Baker Book House.

3 Richter, C. P., et al. (1938) *American Journal of Physiology*, Vol. 122, pp. 734–744.

4 LeMagnen, J. (1985) *Hunger.* Cambridge, Great Britain: Cambridge University Press. Rolls, B., Rowe, E. and Rolls, E. (1980), »Appetite and Obesity: Influences of Sensory Stimuli and External Cues.« In: Turner, M. (Ed.), *Nutrition and Lifestyles*, pp. 11–19. Essex, England: Applied Science Publishers.

5   Rolls, B. J., et al. (1981), »Variety in a Meal Enhances Food Intake in Man.«*Physiology and Behavior*, Vol. 26, pp. 215–221.
6   Rolls, B., Rowe, E. and Rolls, E. (1980), Op. cit.
7   Rolls, B., Rowe, E. and Rolls, E. (1980), Ibid.
8   Holling, C. S. (1965) *Mem. Ent. Society* (Canada), Vol. 45, p. 60. Kear, J. A. (1962) *Procedures of the Zoological Society*, London, Vol. 138, pp. 163–204. Morrison, G. R. (1974) *Journal of Comprehensive Physiological Psychology*, Vol. 86, pp. 56–61. Rolls, B., Rowe, E. and Rolls, E. (1980), Op. cit. Young, P. T. (1940) *Journal of General Psychology*, Vol. 22, pp. 33–66.
9   Rogers, Q. R. and Leung, P.M.B. (1977), »The Control of Food Intake: When and How Are Amino Acids Involved?« In: Kare, M. R. and Maller, O. (Eds.), *The Chemical Senses and Nutrition*. New York: Academic Press. Rozin, P. (1976), »The Selection of Foods by Rats, Humans and Other Animals.« In: Rosenblatt, J.S., et al. (Eds.), *Advances in the Study of Behavior*, Vol. 6. New York: Academic Press. Rozin, P. (1972), »Specific Aversions as a Component of Specific Hungers.« In: Seligman, M.E.P. and Hager, J. L. (Eds.), *Biological Boundaries of Learning*. New York: Appelton-Century-Crofts. Zahorik, D. M. and Houpt, K.A. (1977), »The Concept of Nutritional Wisdom: Applicability of Laboratory Learning Models to Large Herbivores.« In: Barker, L.M., et al. (Eds.) *Learning Mechanisms in Food Selection*. Texas: Baylor University Press. Zahorik, D.M. and Maier, S. F. (1972), »Appetitive Conditioning with Recovery from Thiamine Deficiency as the Unconditional Stimulus.« In: Seligman, M.E.P. and Hager, J. L. (Eds.) *Biological Boundaries of Learning*. New York: Appleton-Century-Crofts.

KAPITEL SIEBEN: Wie sich deine Persönlichkeit auf dein Gewicht auswirkt

1   Rodin, J. (1980), »The Externality Theory Today.« In: Stunkard, A. J. (Ed.) *Obesity*. Philadelphia: Saunders.
2   Watson, R. (1980), »Psychological Influences on Eating Behavior.« In: Turner, M. (Ed.), *Nutrition and Lifestyles*, pp. 43–52. London: Applied Science Publishers, Ltd.
3   Watson, R. (1980), Op. cit.
4   Rodin, J. and Slochower, J. (1976) *Journal of Personality and Social Psychology*, Vol. 33, pp. 338–344.
5   Rodin, J., et al. (1985), »Effect of Insulin and Glucose on Feeding Behavior.« *Metabolism*, Vol. 34, pp. 826–831.
6   Lyman, B. (1989), Op. cit.

1 Conners, C.K. and Blouin, A.G. (1983), »Nutritional Effects on Behavior of Children.« *Journal of Psychiatric Research*, Vol. 17, pp. 193 –201. Pollitt, et al. (1983), »Fasting and Cognitive Function.« *Journal of Psychiatric Research*, Vol. 17, pp. 169–174.

2 Turkewitz, G. (1975), »Learning in Chronically Protein-Deprived Rats.« In: Serban, G. (Ed.), *Nutrition and Mental Functions*, New York: Plenum Publishing. Zimmermann, R. R., et al. (1975), »Behavioral Deficiencies in Protein-Deprived Monkeys.« In: Serban, G. (Ed.), *Nutrition and Mental Functions*, New York: Plenum Publishing.

3 Greenwood, C. and Winocur, G. (1994), »Toronto Researchers Say a High-Fat Diet May Dull the Brain.« *Orange County Register*, December 16. Leibel, R. L., et al. (1981), »Methodological Problems in the Assessment of Nutrition-Behavior Interactions: A Study of Effects of Iron Deficiency on Cognitive Function in Children.« In: Miller, S. A. (Ed.), *Nutrition and Behavior*. Philadelphia: Franklin Institute.

4 Buist, R. (1988), Op. cit. Pennington, J.A.T. and Church, H. N. (1985) *Food Values of Portions Commonly Used*. New York: Harper and Row.

5 King, D. S. (1981), »Food and Chemical Sensitivities Can Produce Cognitive-Emotional Symptoms.« In: Miller, S. A. (Ed.), *Nutrition and Behavior*, Philadelphia: Franklin Institute.

6 Henriksen, S., et al. (1974), »The Role of Serotonin in the Regulation of a Phasic Event of Rapid Eye Movement Sleep: The Pontogeniculo-occipital Wave.« *Advances in Biochemical Psychophramocology*, Vol. 11, pp. 169–179. Knowles, J. B., et al. (1968), »Effects of Alcohol on REM Sleep.« *Quarterly Journal of Studies on Alcohol*, Vol. 29, pp. 342–349. Koella, W. P. (1988), »Serotonin and Sleep.« In: *Neuronal Serotonin*, Osborne, N. N. and Hamon, M. (Eds.). New York: John Wiley and Sons. Wyatt, R. J. (1974), »Ventricular Fluid 5-Hydroxyindoleacetic Acid Concentrations During Human Sleep.« *Advances in Biochemical Psychopharmacology*, Vol. 11, pp. 193–197.

7 Kolta, M. G. (1989), »Effect of Long-Term Caloric Restriction on Brain Monoamines in Aging Male and Female Fischer 344 Rats.« *Mechanisms of Ageing and Development* (Ireland), Vol. 48, pp. 191–198.

8 Wurtman, J. J. (1990), »Carbohydrate Craving: Relationship Between Carbohydrate Intake and Disorders of Mood.« *Drugs*, Vol. 39 (Supp. 3), pp. 49–52. Wurtman, J. J., et al. (1987), »Fenfluramine Suppresses Snack Intake Among Carbohydrate Cravers but not Among Non-carbohydrate Cravers.« *International Journal of Eating Disorders*, Vol. 6,

pp. 687–699. Wurtman, J. J. and Wurtman, R. J. (1983), »Studies on the Appetite for Carbohydrates in Rats and Humans.« *Journal of Psychiatric Residency,* Vol. 17, No. 2, pp. 213–221. Wurtman, J. J. (1981), »Neurotransmitter Regulation of Protein and Carbohydrate Consumption. In: Miller, S.A. (Ed.), *Nutrition and Behavior.* Philadelphia: Franklin Institute. Wurtman, R. J. and Wurtman, J. J. (1989), »Carbohydrates and Depression.« *Scientific American,* Vol. 260, pp. 68–75. Wurtman, R. J. (1988), »Effects of Their Nutrient Precursors on the Synthesis and Release of Serotonin, the Catecholamines, and Acetylcholine: Implications for Behavioral Disorders.« *Clinical Neurophramacology,* Vol. 11 (Supp. 1), pp. S187 – S193. Wurtman, R. J. and Wurtman, J. J. (1988), »Do Carbohydrates Affect Food Intake Via Neurotransmitter Activity?« *Appetite,* Vol. 11 (Supp.), pp. 42–47. Wurtman, R. J. and Wurtman, J. J. (1984), »Nutrients, Neurotransmitter Synthesis, and the Control of Food Intake.« In: Stunkard, A.J. and Stellar, A. (Eds.), *Eating and Its Disorders.* New York: Raven Press.

9   Knowles, J. B., et al. (1968), Op. cit.

10 Friedrich, J. A. (1987), Op. cit.

11 Chaouloff, F. (1989), »Physical Exercise and Brain Monoamines: A Review.« *ActaPhysiological Scandia,* Vol. 137, pp. 1–13. Chaouloff, F., et al. (1989), »Physical Exercise: Evidence for Differential Consequences of Tryptophan on 5-HT Synthesis and Metabolism in Central Serotonergic Cell Bodies and Terminals.« *Journal of Neural Transmission,* Vol. 78, pp. 121–130. Naesh, O., et al. (1990), »Post-Exercise Platelet Activation: Aggregation and Release in Relation to Dynamic Exercise.« *Clinical Physiology,* Vol. 10, No. 3, pp. 221–230. Sharma, H. S., et al. (1991), »Increased Blood-Brain Barrier Permeability Following Acute Short-Term Swimming Exercise in Conscious Normotensive Young Rats.« *Neuroscience Research,* Vol. 10, No. 3, pp. 211–221.

12 Blomstrand, E., et al. (1989), »Effect of Sustained Exercise on Plasma Amino Acid Concentrations and on 5-Hydroxytryptamine Metabolism in Six Different Brain Regions in the Rat.« *Acta Physiological Scandia,* Vol. 136, pp. 473–481.

13 McMurray, R. G., et al. (1989), »Neuroendocrine Responses of Type A Individuals to Exercise.« *Behavioral Medicine,* Vol. 15, No. 2, pp. 84–92.

14 Blum, I., et al. (1993), »Food Preferences, Body Weight, and Platelet-Poor Plasma Serotonin and Catecholamines.« *American Journal of Clinical Nutrition,* Vol. 57, pp. 486–489.

15 Garrison, R. (1982) *Lysine, Tryptophan and Other Amino Acids.* New Canaan, CT: Keats Publishing.

16 Sandyk, R. and Pardeshi, R. (1990), »Pyridoxine Improves Drug-Induced Parkinsonism and Psychosis in a Schizophrenic Patient.« *International Journal of Neuroscience*, Vol. 52, Nos. 3–4, pp. 225–232.

17 Haymes, E. M. (1991), »Vitamin and Mineral Supplementation to Athletes.« *International Journal of Sports Nutrition*, Vol. 1, No. 2, pp. 146–169.

18 Bernstein, A. L. (1990), »Vitamin B-6 in Clinical Neurology.« *Annals of the New York Academy of Sciences*, Vol. 585, pp. 250–260. Cowley, G., et al. (1993), »Vitamin Revolution.« *Newsweek*, June 7, pp. 46–53.

19 Bernstein, A. L., (1990), Op. cit.

20. Cowley, G., et al. (1993), Op. cit.

21 Spring, B. (1986), »Effects of Foods and Nutrients on the Behavior of Normal Individuals.« In: Wurtman, R. J. and Wurtman, J. J. (Eds.). *Nutrition and the Brain*. New York: Raven Press. Spring, B., et al. (1983), »Effects of Protein and Carbohydrate Meals on Mood and Performance: Interactions with Sex and Age.« *Journal of Psychiatric Research*, Vol. 17, pp. 155–167. Spring, B., et al. (1980), »Psychobiological Effects of Carbohydrates.« *Journal of Clinical Psychiatry*, Vol. 50 (Supp.), pp. 27–33.

22 Rapoport, J. L. (1983), »Effects of Dietary Substances in Children.« *Journal of Psychiatric Research*, Vol. 17, pp. 187–191.

23 Blundell, J. E. (1992), »Serotonin and the Biology of Feeding.« *American Journal of Clinical Nutrition*, Vol. 55, pp. 155S – 159S. Blundell, J. E. and Hill, A. J. (1987), »Nutrition, Serotonin and Appetite: Case Study in the Evolution of a Scientific Idea.« *Appetite*, Vol. 8, pp. 183–194. Blundell, J. E. and Hill, A. J. (1986), »Paradoxical Effects on an Intense Sweetener (Aspartame) on Appetite.« *The Lancet*, May 10, 1986, pp. 1092–1093. Wurtman, J. J., et al. (1987), Op. cit.

24 Blum, I., et al., (1993), Op. cit.

25 Engen, T. (1982), *The Perceptions of Odors*. New York: Academic Press.

26 Cain, W. S. (1988), »Olfaction.« In: Atkinson, R. C., et al. (Eds.), *Stevens' Handbook of Experimental Psychology*, 2nd ed., Vol. 1. New York: John Wiley and Sons.

27 Spiller, G. A., Ed. (1984) *The Methylxanthine Beverages and Foods: Chemistry, Consumption, and Health Effects*. New York: Alan R. Liss, Inc.

28 Hirsch, A. R. (1994), »Inhalation of Odorants for Weight Reduction.« *Journal of the International Association for the Study of Obesity*, Vol. 18 (Supp. 2), p. 306. Hirsch, A.R. (1993), »Sensory Marketing,« *The International Journal of Aromatherapy*, Vol. 5, No. 1.

KAPITEL ZEHN: Seelennahrung

1 Williamson, M. (1994), *Illuminata*. New York: Random House. Williamson, M. (1992), *A Return to Love*. New York: Harper-Collins.

KAPITEL ELF: Schokoladensucht

1 Hetherington, M. M. and MacDiarmid, J. I. (1993), »»Chocolate Addiction«: A Preliminary Study of its Description and its Relationship to Problem Eating.« *Appetite*, Vol. 21, pp. 233–246. Rozin, P., et al. (1991), »Chocolate Craving and Liking.« *Appetite*, Vol. 17, pp. 199–212. Schuman, M., et al. (1987), »Sweets, Chocolate, and Atypical Depressive Traits.« *The Journal of Nervous and Mental Disease*, Vol. 175, No. 8, pp. 491–495.
2 Spiller, G. A., Ed. (1984), Op. cit.
3 Schuman, M., et al. (1987), Op. cit.
4 Ackerman, D. (1994) *A Natural History of love*. New York: Random House.
5 Williamson, M. (1992; 1994), Op. cit. Zimmer, B., et al. (1986), »Chocolate, Eating Disorders and Affective Syndromes.« *Journal of Clinical Psychopharmacology*, Vol. 6, pp. 56–57.
6 McKean, C. M. (1972), »The Effects of High Phenylalanine Concentrations on Serotonin and Catecholamine Metabolism in the Human Brain.« *Brain Research*, Vol. 47, pp. 469–476. Mosnaim, A. D. and Wolf, M. E., Eds. (1978), *Noncatechoic Phenylethylamines, Part 1: Phenylethylamine: Biological Mechanisms and Clinical Aspects*. New York: Marcel Dekker, Inc. Mosnaim, A. D. and Wolf, M. E., Eds. (1978) *Noncatechoic Phenylethylamines, Part 2: Phenylethanolamine, Tyramins and Octopamine*. New York: Marcel Dekker, Inc.
7 Spiller, G. A., Ed. (1984), Op. cit.
8 Poehlman, E.T. and Horton, E.S. (1989), »The Impact of Food Intake and Exercise on Energy Expenditure.« *Nutrition Reviews*, Vol. 47, pp. 129–137.

KAPITEL DREIZEHN: Sucht nach Milchprodukten

1 Logue, A. W. (1991) *The Psychology of Eating and Drinking: An Introduction* (2nd Edition). New York: W. H. Freeman and Co.
2 Kretchmer, N. (1978), »Lactose and Lactase.« In: *Human Nutrition*. San Francisco: W. H. Freeman and Co.
3 Bolton, B. and Renfrow, N. E. (1979), »Personality Characteristics Associated with Aerobic Exercise in Adult Females.« *Journal of Persona-*

lity Assessment, Vol. 43 (5), pp. 504–508. Dyer, J. B. and Crouch, J. G. (1988), »Effects of Running and Other Activities on Moods.« *Perceptual and Motor Skills,* Vol. 67, pp. 43–50. Folkins, C. H. and Sime, W. E. (1981), »Physical Fitness Training and Mental Health.« *American Psychologist,* Vol. 36, No. 4, pp. 373–389. Labbe, E. E., et al. (1988), »Effects of Consistent Aerobic Exercise on the Psychological Functioning of Women.« *Perceptual and Motor Skills,* Vol. 67, pp. 919–925. Netz, Y., et al. (1988), »Pattern of Psychological Fitness as Related to Pattern of Physical Fitness Among Older Adults.« *Perceptual and Motor Skills,* Vol. 67, pp. 647–655.

4 McCann, I. L. and Holmes, D. S. (1984), »Influence of Aerobic Exercise on Depression.« *Journal of Personality and Social Psychology,* Vol. 46, No. 5, pp. 1142–1147.

KAPITEL VIERZEHN: Salziges Knabberzeug

1 Strober, M. (1984), Op. cit.
2 Rowland, N. E. and Kerr, J. (1991), »Effects of Exercise and Anion on Intake of Sodium Solutions in Syrian Hamsters.« *Physiology and Behavior,* Vol. 49, pp. 1061–1064. Rowland, N. and Marques, D. M. (1980), »Stress-Induced Eating: Misrepresentation?« *Appetite,* Vol. 1, pp. 225–228. Rowland, N. E. and Antelman, S. M. (1976), »Stress-Induced Hyperphagia and Obesity in Rats: A Possible Model for Understanding Human Obesity.« *Science,* Vol. 191, pp. 310–312.
3 Cantor, M. B., et al. (1982), »Induced Bad Habits: Adjunctive Ingestion and Grooming in Human Subjects.« *Appetite,* Vol. 3, pp. 1–12. Cantor, M. B. (1981), »Bad Habits: Models of Induced Ingestion in Satiated Rats and People.« In: Miller, S.A. (Ed.), *Nutrition and Behavior.* Philadelphia: Franklin Institute.
4 Fray, P. J. and Robbins, T. W., »Stress-Induced Eating: Rejoinder.« *Appetite,*Vol. 1, pp. 135–139. Robbins, T. W. and Fray, P.J. (1980), »Stress-Induced Eating: Fact, Fiction or Misunderstanding?« *Appetite,* Vol.1, pp. 103–133. Robbins, T. W. and Fray, P.J. (1980), »Stress-Induced Eating: Reply to Bolles, Rowland and Marques, and Herman and Polivy.« *Appetite,* Vol. 1, pp. 231–239. Rodin, J. (1980), Op. cit. Rodin, J. (1978) In: Bray, G. A. (Ed.) *Recent Advances in Obesity Research II.* London: Newman Publishing.
5 Herman, C. P. and Polivy, J. (1980), »Stress-Induced Eating and Eating-Induced Stress (Reduction?): A Response to Robbins and Fray.« *Appetite,* Vol. 1, pp. 135–139. Morley, J. E. and Levine, A. S. (1981), »Endogenous Opiates and Stress-Induced Eating.« *Science,* Vol. 214, pp. 1150–1151. Morley, J. E. and Levine, A. S. (1980), »Stress-Indu-

ced Eating is Mediated Through Endogenous Opiates.« *Science*, Vol. 209, pp. 1259–1261.

6 Cowart, B. J. (1989), »Relationships Between Taste and Smell Across the Adult Life Span.« In: Murphy, C., et al. (Eds.), *Nutrition and the Chemical Senses in Aging: Recent Advances and Current Research Needs*. New York: Academy of Sciences.

7 Schiffman, S. S. and Warwick, Z. S. (1989), »Use of Flavor-Amplified Foods to Improve Nutritional Status in Elderly Persons.« In: Murphy, C., et al. (Eds.), *Nutrition and the Chemical Senses in Aging: Recent Advances and Current Research Needs*. New York: Academy of Sciences.

8 Beauchamp, G. K. (1987a), »The Human Preference for Excess Salt.« *American Scientist*, Vol. 75 (1), pp. 27–33. Beauchamp, G. K., et al. (1987b), »Failure to Compensate Decreased Dietary Sodium with Increased Table Salt Usage.« *Journal of the American Medical Association*, Vol. 258, pp. 3275–3278. Beauchamp, G. K., et al. (1986), »Developmental Changes in Salt Acceptability in Human Infants.« *Developmental Psychobiology*, Vol. 19, pp. 17–25.

9 Parker, H., Virtue, D. and Tienhaara, M. (1995) *If This Is Love, Why Do I Feel So Bad?* Minneapolis: Deaconess.

10 Hollis, J. (1994) *Fat and Furious: Women and Food Obsession*. New York: Ballantine Books.

11 Beauchamp, G. K. (1987 a. and b.; 1986), Op. cit. Shepherd, R., et al. (1989), »Limited Compensation by Table Salt for Reduced Salt within a Meal.« *Appetite*, Vol. 13, pp. 193–200.

12 Logue, A. W. (1991), Op. cit. Logue, A. W. (1979), Op. cit.

KAPITEL FÜNFZEHN: Würziges Essen

1 Lyman, B. (1989), Op. cit.

2 Back, K. W. and Glasgow, M. (1981), »Social Networks and Psychological Condition in Diet Preferences: Gourmets and Vegetarians. *Basic and Applied Social Psychology*, Vol. 2, pp. 1–9. Kish, G. B. and Donnenwerth, G. V. (1972), »Sex Differences in the Correlates of Stimulus Seeking.« *Journal of Consulting and Clinical Psychology*, Vol. 38, pp. 42–49. Otis, L. P. (1984), »Factors Influencing the Willingness to Taste Unusual Foods.« *Psychological Reports*, Vol. 54, pp. 739–745. Rodin, J., et al. (1991), Op. cit.

3 Kermode, G. O. (1978), »Food Additives.« In: *Human Nutrition*. San Francisco: W. H. Freeman and Co. Nemeroff, C. B. (1981), »Monosodium Glutamate-Induced Neurotoxicity: Review of the Literature and Call for Further Research.« In: Miller, S. A. (Ed.), *Nutrition and Behavior*. Philadelphia: Franklin Institute.

4 Barinaga, M. (1990), »Amino Acids: How Much Excitement is Too Much?« *Science*, Vol. 247, pp. 20–22.

5 Schacter, S. (1971), »Some Extraordinary Facts About Obese Humans and Rats.« *American Psychologist*, Vol. 26, pp. 129–144.

6 Rozin, P. (1990), »Getting to Like the Burn of Chili Pepper: Biological, Psychological and Cultural Perspectives.« In: Green, B.G., et al., (Eds.), *Chemical Senses:* Vol. 2. New York: Marcel Dekker.

7 Willoughby, J. (1994), »Taste: It's Simply a Matter of, Well, Taste.« *The New York Times*, December 16.

KAPITEL SECHZEHN: Das Verlangen nach Flüssigem

1 Anderson, G. H. and Leiter, L. A. (1988), »Effects of Aspartame and Phenylalanine on Meal-Time Food Intake of Humans.« *Appetite*, Vol. 11 (Supp.), pp. 48–53. Blundell, J. E. (1992, 1986), Op. cit. Brala, P.M. and Hagen, R.L. (1983), »Effects of Sweetness Perception and Caloric Value of a Preload on Short-Term Intake.« *Physiology and Behavior*, Vol. 30, pp. 1–9. Bruce, D. G., et al. (1987), »Cephalic Phase Metabolic Responses in Normal-Weight Adults.« *Metabolism*, Vol. 36, pp. 721–725. Fernstrom, J. D. (1988), »Carbohydrate Ingestion and Brain Serotonin Synthesis: Relevance to a Putative Control Loop for Regulating Carbohydrate Ingestion, and Effects of Aspartame Consumption.« *Appetite*, Vol. 11 (Supp.), pp. 35–41. Geiselman, P.G. (1988), »Sugar-Induced Hyperphagia: Is Hyperinsulinemia, Hypoglycemia or Any Other Factor a ›Necessary‹ Condition?« *Appetite*, Vol. 11 (Supp.), pp. 26–34. Porikos, K. P. and Koopmans, H.S. (1988), »The Effect of Non-Nutritive Sweeteners on Body Weight in Rats.« *Appetite*, Vol. 11 (Supp.), pp. 12–15. Rodin, J. (1991), »Effects of Pure Sugar vs. Mixed Starch Fructose Loads on Food Intake.« *Appetite*, Vol. 17, pp. 213–219. Simon, C., et al. (1986), »Cephalic Phase Insulin Secretion in Relation to Food Presentation in Normal and Overweight Subjects.« *Physiology and Behavior*, Vol. 36, pp. 465–469. Tordoff, M.G. and Friedman, M.I. (1989), »Drinking Saccharin Increases Food Intake and Preference.« *Appetite*, Vol. 12, pp. 1–56. VanderWeele, D. A. (1985), »Hyperinsulinism and Feeding; Not All Sequences Lead to the Same Behavioral Outcome or Conclusions.« *Appetite*, Vol. 6, pp. 47–52 Vasselli, J. R. (1985), »Carbohydrate Ingestion, Hypoglycemia and Obesity.«*Appetite*, Vol. 6, pp. 53–59.

2 Anderson, G. H. (1988), Op. cit. Fernstrom, J. D. (1988), Op. cit.

3 Virtue, D. (1991) *The Chocoholic's Dream Diet.* New York: Bantam.

Fanselow, M.S. and Birk, J. (1982), »Flavor-Flavor Associations Induce Hedonic Shifts in Taste Preferences.« *Animal Learning and Behavior*, Vol. 10, 223–228.

4 Bolles, R. C., et al. (1981), »Conditioned Taste Preferences Based on Caloric Density.« *Journal of Experimental Psychology: Animal Behavior Processes*, Vol. 7, pp. 59–69. Zellner, D. A., et al. (1983), »Conditioned Enhancement of Human's Liking for Flavor by Pairing with Sweetness.« *Learning and Motivation*, Vol. 14, pp. 338–350.

5 Logue, A. W. (1991), Op. cit.

6 Todorovic, V., et al. (1993), »Effects of Chronic Ethanol Administration on the Serotonin-Producing Cells.« *Histology and Histopathology*, Vol. 8, No. 2, pp. 285–296.

7 Virtue, D., (1994), *Losing Your Pounds of Pain: Breaking the Link Between Abuse, Stress, and Overeating*, Carson, CA: Hay House.

8 Lyman, B. (1989), Op. cit.

9 McKean, C. M. (1972), Op. cit.

Mosnaim, A.D., et al. (1978), Op. cit.

KAPITEL SIEBZEHN: Nüsse und Erdnussbutter

1 Virtue, D. (1994) *Yo-Yo Relationships: How to Break the I-Need-AMan Habit and Find Stability*. Minneapolis, MN: Deaconess Press.

2 Pennington, J.A.T. and Church, H. N. (1985), Op. cit.

3 Spiller, G. A. (1984), Op. cit.

KAPITEL ACHTZEHN: Brot, Reis und Nudeln

1 Marano, H. E. (1993), »Chemistry and Craving.« *Psychology Today*, Vol. 26, No. 1, pp. 30–36

2 Hirsch, A. R. (1992), »Nostalgia: A Neuropsychiatric Understanding.« *Advances in Consumer Research*, Vol. 19, pp. 390–395.

3 Chaouloff, F. (1989), Op. cit.

4 Dey, S., et al. (1992), »Exercise Training: Significance of Regional Alterations in Serotonin Metabolism of Rat Brain in Relation to Antidepressant Effect of Exercise.« *Physiology and Behavior*, Vol. 52, No. 6, pp. 1095–1099.

5 Bernstein, A. L. (1990), Op. cit. Sandyk, R. and Pardeshi, R. (1990), Op. cit.

6 Piscatella, J. C. (1991) *Controlling Your Fat Tooth*. New York: Workman Publishing.

KAPITEL NEUNZEHN: Kekse, Kuchen und Torten

1 Birch, L. L. (1987; 1985; 1982; 1981; 1980), Op. cit.

KAPITEL ZWANZIG: Die Sucht nach Bonbons

1 Schlundt, D. G., et al. (1993), »A Sequential Behavioral Analysis of Craving Sweets in Obese Women.« *Addictive Behaviors*, Vol. 18, pp. 67–80. Schlundt, D. G., et al. (1992), »The Role of Breakfast in the Treatment of Obesity: A Randomized Clinical Trial.« *American Journal of Clinical Nutrition*, Vol. 55, pp. 645–651.
2 Davis, C. M. (1939; 1930; 1928), Op. cit.
3 Rapoport, J. L. (1983), Op. cit.
4 Desor, J.A. and Beauchamp, G.K. (1987), »Longitudinal Changes in Sweet Preferences in Humans.« *Physiology and Behavior*, Vol. 39, pp. 639–641. Desor, J. A., et al. (1973). »Taste in Acceptance of Sugars by Human Infants.« *Journal of Comparative and Physiological Psychology*, Vol. 84, pp. 496–501.
5 Desor, J.A., et al. (1987; 1973), Op. cit.
6 Lu, H. C. (1986) *Chinese System of Food Cures: Prevention and Remedies.* New York: Sterling Publishing Co.
7 Hirschmann, J. R. and Munter, C. H. (1995) *When Women Stop Hating Their Bodies: Freeing Yourself from Food and Weight Obsession.* New York: Fawcett Columbine.

KAPITEL EINUNDZWANZIG: Fettreiches Essen

1 Birch, L. L. (1987; 1985; 1982; 1981; 1980), Op. cit.
2 Bolles, R. C. (1983), »A ›Mixed‹ Model of Taste Preference.« In: Mellgren, R. L.(Ed.) *Animal Cognition and Behavior.* New York: North-Holland. Bolles, R.C., et al. (1981), Op. cit. Bolles, R. C. (1980), »Stress-Induced Overeating? A Response to Robbins and Fray.« *Appetite*, Vol. 1, pp. 229–230. Booth, D.A. (1982), »How Nutritional Effects of Food Can Influence People's Dietary Choices.« In: Barker, L. M. (Ed.) *The Psychobiology of Human Food Selection.* Westport, CT: AVI Publishing. Booth, D.A., et al. (1982), »Starch Content of Ordinary Foods, Associated Conditions, Human Appetite and Satiation, Indexed by Intake and Eating Pleasantness of Starch-Paired Flavours.« *Appetite*, 3, pp. 163–184.
3 Logue, A. W. (1991), Op. cit.
4 Hay, L. L. (1988) *Heal Your Body.* Carson, CA: Hay House.

KAPITEL DREIUNDZWANZIG: Werte deine Esssüchte aus

1   Hay, L. L. (1984) *You Can Heal Your Life*. Carson, CA: Hay House.
    Hay, L. L. (1988), Op. cit.

GLOSSAR MIT BEGRIFFSERKLÄRUNGEN

1   Buist, R. (1988), Op. cit. Coccaro, E. F. and Murphy, D. L., Eds.
    (1990), *Serotonin in Major Psychiatric Disorders*.Washington, D.C.:
    American Psychiatric Press, Inc. Chaitow, L. (1991), *Thorsons Guide to
    Amino Acids*. London: Harper-Collins. Garrison, R. (1982), Op cit.
    Marano, H. E. (1993), Op. cit. Mosnaim, A. D. (1978), Op. cit. Pen-
    nington, J.A.T. and Church, H. N. (1985), Op. cit. Spiller, G. A.
    (1984), Op. cit. Wurtman, J. and Wurtman, R., et al. (1987), Op. cit.

Stichwortverzeichnis

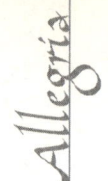
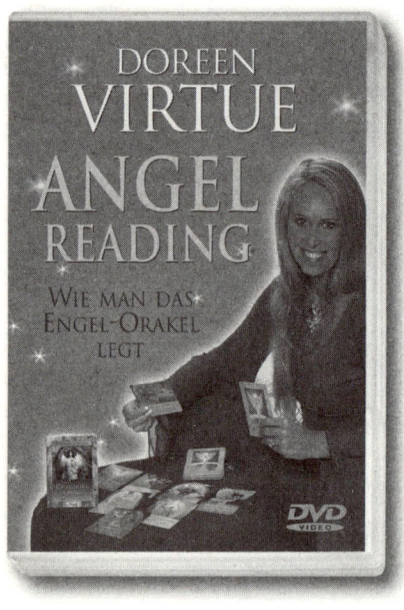

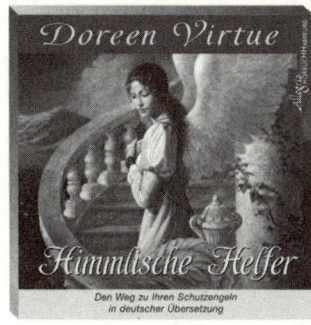
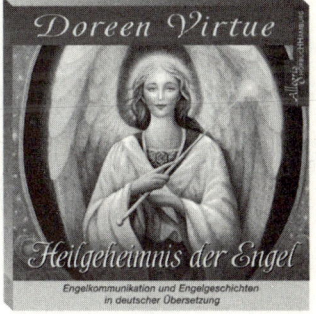